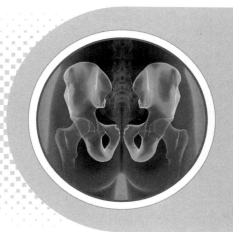

盆底

——孕产康复基础及多学科临床应用

主编 张洁

U0380097

东南大学出版社
SOUTHEAST UNIVERSITY PRESS
·南京·

图书在版编目（CIP）数据

盆底：孕产康复基础及多学科临床应用 / 张洁主编.
— 南京：东南大学出版社，2024.4
ISBN 978 - 7 - 5766 - 1325 - 4

Ⅰ．①盆… Ⅱ．①张… Ⅲ．①孕妇—妇幼保健 ②产妇
—妇幼保健 Ⅳ．①R715.3

中国国家版本馆 CIP 数据核字（2024）第 060976 号

责任编辑：张慧（1036251791@qq.com）
责任校对：咸玉芳　　封面设计：毕真　　责任印制：周荣虎

盆底——孕产康复基础及多学科临床应用

主　　编　张　洁
出版发行　东南大学出版社
出 版 人　白云飞
社　　址　南京四牌楼 2 号　邮编：210096
网　　址　http://www.seupress.com
电子邮件　press@seupress.com
经　　销　全国各地新华书店
印　　刷　南京迅驰彩色印刷有限公司
开　　本　787 mm×1 092 mm　1/16
印　　张　14.25
字　　数　346 千字
版　　次　2024 年 4 月第 1 版
印　　次　2024 年 4 月第 1 次印刷
书　　号　ISBN 978 - 7 - 5766 - 1325 - 4
定　　价　168.00 元

＊ 本社图书若有印装质量问题，请直接与营销部调换。电话（传真）：025 - 83791830。

作者简介

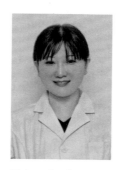

张洁　硕士　妇产科副主任医师

【擅长】从事妇产科临床29年，熟悉各种妇产科常见疾病的诊治，尤其擅长各种盆底功能障碍性疾病和产后肌筋膜疼痛的诊治。对于产后康复、各类尿失禁、阴道松弛、子宫脱垂、慢性盆腔痛、性生活不满意、痛经及性交痛、反复阴道炎、薄型子宫内膜的综合诊治有丰富的临床经验。对产后颈肩腰腿手腕疼痛、体态体质调整、瑜伽、普拉提、孕产体适能等运动训练颇有研究，率先倡导并实施产后整体康复近十年。

【研究方向】重点主攻声（超声）、光（激光）、电（低频、中频、高频）、磁（功能磁）等物理康复在妇产科、孕产康复的临床应用。

【人物经历】1995年毕业于河南医科大学临床医学系，2006年毕业于东南大学妇产科学专业，分配在江苏省人民医院工作。

2015年任深圳远东妇产医院盆底疾病专科主任及学科带头人，2020年任湖南妇女儿童医院盆底疾病科主任、妇（产）康复科主任，使两家医院的盆底专科均成为国家级培训基地，深受同行认可。

【学术成果】发表论文《生物反馈在压力性尿失禁非手术治疗中的价值》《产后盆腔肌筋膜痛的盆底表面肌电分布及相关因素分析》等。参编了《妇产科诊疗基础与临床处置要点》盆底疾病相关章节。

【社会任职】现为世界中医药联合会盆底专委会理事、中国面部整形与重建外科学会生殖器整形专业委员会会员、中国针灸学会皮内针专业委员会委员、长沙市健康管理学会孕产健康委员会委员、中华医美研究院FAD私密大学专修班特聘讲师和生殖器整形综合培训资料整形教材编委。

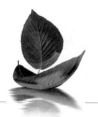

　　盆底康复的概念起源于欧洲，首先是对压力性尿失禁 (stress urinary incontinence, SUI)的研究，其初衷是将 SUI 手术从一个需要住院十余天的手术简化为日间手术。问题的解决经历了漫长曲折的过程，直到 1990 年 Petros 提出"整体理论"：盆底功能障碍的发生是由于各种原因导致支持盆腔器官的结缔组织韧带损伤所导致的解剖结构改变。1994 年，Delancy 教授对 SUI 的发病机制提出"吊床假说"，认为盆底肌力下降导致解剖结构改变，进而出现机体功能障碍，故对 SUI 的治疗应着眼于重建支撑组织。随后，经阴道无张力尿道中段悬吊术(tension-free vaginal tape procedure, TVT)治疗 SUI 得到国际医学界认可。但是，除手术风险、并发症外，治疗 SUI 远期复发率在 60% 以上，人们开始重提 1948 年美国妇产科医生 Kegel 报道的对各种程度 SUI 患者进行盆底肌训练(pelvic floor muscle training, PFMT)总有效率达 84%。于是非手术治疗成为研究热点，国际上明确规定，PFMT 是治疗 SUI 的首选方案。2003 年，整体理论得到进一步完善：盆底肌肉及其筋膜韧带等结缔组织维持盆腔脏器的正常位置，它们之间是相互作用、相互联系的整体。结缔组织结构与器官形态和功能密切相关，形态影响功能，功能障碍随形态的丧失而发生。整体理论的核心是：形态(结构)的重建导致功能的恢复。2004 年，Petros 用影像技术观察盆底动态解剖，发现尿道的正常状态有三种：静息状态、腹压增加状态及排尿状态。盆底解剖观念从而完成了三个改变：从结构到功能，

从局部到整体，从静态到动态。 整体理论框架也逐渐延伸到排空障碍及某些类型的慢性盆腔痛。

2005 年，盆底康复在我国逐步开展起来，盆底功能障碍性疾病的研究取得一系列进步，暂列于妇科疾病的范畴。 随后，2015 年肌筋膜触发点技术在妇产科得到推广应用，产后肌筋膜疼痛的处理使孕产康复的内容进一步扩充。 之后孕产功能性训练又把核心肌群的概念植入，从而补充了机体整体康复的内容。 未来盆底专科、孕产康复人员资质以及其理论体系和发展方向都有待进一步完善。

本书共四部分，分别为基础篇、临床篇、运动篇及健康教育篇。 从盆底系统解剖、盆底功能动力学、盆底电生理基础到盆底功能障碍性疾病的病因、临床表现、诊断及治疗，将盆底疾病近年来取得的最新进展融入其中，同时对肌筋膜疼痛综合征和孕产功能性训练内容做了概括性归纳，旨在对盆底——孕产康复的理论体系模式做初步探讨，突出了新颖性、实用性和科学性的特点。 本书侧重实用性，并力求详尽准确。

为了满足广大妇科及相关专业医务工作者的临床需要，在参阅国内外相关研究进展的基础上，结合自身的临床经验编写此书。 本书得到了我的研究生导师任慕兰教授的悉心指导，在此表示由衷感谢和敬意！ 同时感谢我的母校东南大学！

由于专业水平有限，书中存在的不妥之处和纰漏，敬请读者和同道批评指正。 另外，书中引用图片未查到相关版权信息，如有侵权，请联系笔者，感谢。

编者：张 洁

2024 年 3 月于深圳

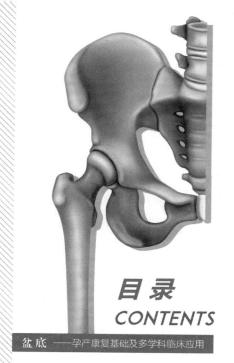

目 录
CONTENTS

盆底——孕产康复基础及多学科临床应用

01 | 第一部分
基础篇

CONTENTS

盆底——孕产康复基础及多学科临床应用

02 第二部分 临床篇

03 第三部分 运动篇

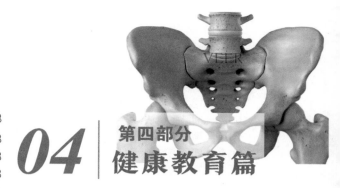

第四部分
健康教育篇

04

第十六章　运动康复

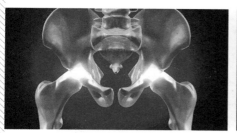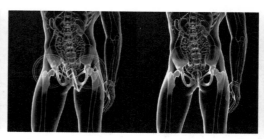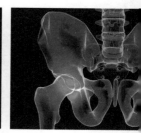

女性盆底理论

女性盆底系统解剖

女性盆底功能动力学

盆底电生理基础

盆底评估与诊断

常见盆底康复治疗

超声技术在妇科临床及盆底—孕产康复的应用

第一部分
基础篇

第一章
女性盆底理论

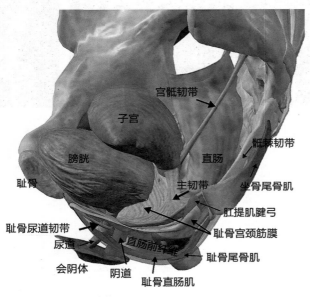

宫骶韧带

子宫

膀胱

骶棘韧带

耻骨

直肠

坐骨尾骨肌

主韧带

肛提肌腱弓

耻骨尿道韧带

耻骨宫颈筋膜

尿道

直肠前纤维

耻骨尾骨肌

会阴体

阴道

耻骨直肠肌

图 1-1-1 骨盆肌肉与器官、韧带和筋膜的关系
（图片来源：3D body）

女性盆底由封闭骨盆出口的多层肌肉和筋膜共同构成，尿道、阴道和直肠贯穿其中。盆底肌肉、结缔组织和神经组成了相互关联的动态平衡系统，它们相互作用与支持，承托膀胱、子宫、直肠等盆腔脏器，并保持其正常位置（图 1-1-1）。

20 世纪，一直存在盆底肌肉与韧带哪个更重要的争论。1907 年，Fothergill 以曼彻斯特手术（主韧带缩短固定＋阴道前后壁修补术）为依据提出韧带对盆底结构的支持起主要作用；1908 年，Paramore 则提出盆底肌肉及内脏筋膜发挥同样重要的作用；1916 年，Sturmdorf 提出肛提肌对紧固阴道、减缩子宫阴道角度以及盆底紧张性有加压作用。这之后盆底理论进展缓慢，直到 1990 年迎来一次飞跃，Petros 提出初级"整体理论"：盆底功能障碍的发生是由于各种原因导致支持盆腔器官的结缔组织韧带损伤所导致的解剖结构改变。2003 年整体理论得到进一步完善：盆底肌肉及其筋膜韧带等结缔组织维持盆腔脏器的正常位置，它们之间是相互作用、相互联系的整体。结缔组织结构与器官形态和功能密切相关，形态影响功能，功能障碍随形态的丧失而发生。

整体理论的基本原则是：形态(结构)决定功能，形态(结构)的重建导致功能的恢复。"形态"与"结构"这两个术语经常被交换使用，但事实上，"结构"是一种静力概念，是自身固有的，而"形态"是一种动力概念，器官"结构"在肌肉、韧带、神经调控下塑成器官的"形态"。我们用悬吊桥来解释盆底结构：悬吊桥的强度通过悬吊钢丝的张力来维持，结构中任一部位的削弱都可能扰乱整体的平衡、强度和功能(图1-1-2)。当这些结构被肌力伸展时，塑成了器官的形态和强度。

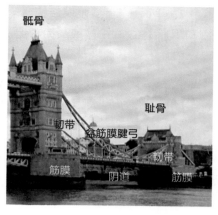

图1-1-2 悬吊桥模拟图

以膀胱的关闭(自禁)和开放(排尿)进行举例。在膀胱关闭过程中，三种肌力起作用：耻骨尾骨肌向前，肛提肌板向后，肛门纵肌向下，尿道处于闭合状态；而在膀胱开放过程中，两种肌力起作用：肛提肌板向后，肛门纵肌向下，而耻骨尾骨肌放松，牵拉尿道向前的力量消失，尿道腔开放(图1-1-3)。正常盆底结构和形态源自作用于盆底器官上的肌肉、韧带和神经的相互作用处于张力平衡，失衡则可导致盆底组织正常结构的破坏，从而影响器官的开放(排空异常)与关闭(尿失禁)。

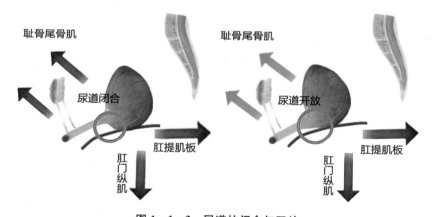

图1-1-3 尿道的闭合与开放

1992年，Delancy提出"阴道三水平支持理论"，将支持阴道的筋膜、韧带等结缔组织分为上、中、下三个水平进行描述(表1-1-1、图1-1-4)。

表1-1-1 阴道三平面

	组织器官	支持结构
平面一	膀胱、子宫、阴道上1/3	宫骶韧带、耻骨宫颈筋膜
平面二	尿道、阴道中1/3、部分直肠	耻骨尿道韧带、直肠阴道筋膜
平面三	阴道远端、肛门	尿道外韧带、会阴隔膜、会阴体

1. 平面一（上层附属结构）：即顶端支持，由子宫主韧带与宫骶韧带复合体垂直支持子宫和阴道上 1/3，是盆底最为重要的支持力量。

（1）子宫主韧带与宫骶韧带复合体：起自宫颈和阴道上端的三维立体结缔组织结构，止于盆侧壁和骶骨。它的作用是悬吊子宫和阴道上段，向后牵拉宫颈，可维持站立妇女的阴道长度。在分娩后或子宫切除后，Level 1 水平的支持被破坏，可导致子宫和/或阴道穹窿脱垂。

（2）耻骨宫颈筋膜：位于膀胱阴道间隙，是尿道、膀胱颈与阴道、宫颈之间的纤维肌性组织，不能与周围组织截然分开。耻骨宫颈筋膜头端即膀胱宫颈韧带，连于宫颈环，其组织薄弱可致高位膀胱膨出；侧方连于盆腔筋膜腱弓，其组织薄弱可致阴道侧方缺陷；而中部缺陷可致中位膀胱膨出，即膀胱底膨出。耻骨宫颈筋膜属于平面一、平面二水平之间的支持结构。

2. 平面二（旁侧附属结构）：即水平支持、阴道旁侧支持，主要由盆腔筋膜腱弓、直肠阴道筋膜、耻骨尿道韧带及肛提肌群支持膀胱、阴道上 2/3、直肠。

（1）盆腔筋膜腱弓：即盆筋膜"白线"，它是耻尾肌和髂尾肌表面盆腔内筋膜的中部增厚，为条状纤维结构，起自耻骨联合中点外侧 1 cm 处的耻骨体盆面，止于坐骨棘内缘。其前段纤维与耻骨外侧的盆底筋膜相接，中段有力地连于阴道壁前侧方和尿道壁后侧方，其上后段纤维起自肛提肌腱弓。盆腔筋膜腱弓的纤维连接非常广泛，其全长的上外侧部接受闭孔内肌筋膜发出的纤维，而下外侧部接受盆膈上筋膜发出的纤维，是将盆腔脏器、盆底肌及盆部筋膜组织联系起来的重要结构。它的作用类似于吊桥的承力索，提供将尿道悬于阴道前壁的支持力量，并阻止在腹压增加时阴道前壁和近端尿道向尾端移位，维持尿的自我控制。盆腔筋膜腱弓的组织薄弱可致阴道旁缺陷和阴道前壁膨出。另外，由于其前部固定于盆壁，在治疗尿失禁的尿道悬吊术中经常用作固定点。

（2）直肠阴道筋膜：位于阴道后壁侧方，是阴道后壁的远端 1/2 与肛提肌腱膜的融合，自会阴体向内延续约 3.5 cm 形成的。在耻骨联合至坐骨棘中点的位置与盆腔筋膜腱弓融合，其上端与道格拉斯陷窝处的腹膜相连，在阴道近端 1/2、阴道前壁和后壁都向侧方连于盆腔筋膜腱弓，其支持是相同的。组织学研究发现，膀胱阴道间、阴道直肠间并没有独立的"筋膜层"。

（3）耻骨尿道韧带：是盆腔内筋膜的增厚，起自耻骨联合后下缘下，起点位于盆腔筋膜腱弓起点内侧紧连于耻骨，下行纤维呈扇形，向内侧插入尿道中上 1/3 交接处，向外侧插入耻尾肌和阴道壁的筋膜，呈锥体形，长约 1 cm。该韧带将尿道有力地悬吊于耻骨，这一韧带薄弱可使尿道中段向下移位，而不伴有膀胱颈的高活动性。肛提肌与之紧密的连接，直接参与尿道的支持作用。

3. 平面三（远端附属结构）：即远端支持，由耻骨宫颈筋膜体和直肠阴道筋膜远端延伸融合于会阴体，支持尿道远端。

（1）会阴隔膜：是一层厚的膜性纤维片，覆盖于整个尿生殖三角。它的两侧连于耻骨弓，后缘为游离缘，中线部附着于尿道、阴道壁和会阴体。尿道和阴道通过尿生殖裂孔穿出会阴隔膜至前部。会阴隔膜与会阴浅筋膜之间是会阴浅隙，其深方是会阴深隙。

（2）会阴体：是阴道前庭后端（阴唇后联合）与肛门之间的区域，会阴中心腱又称会阴体,是位于两侧会阴浅横肌之间、会阴缝深部的结缔组织块。肛门外括约肌、球海绵体肌、会阴浅横肌、会阴深横肌、会阴隔膜、阴道后壁肌层、尿道阴道括约肌和肛提肌的一部分均附着于中心腱上,有大量的弹性组织,妊娠后期会阴部的软组织结构松弛变薄,以利于分娩。由于会阴肌嵌入会阴体,有肛提肌附着,会阴体位置固定,支撑阴道后壁。分娩过程中可出现阴道后壁下 1/3、会阴体及皮肤撕裂,甚至累及肛管,如不修复会导致永久性无力。因此,分娩时应适当保护会阴,必要时行会阴切开术,可防止会阴体和肛门外括约肌的损伤。

（3）尿道外韧带:是将尿道外口与耻骨联合前表面、耻骨间韧带前部紧密连接的结构,是由阴蒂体和两侧阴蒂脚下方发出的一束宽而分散的纤维,与阴蒂悬韧带相接续,平行尿道行于尿道上表面、耻骨下方,称为中间韧带。尿道外韧带发出的向后的纤维与耻骨尿道韧带发出的向前的纤维相互连接,提拉该韧带可提升尿道外口。

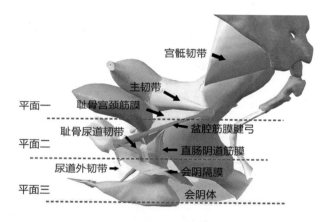

图 1 - 1 - 4　盆腔结缔组织三水平
（图片来源：3D body）

Delancy 在提出"阴道三水平支持理论"的同时,还发表了"吊床假说",认为尿道位于盆腔内筋膜和阴道前壁组成的支持结构(吊床)之上(图 1 - 1 - 5)。"吊床"的稳定性依赖于通过侧方连接的盆腔筋膜腱弓和肛提肌,通过肛提肌的收缩和放松使尿道关闭或开放。尿自禁是通过耻尾肌前部和尿道横纹肌的收缩及"吊床"功能(阴道张力)的激活所致尿道管腔的关闭来实现的。

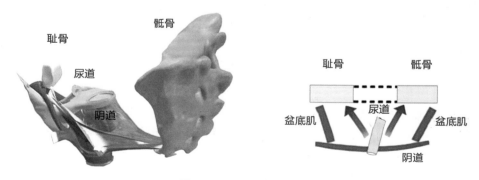

图 1 - 1 - 5　吊床模拟图
（图片来源：3D body）

当"吊床"功能发现缺陷时，可产生近端尿道高活动性或阴道前壁膨出（膀胱膨出），导致压力性尿失禁的发生（图1-1-6）。这一理论将治疗压力性尿失禁的重点从提升尿道转至加强其支持结构。

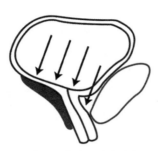 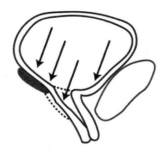

（a）正常状态下膀胱形态　　　（b）与吊床支持减弱状态下膀胱形态

图1-1-6　吊床功能缺陷示意图

随后，整体理论吸纳了"阴道三水平支持理论"和"吊床假说"，发展出"三腔系统"。三腔系统从垂直方向将盆腔结构分为前盆腔、中盆腔和后盆腔（图1-1-7，表1-1-2）。

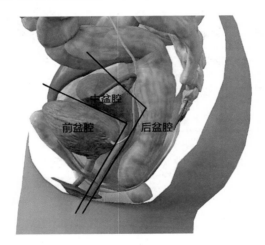

中盆腔
前盆腔　　后盆腔

图1-1-7　前盆腔、中盆腔、后盆腔
（图片来源：3D body）

表1-1-2　三腔系统

	组织器官	支持结构
前盆腔	膀胱、尿道、阴道前壁	尿道外韧带、尿道下阴道、耻骨尿道韧带
中盆腔	阴道顶部、子宫	盆腔筋膜腱弓、耻骨宫颈筋膜、宫颈环与耻骨宫颈筋膜的附着
后盆腔	阴道后壁、直肠	宫骶韧带、直肠阴道筋膜、会阴体

前盆腔：主要结构包括阴道前壁、膀胱、尿道、尿道外韧带和耻骨尿道韧带。前盆腔功能障碍主要是指阴道前壁膨出，同时合并或不合并尿道及膀胱膨出，与压力性尿失禁密切相关。

中盆腔：主要结构包括阴道顶部、子宫、盆腔筋膜腱弓和耻骨宫颈筋膜。中盆腔功能障碍表现为子宫脱垂、阴道穹窿脱垂、道格拉斯窝疝形成。

后盆腔：主要结构包括阴道后壁、直肠、宫骶韧带、直肠阴道筋膜和会阴体。后盆腔功能障碍主要表现为直肠膨出和会阴体组织的缺陷。

不同腔室和水平的脱垂相对独立，如平面一缺陷可导致子宫脱垂和阴道顶部脱垂，而平面二、平面三缺陷常导致阴道前壁和后壁膨出。不同腔室和水平的脱垂又相互影响，如压力性尿失禁在行耻骨后膀胱颈悬吊术后常有阴道后壁膨出发生，阴道顶部脱垂在行骶棘韧带固定术后可发生阴道前壁膨出。

国际上还有一个通用的理论解释盆底力学结构，叫做"干船坞理论"，如图 1 - 1 - 8 所示。如果我们把盆腔脏器子宫、膀胱、直肠比作一条船，盆底肌比作海水，结缔组织便是缆绳，船在海水的浮力和缆绳的拉力下保持动态平衡。如果没有海水的浮力（失去盆底肌的支持），那么缆绳的拉力需增加（结缔组织负荷增加），久之则弱化断裂。反之缆绳弱化断裂（结缔组织弱化），海水的承重（盆底肌负荷）也增加。

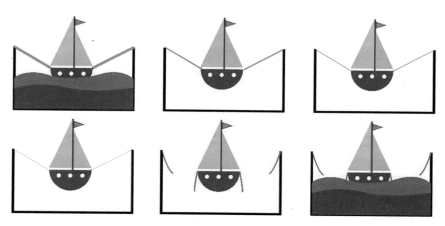

图 1 - 1 - 8　盆底"干船坞理论"模拟图

"干船坞理论"很好解释了盆腔器官的正常位置和功能依赖盆底肌和盆底结缔组织的动态相互作用。解剖研究显示，肌肉与筋膜、韧带及器官浆膜间相互交织的结缔组织纤维网连接，它们作为密切联系的整体发挥作用。盆底功能是在盆底肌、盆底结缔组织及盆腔器官的密切配合下实现的，是支持系统与括约系统的协同统一。

将整体理论系统应用于盆底康复时，焦点在于如何加强包括肌肉、神经、血管和结缔组织在内的所有作为一个动力系统相互协调发挥作用的盆底结构。

第二章
女性盆底系统解剖

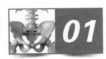

第一节
女性骨盆底

骨盆底(pelvic floor)由多层肌肉和筋膜构成封闭骨盆出口,承托并保持盆腔脏器正常位置。骨盆底结构和功能异常,可导致盆腔脏器脱垂或引起功能障碍。在骨盆底肌肉中,肛提肌起到最重要的支持作用,而妊娠和分娩是骨盆底组织损伤的独立危险因素。

骨盆底前方为耻骨联合和耻骨弓,后方为尾骨尖,两侧为耻骨降支、坐骨升支和坐骨结节。两侧坐骨结节前缘的连线将骨盆底分为前后两个三角区:前三角区为尿生殖三角,有尿道、阴道穿过;后三角区为肛门三角,有肛管穿过。骨盆底由外向内分为三层:

一、外层

外层位于外生殖器及会阴皮肤、皮下组织下面,由会阴浅筋膜及其深面的球海绵体肌、坐骨海绵体肌、会阴浅横肌和后方的肛门外括约肌组成,此层肌肉的肌腱汇合于阴道外口与肛门之间,形成会阴中心腱(图1-2-1)。

盆底外层肌肉是锚定层。外层肌肉收缩可维持尿道、阴道、肛门末端的稳定,同时也有助于维持盆腔脏器的稳定。

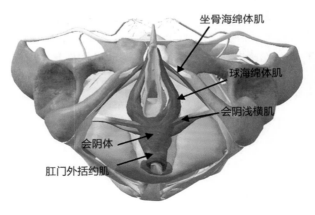

坐骨海绵体肌

球海绵体肌

会阴浅横肌

会阴体

肛门外括约肌

图1-2-1　盆底外层肌肉
(图片来源:3D body)

会阴体是球海绵体肌和肛门外括约肌收缩时的关键锚定点,球海绵体肌牵拉和固定尿道末端;坐骨海绵体肌有助于稳定会阴隔膜,并通过其对球海绵体肌的作用从侧方牵拉尿道外口。后部肛板位于肛门外括约肌与尾骨之间,是一种腱的结构,同时含有与肛门外括约肌附着的横纹肌成分。

二、中层

中层为泌尿生殖膈。由上、下两层坚韧的筋膜及位于筋膜间的一对会阴深横肌、尿道括约肌和肛门纵肌(图1-2-2)组成,覆盖于由耻骨弓、两侧坐骨结节形成的骨盆出口前部三角平面上,又称三角韧带,其中有尿道和阴道穿过。

中层肌肉为连接层。会阴深横肌将会阴体上部与坐骨结节锚定,从侧方稳定会阴体;尿道括约肌环绕尿道,控制排尿;肛门纵肌上方接受来自肛提肌板、耻骨尾骨肌、耻骨直肠肌侧方纤维,向下附着于肛门外括约肌的深层和浅层,构成盆底中层的主要横纹肌,用力时形成向下的力关闭膀胱颈,排尿时牵拉开放尿道。

三、内层

内层为盆膈,是盆底最坚韧的一层,由肛提肌及其内外面各覆一层筋膜组成。内层肌肉基本是水平方向的,使盆腔器官向前或向后伸展(图1-2-3)。除支持盆腔器官外,还有开合尿道、阴道和肛门的作用。

肛提肌在骨盆肌肉中起最重要的支持作用,自前内向后外由三部分组成:① 耻骨尾骨肌:起自耻骨联合下缘向上约1.5 cm处,附着于阴道末端侧壁,形成向前的肌力;② 髂骨尾骨肌:起自盆腔筋膜腱弓后部,向中、后走行,与耻尾肌汇合,止于尾骨;③ 坐骨尾骨肌:起自坐骨棘,止于骶尾骨。另外,耻尾肌侧方部分绕过直肠至后方融合,与来自髂尾肌、坐尾肌的肌纤维融合形成肛提肌板,肛提肌板与直肠后壁附着,形成向后的肌力。

特殊情况的耻骨直肠肌:耻骨直肠肌起自耻尾肌的正中间并穿过所有三层肌肉。尽管它向下延伸至中层肌肉,但仍被包含在内层肌肉中。这是块垂直方向的肌肉,在耻尾肌下方沿中线向前延伸,紧贴直肠侧壁并附着在其后壁。耻骨直肠肌收缩可抬高整个肛提肌板,在肛门直肠关闭中也起着关键作用。

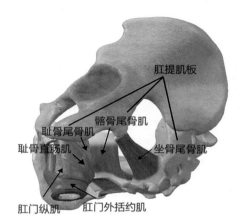

图 1-2-2　盆底中层肛门纵肌
(图片来源:3D body)

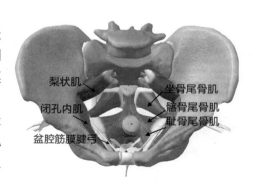

图 1-2-3　盆底内层肌肉
(图片来源:3D body)

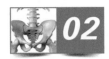

第二节
盆腔筋膜韧带

骨盆主要由骨骼和结缔组织构成。结缔组织由韧带和筋膜组成。结缔组织的主要成分是胶原蛋白和弹性蛋白,两者随妊娠、分娩、年龄及其他因素而变化。结缔组织弱化影响盆底结构的完整性,引起器官脱垂等系列盆底功能障碍问题。

盆底的主要韧带有尿道外韧带、耻骨尿道韧带、盆腔筋膜腱弓、主韧带、宫骶韧带和耻骨膀胱韧带。

尿道外韧带:将尿道外口锚定在耻骨降支前面,向上延伸至阴蒂,向下延伸至耻骨尿道韧带(图1-2-4)。

耻骨尿道韧带:起自耻骨联合后面下端,呈扇形下降,中间部分附着在尿道中段,侧方附着在耻尾肌和阴道壁。

盆腔筋膜腱弓:是一对水平韧带,起自耻骨联合处耻骨尿道韧带上方,止于坐骨棘。阴道由其筋膜悬吊于两侧盆腱弓筋膜之间(图1-2-5)。肛提肌板肌力和邻近肌肉使盆腔筋膜腱弓和阴道本身获得张力。

主韧带:位于阔韧带下部,横行于子宫、阴道上部和子宫体下部侧缘,又称宫颈横韧带,起到固定宫颈的作用。子宫血管或者输尿管下端穿越此韧带,所以对于维持子宫位置起到非常重要的作用。

宫骶韧带:起自骶骨2~4,止于宫颈环后面。子宫骶骨韧带悬吊阴道顶部,并且是肛门纵肌向下肌力的附着点。

耻骨膀胱韧带:起自耻骨后缘,经膀胱两侧向后与主韧带、宫骶韧带延续,与膀胱逼尿肌筋膜的纤维交错在一起,起到支撑膀胱和尿道的作用(图1-2-6)。

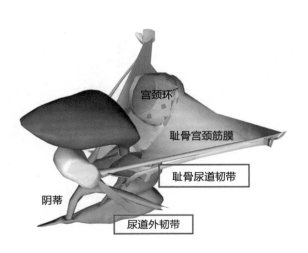

图1-2-4 尿道的悬吊韧带
(图片来源:3D body)

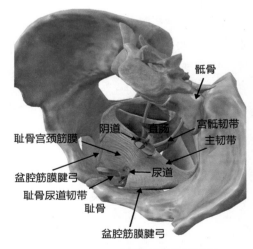

图1-2-5 阴道与盆腔筋膜腱弓
(图片来源:3D body)

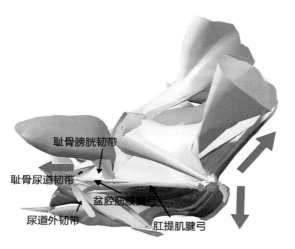

耻骨膀胱韧带

耻骨尿道韧带

盆腔筋膜腱弓

尿道外韧带

肛提肌腱弓

图 1 - 2 - 6　耻骨膀胱韧带
（图片来源：3D body）

　　盆腔筋膜间隙：盆底筋膜与覆盖盆腔的腹膜之间形成潜在的筋膜间隙（图 1 - 2 - 7）。这些间隙使器官在开放、闭合，尤其是在性交时能各自独立活动。手术时这些间隙提供一个无血管的解剖平面而利于分离脏器，血、液体也易于在间隙内聚集。

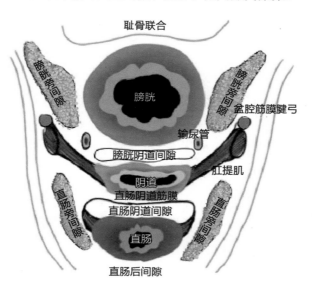

耻骨联合

膀胱旁间隙

膀胱旁间隙

盆腔筋膜腱弓

膀胱

输尿管

膀胱阴道间隙

肛提肌

阴道

直肠旁间隙

直肠阴道筋膜

直肠旁间隙

直肠阴道间隙

直肠

直肠后间隙

图 1 - 2 - 7　盆腔筋膜间隙

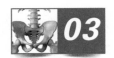

女性生殖器官的血管和淋巴管伴行,各器官间静脉及淋巴管以丛、网状相吻合。

一、动脉

女性内外生殖器血液供应主要来自卵巢动脉、子宫动脉、阴道动脉及阴部内动脉(图1-2-8)。

1. 卵巢动脉:由腹主动脉发出,在腹膜后沿腰大肌前行,向外下行至骨盆缘处。跨过输尿管和髂总动脉下段,经骨盆漏斗韧带向内横行,再向后穿过卵巢系膜分支经卵巢门进入卵巢。卵巢动脉在进入卵巢前,尚有分支走行于输卵管系膜内供应输卵管,其末梢在宫角附近与子宫动脉上行的卵巢支相吻合。

2. 子宫动脉:起自髂内动脉(前干),沿盆侧壁向前、下、内行,经子宫阔韧带基部横跨输尿管至子宫侧缘分为上、下两支。上支较粗,分为宫体支、宫底支、输卵管支及卵巢支;下支较细,为子宫颈-阴道支。由于子宫动脉与输尿管的交叉关系,在子宫手术时应特别注意防止损伤。

3. 阴道动脉:为髂内动脉前干分支,分布在阴道中下段前后壁、膀胱顶及膀胱颈,与子宫动脉的子宫颈-阴道支和阴部内动脉吻合。阴道上段由子宫动脉的子宫颈-阴道支供应,中段由阴道动脉供应,下段由阴部内动脉和痔中动脉供应。

4. 阴部内动脉:为髂内动脉前干终支,经坐骨大孔的梨状肌下孔穿出骨盆腔,环绕坐骨棘背面,经坐骨小孔到达坐骨肛门窝,并分出四支:痔下动脉、会阴动脉、阴唇动脉和阴蒂动脉。

二、静脉

盆腔静脉与同名动脉伴行,但数目多于动脉,并在相应器官及其周围形成静脉丛,且相互吻合,故盆腔静脉感染易于蔓延。

三、淋巴

女性生殖器官和盆腔有丰富的淋巴系统,淋巴结沿相应血管排列,成群或成串分布,分为外生殖器淋巴与盆腔淋巴两组。外生殖器淋巴分为腹股沟浅淋巴结和腹股沟深淋巴结;盆腔淋巴分为髂淋巴组(由髂内、髂外及髂总淋巴结组成)、骶前淋巴组(位于骶骨前面)和腰淋巴组(位于腹主动脉旁)三组。

阴道上段淋巴与宫颈淋巴回流相同,大部分汇入髂内及闭孔淋巴结,小部分汇入髂外淋巴结,并经宫骶韧带汇入骶前淋巴结。宫体、宫底、输卵管、卵巢淋巴均汇入腰淋巴结,小部分汇入髂外淋巴结。宫体两侧淋巴沿圆韧带汇入腹股沟浅淋巴结。

四、神经

内外生殖器官由躯体神经和自主神经共同支配(图1-2-9)。

外生殖器的神经支配主要由阴部神经支配。

阴部神经由第Ⅱ、Ⅲ、Ⅳ骶神经分支组成,含感觉和运动神经纤维,走行与阴部内动脉途径相同。在坐骨结节内侧下方分为会阴神经、阴蒂背神经及肛门神经三支,分布于会阴、阴唇和肛周。

内生殖器的神经主要由交感神经和副交感神经支配。

1. 交感神经:支配盆底的交感神经纤维自腹主动脉前神经丛分出卵巢神经丛(分布于卵巢、输卵管)和骶前神经丛(分布于宫体、宫颈和膀胱上部等)。在排尿反射中,交感神经支配尿道括约肌,兴奋时关闭尿道使膀胱容纳更多尿量。

2. 副交感神经:支配盆底的副交感神经节位于骶髓2~4节段(S2~S4)灰质内的骶中间外侧核,支配降结肠以下的消化管、盆腔脏器及外生殖器,又称骨盆神经、起搏神经。在排尿反射中,副交感神经支配膀胱逼尿肌,兴奋时膀胱收缩促进排尿。

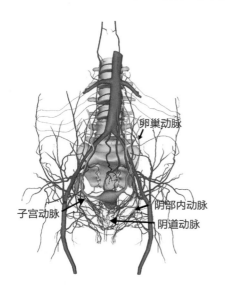

图1-2-8　女性盆腔动脉
（图片来源:3D body）

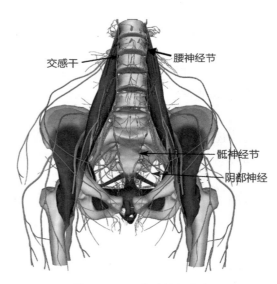

图1-2-9　盆腔神经分布
（图片来源:3D body）

第三章
女性盆底功能动力学

一、盆底横纹肌动力学

盆底肌肉主要为横纹肌,它们主要用来维持腹腔脏器的稳定和保持盆腔器官的形状、结构和闭合功能。根据肌纤维的特点分为Ⅰ型肌纤维和Ⅱ型肌纤维。Ⅰ型肌纤维等长收缩,收缩时产生的张力小、速度慢,肌浆含量丰富、肌红蛋白较多,持续的时间长,不易疲劳,又称慢肌纤维。Ⅱ型肌纤维等张收缩,收缩时肌纤维爆发力强、速度快,持续时间较短,易疲劳,又称快肌纤维。

尿道下2/3与阴道前壁紧密粘连,阴道后壁的末端部分与会阴体和直肠前壁紧密粘连。但尿道、阴道和直肠上端互不相连,这种自由的活动使器官能够伸展,在器官的开合功能中至关重要。

如前所述,在膀胱关闭过程中,三种肌力起作用:耻骨尾骨肌向前牵拉阴道末端,肛提肌板向后,而肛门纵肌向下牵拉阴道上端和膀胱底。在膀胱开放过程中,两种肌力起作用:肛提肌板向后,肛门纵肌向下,而耻骨尾骨肌放松。也就是说,尿道的闭合与开放是由耻骨尾骨肌收缩或松弛决定的。耻尾肌前部存在肌梭,提示有一个精细的反馈系统控制着阴道的张力,足够的组织张力是维持静息状态尿自禁的前提。

尿道由耻骨尿道韧带和耻骨尾骨肌牢固锚定,使得向后的肛提肌板和向下的肛门纵肌伸展,关闭近侧尿道腔到"C"状态;排尿时耻骨尾骨肌松弛,牵拉感受器兴奋排尿反射,尿道在提肌板和肛门纵肌牵拉下开放尿道腔到"O"状态,流出道开放,逼尿肌收缩从而排出尿液(图1-3-1)。用力时,耻骨尾骨肌和肛提肌板收缩对抗耻骨尿道韧带,肛门纵肌的收缩对抗子宫骶骨韧带。

膀胱和尿道共有的纵行平滑肌用黑色细线表示(图1-3-1),这些平滑肌被盆底肌肉牵拉是尿道闭合和开放的先决条件。耻骨尿道韧带必须有足够的紧张度才能锚定三种肌力,而耻骨尾骨肌也需充分绷紧才能有效关闭尿道。如果韧带和结缔组织损伤使肌肉收缩力减弱,那么便导致流出道闭合和开放的功能障碍。

需要注意的是,排尿起源于神经反射,而尿道开放状态是机械因素作用的结果。

二、盆底动力学的机械因素

尿道有三种正常状态:静息关闭、用力时关闭和排尿时开放。每一种状态主要是由耻骨尾骨肌、肛提肌板和肛门纵肌三种肌力和耻骨尿道韧带及宫骶韧带对应作用的结果。

1. 静息关闭

在静息关闭时，盆底慢肌纤维仍维持着收缩状态（阴道静息肌电值非零）。三种定向肌力的慢肌纤维与前面耻骨尿道韧带及后面宫骶韧带相对应，牵拉阴道，使得膀胱和尿道紧贴阴道前壁（吊床）。阴道末端被耻骨尾骨肌拉紧，近中心部分被肛提肌板和肛门纵肌拉紧。阴道固有的弹性纤维和慢肌纤维的收缩维持着尿道的闭合。

2. 用力关闭

用力时关闭是指阴道传递肌力关闭尿道和膀胱颈。尿道和阴道末端被耻骨尾骨肌收缩向前牵拉，而在膀胱底、阴道上端和直肠被肛提肌板、肛门纵肌收缩向下、向后牵拉并在耻骨尿道韧带处向下成角。相较静息关闭，三种定向肌力更加明显。

3. 排尿开放

排尿时耻骨尾骨肌放松，向前的肌力放松使尿道在肛提肌板向后和肛门纵肌向下的肌力作用下开放（图1-3-1）。

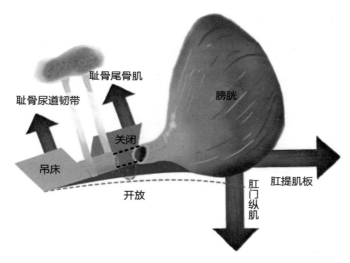

图 1-3-1　尿道闭合与开放

三、盆底动力学的神经学因素

正常排尿的定义是：能自主控制排空膀胱，并能在排尿结束后迅速使膀胱恢复至闭合状态。从功能角度看，两种神经学机制控制着异常的排尿反射：中枢和外周。中枢神经控制机制来自大脑皮质，通过排尿抑制中枢起作用；外周神经控制机制是一个肌性-弹力复合体，需要有力地悬吊韧带才能正常发挥作用。

中枢神经系统协调和控制所有包括尿道、肛门在内的开合结构。韧带和筋膜中神经末梢的存在，表明这两者也受神经调控。排尿反射由膀胱底的牵拉感受器和容量感受器共同激活，其敏感性因人而异。本质上，排尿反射由神经反馈系统通过这些感受器来控制。

当膀胱充盈时，静水压激活牵拉感受器，牵拉感受器发出冲动到大脑皮质，前部横纹肌松弛，后部横纹肌（快肌纤维成分）牵拉开放流出道，尿道阻力明显减小，逼尿肌收缩致平滑肌痉挛而排尿（图1-3-2）。

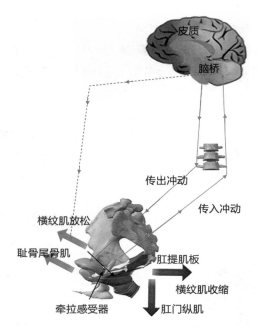
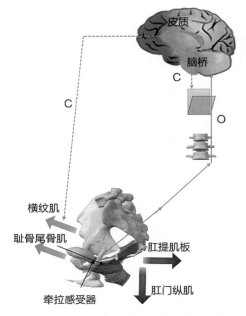

图1-3-2　正常排尿反射
（图片来源：3D body）

图1-3-3　膀胱控制的神经学因素
（图片来源：3D body）

这些传入冲动反射性由抑制中枢的激活而被阻断。抑制中枢在大脑皮质指挥下，像"活塞"一样开放（O）和闭合（C），从而接受或阻断来自膀胱底部牵拉感受器的传导冲动（图1-3-3）。当加速神经核停止时，后部横纹肌快肌纤维放松，前部肌肉收缩，被牵拉的组织"回弹"关闭尿道。

抑制中枢阻断排尿反射的作用是有限的。若盆底肌力下降，韧带松弛，则肌肉不能拉紧阴道，阴道没有足够的组织张力便不能支持牵拉感受器。若不能维持尿液静水压，那么在较低的膀胱容量时感受器也会被激活而引起排尿反射，表现为尿急、尿频或夜尿症状。在尿动力学上可表现为"逼尿肌"或"尿道"不稳定，或者"低膀胱容量"。

四、结缔组织在盆底功能与功能障碍中的作用

结缔组织是一种复合结构，蛋白聚糖是其基本成分，弹性蛋白纤维储存能量，而胶原蛋白纤维使结构具有一定的强度。组织的伸展性由胶原纤维的结构所决定，静息时胶原纤维为"S"形，拉伸变直时像一根钢棒阻止了组织的进一步伸展。腱是没有伸展性的，韧带的伸展性有限，但阴道的伸展性很好。

根据整体理论，形态影响功能，形态丧失则功能障碍出现。骨盆韧带将阴道及盆腔器官固定悬吊在骨盆上，维持盆腔器官形态和功能的动态平衡。而阴道本质是一种弹性膜，本身没有内在强度，其强度来自筋膜层。阴道必须有足够的张力才能关闭尿道和支持牵拉感受器以阻止其过早被激活，这种张力由组织的弹性及盆底慢肌纤维的收缩维持（图1-3-4）。如"干船坞理论"，韧带与盆底肌相互影响，任何韧带的松弛都可以使盆底肌负荷增加，久之肌力减弱；而盆底肌受损也使韧带负荷增加，功能弱化。韧带松弛、盆底肌力下降则引起器官开合功能障碍。

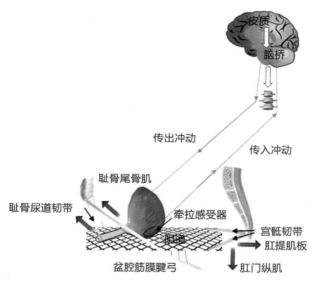

图 1-3-4 结缔组织张力的控制

妊娠时,胶原受胎盘激素影响而解聚,蛋白多糖比例发生变化,阴道变得更加膨胀,使分娩时产道得以扩张,同时伴有悬吊韧带结构强度的损失。"吊床"的松弛使尿道弹性闭合力下降,引起用力时漏尿,称为压力性尿失禁。同时,失去阴道支持,过早激活排尿反射,表现出"膀胱不稳定"症状,孕妇出现尿急、尿频、夜尿。松弛也导致后部韧带无髓鞘神经纤维失去结构支持,重力作用于这些神经末梢出现盆腔"牵拉"疼痛。

另外,年龄和先天胶原缺陷也是结缔组织损伤的重要原因。随着年龄增加,胶原分子间交叉连接增加,组织缩短,重力使胶原纤维重新调整,与年龄相关的弹性蛋白损失。弹性蛋白损失一方面会使组织"下垂",另一方面会使尿道闭合的低能量弹性成分变弱,尿道括约肌内在缺陷使患者出现缓慢、不自觉的漏尿现象。在轻微用力时,患者必须依靠前部尿道闭合力的慢肌纤维关闭尿道,单纯慢肌关闭肌疲劳就可导致漏尿。

值得注意的是,雌激素能防止胶原丢失,因此雌激素被推荐为绝经后妇女预防尿失禁的措施。但口服雌激素半年以上,尿失禁患者的症状一度减轻后会复发加重,而局部外用雌激素软膏则避免了这种情况。

通常,盆底手术仅用来处理受损的结缔组织,如果韧带过分薄弱无法修补,需要借助"吊带"进行加强。如果手术切除和牵拉阴道组织会使其进一步变弱,那么手术时尽量避免切除阴道组织是明智的。同时,阴道手术时也应尽量保留子宫,因为子宫在盆腔起着中心结构的作用。宫颈不能伸展,全部由胶原构成,直接或间接与所有骨盆韧带相连,任何作用于宫颈的腹腔内压力同样分布在这些韧带上。子宫切除潜在改变了力的分布,造成力强加于薄弱的阴道,更容易出现尿控功能障碍。

第四章
盆底电生理基础

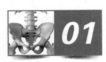

一、电学基本概念

1. 电荷：电荷是物质的一种物理属性，不能产生也不能消亡，但可由一种物体转移至其他物体。电荷分为正电荷和负电荷两种类型。如果某元素的原子失去电子，而核中质子不变，那么带有正电荷；如果原子得到电子，那么带有负电荷。同种电荷相斥，异种电荷相吸。带有电荷的粒子称为带电粒子。静止的带电粒子会产生电场，移动中的带电粒子会产生电磁场，也会被电磁场所影响。一个带电粒子与电磁场之间的相互作用称为电磁力或电磁相互作用。

2. 电场：电场是电荷及变化磁场周围空间里存在的一种特殊物质（图1-4-1）。电场非实物又客观存在，具有力和能量等客观属性。电场对放入其中的电荷有作用力，称为电场力。当电荷在电场中移动时，电场力对电荷做功。

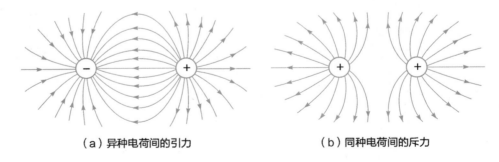

（a）异种电荷间的引力　　　　　　（b）同种电荷间的斥力

图1-4-1　等量异种电荷和同种电荷周围电场线

3. 电压：电压也称作电势差或电位差，是衡量单位电荷在静电场中由于电势不同所产生的能量差的物理量。电压大小为单位正电荷受电场力作用从一点移动到另一点所做的功，方向规定为从高电位指向低电位。

4. 导体和绝缘体：善于传导电流的物质称为导体，如金属。不善于传导电流的物质称为绝缘体,如橡皮和多种塑料制品。导体中存在大量可以自由移动的带电物质微粒,称为载流子。在外电场作用下,载流子做定向运动,形成了明显的电流。绝缘体又称为电介质,它们的电阻率极高,约为金属电阻率的1 014 倍。

人体组织是导体,体液中带电粒子以离子形式存在,如钠离子(Na^+)、钾离子(K^+)、氯离子(Cl^-),但不同组织中的离子移动能力不同,神经肌肉为电的良导体,而皮肤和脂肪是电的不良导体(半导体之类)。

5. 电流、电阻和电压:在一定电场下带电粒子通过导体的运动称为电流(I),电荷从物体的一点传导到另一点为一种能量的转移。单位时间里通过导体任一横截面的电量叫做电流强度。电量越多,电流越大。

导体对电流的阻碍作用称为电阻(R),电阻是导体本身的一种特性。导体电阻越大,对电流的阻碍作用就越大,电子流通量越小,反之亦然。

电压一定时,电流与电阻成反比;电阻一定时,电流与电压成正比,用公式表示就是:$I = U/R$。

人体组织器官实现自身功能并进行新陈代谢是围绕生化反应进行的。在生化反应过程中反应区域及周边带电粒子数量、极性及其所处位置发生变化,形成一个变化的电磁场,这是生物电形成的基本机制。临床上根据组织器官的电生理特性,用电刺激仪(设置刺激频率、脉宽、波形、通断比等参数,加以不同强度电流)代替由大脑发生的神经冲动作用于人体,对电刺激敏感组织(神经、横纹肌等)产生相应的生理性改变,称为仿生物电刺激,可直接或间接调控器官功能。

电流中又有以下几个基本概念:

(1)频率:单位时间内脉冲的数量用每秒钟的脉冲数表示。每秒钟交流电循环的数量用 Hz 表示。

(2)脉宽:一个单脉冲中所有相开始与结束的时间。

(3)波形:在电流(或电压)的时间图上,使用术语表示脉冲或周期相的几何形状。常用形状包括:矩形、正方形、三角形、锯齿形、正弦形和脉动形。单方向偏离零电流线的脉冲为单相;先单相偏离基线,然后再反向偏离基线的脉冲称为双相。如果双相波第一相与第二相时间、电流性质相同但方向相反,那么这种波形为对称的;如果第一相电流幅度不是第二相的镜像,那么这种波形为不对称的。根据第一相与第二相电流总量绝对值是否相同,又分为平衡或不平衡波(图1-4-2)。

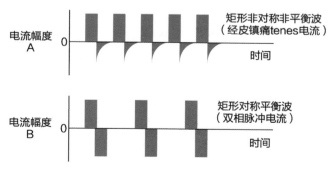

图 1-4-2　盆底电刺激治疗仪常用的两种电刺激波形

（4）通断比（ratio）：是指脉冲电流的持续时间与脉冲间歇时间的比。

6. 电容和阻抗：电容是指给定电势差，电容器储存电荷的能力。电容器是容纳电荷的器件，由两个相互靠近的导体在中间夹一层不导电的绝缘介质构成。当一固定电压作用于电容器，由于绝缘介质的存在没有电流通过电容器，但导体间的电位差增加了绝缘体分子的势能。当电压被去除后，储存的能量（电容器的电势差）仍可保留，直到电容器通过某种电路完成放电。

我们用电阻描述对直流电的阻碍，用阻抗描述对交流电的阻碍。

生物组织中产生的电流受组织电容的影响，也受组织电阻的影响，一般来说，刺激频率越高，组织阻抗越小，穿透越深。

7. 直流电和交流电：带电粒子连续或不间断地单向流动被定义为直流电，又称恒电流。恒定电流是直流电的一种，大小（电压高低）、方向（正负极）都不随时间（相对范围内）变化。从临床应用角度来看，带电粒子持续不间断单向流动超过 1 s 才能认为是直流。需要了解的是，虽然电路中带电粒子由负极向正极运动，但习惯上将电流方向定义为从正极到负极。

带电粒子连续或不间断地双向流动被定义为交流电，大小、方向随时间的改变而改变。电路中的电子首先朝一个方向运动，电场反转时，电子向初始方向返回运动。交流电极性发生周期性翻转至少每秒一次。

带电粒子以脉冲或间断性电流（周期性停止短暂时间）单向或双向流动被定义为脉动电流，是临床最常用的电流形式。分为脉动直流电和脉动交流电。

脉动直流电必须经过滤波（用电感或电容）以后才变成平滑直流电，当然仍存在脉动成分。交流电可以通过变压器来改变电压，直流电不能。交流电不能储存，直流电可以储存。交流电应用比较广泛，可用于多种电疗法，直流电应用则相对狭窄。

二、临床常用电疗法类型

人体除含有大量水分，还有很多能导电的电解质和非导电的电介质，因此，人的机体实际上是一个既有电阻又有电容性质的复杂导体，这是电疗的物质基础。电能作用于人体引起体内的理化反应，并通过神经体液作用，影响组织和器官的功能，达到消除病因、调节功能、提高代谢、增强免疫、促进病损组织修复和再生的目的。现代临床电疗法主要有以下几类：

（一）直流电疗法

直流电疗法是将低电压的平稳直流电通过人体一定部位治疗疾病的方法。用直流电治疗时，两电极间存在着稳定不变的电势差，人体组织内各种离子向一定的方向移动而形成电流。由于离子移动并引起体液中离子浓度相对的变化是直流电生物理化作用的基础。

直流电疗法包括直流低频电疗法、直流电药物离子导入疗法和电化学疗法。单纯应用直流低频电疗法较少，但它是离子导入疗法和电化学疗法的基础。

直流低频电疗法可以扩张血管，促进局部血液循环，改善局部的营养和代谢，加快骨折愈合，调整神经系统功能等。既可全身治疗，也可局部治疗，还可将电极放入体腔内进行治疗，以及进行电水浴等。根据中医经络理论，将电极置于选定的穴位上进行治疗，称为直流电穴位疗法。

1. 直流电疗法作用机制

（1）直流电对中枢神经系统的兴奋和抑制过程有调整作用，即在兴奋与抑制过程失调情况下，直流电有使之正常化的作用。因此，直流电常用以治疗神经官能症和外伤、炎症等引起的大脑皮质功能紊乱的症状。

（2）直流电可改变周围神经的兴奋性，并且有改善组织营养，促进神经纤维再生和消除炎症等作用，因此，直流电常用以治疗神经炎、神经痛和神经损伤。

（3）对植物神经的作用：直流电刺激皮肤或黏膜的感觉神经末梢感受器，能反射性地影响植物神经的功能，从而影响内脏器官和血管的舒缩功能。例如，直流电局部治疗，可通过颈交感神经调节颅内、头颈部和上肢的血液循环和组织营养。

（4）断续直流电刺激神经干或骨骼肌时，在直流电通断瞬间引起神经肌肉的兴奋而出现肌肉收缩反应。断续直流电可用以治疗神经传导功能失常和防治肌肉萎缩。

（5）其他：直流电对前庭神经、味觉、视觉等特殊感觉也有兴奋作用而引起相应的反应。弱直流电正极有改善心肌缺氧缺血状况，促进心肌兴奋性、传导性正常化，消除心律不齐以及恢复心室收缩功能等作用。

2. 直流电疗法适应证与禁忌证

（1）适应证

直流电疗法与直流电药物离子导入疗法：

① 周围神经炎、神经根炎、神经损伤、神经症、自主神经功能紊乱；

② 高血压病；

③ 慢性关节炎、慢性炎症浸润、慢性溃疡；

④ 血栓性静脉炎；

⑤ 雷诺病；

⑥ 瘢痕粘连；

⑦ 颞下颌关节功能紊乱；

⑧ 慢性盆腔炎。

（2）禁忌证：

① 恶性肿瘤（局部直流电化学疗法除外）；

② 高热、昏迷；

③ 活动性出血；

④ 妊娠；

⑤ 急性化脓性炎症；

⑥ 急性湿疹；

⑦ 局部皮肤破损；

⑧ 佩戴心脏起搏器；

⑨ 直流电或导入药物过敏。

3. 电疗中直流电的潜在不利影响

直流电穿过皮肤会发生电解反应，导致组织损伤，尤其是皮肤组织。在直流电作用下，阳离子 Na^+、K^+、Ca^{2+}、Mg^{2+} 等向负极移动，而许多酸根和有机酸向正极移动。负极下产生的碱性电解产物呈碱性,而正极下产生的酸性电解产物呈酸性,它们都可改变肿瘤组织微环境,使其变性坏死,但两极下的酸碱电解产物蓄积到较高浓度时,会破坏组织而引起烧伤。另外,正极下方可产生微循环(毛细血管)凝血,并导致继发缺血性组织坏死。

直流电导致的损伤程度取决于所用的电流强度、电流持续时间和组织阻抗。一般会限制直流电疗过程中的电流大小和作用时间:电流≤5 mA,作用时间≤15 min,并且在治疗前采取减少皮肤阻抗的措施。选择的电极大小使电极表面每平方厘米的电流强度在0.1~0.5 mA之间。

(二)低频电疗法

低频电疗法是采用频率为1~1 000 Hz的电流治疗疾病的方法,这种电流具有强刺激作用。包括感应电疗法、电兴奋疗法、间动电疗法、低周波疗法、电睡眠疗法、经皮神经电刺激疗法、神经肌肉电刺激疗法、痉挛肌电刺激疗法、功能性电刺激疗法、超刺激电疗法、直角脉冲脊髓通电疗法等。

盆底-孕产康复中常用的低频电刺激主要用于刺激神经肌肉,改善微循环和镇痛:① 节律地刺激神经肌肉,可使肌肉节律性收缩,用以防止由于损伤或炎症造成的肌纤维和肌膜间、肌束间粘连,保持肌肉弹性,防止挛缩;② 低频电刺激可引起肌肉收缩,促进动脉供血、静脉和淋巴回流,改善局部营养代谢,消退水肿,提高肌肉张力,防止或延缓肌肉萎缩过程;③ 低频电刺激可促进病损神经纤维的再生。利用两组低频脉冲电流,交替刺激痉挛肌及拮抗肌,利用交互抑制的反应使痉挛缓解,镇痛。

神经肌肉电刺激(NMES)疗法:用低频脉冲电流刺激神经或肌肉以促进功能恢复的方法,又叫电体操疗法。常用参数为1~100 Hz,20~300 μs。

经皮神经电刺激(TENS)疗法:通过皮肤将特定的低频脉冲电流输入人体,刺激神经以镇痛治疗疾病的方法。常用参数为2~250 Hz,50~1 000 μs。

1. 低频电疗法作用机制

(1)增加肌肉收缩时募集的纤维数量:电刺激训练可提高肌肉组织的活性和反馈性地导致中枢神经系统发出的神经冲动增加,从而调动更多的肌纤维参与工作,增大收缩力量。

(2)改变肌肉的组织结构:肌纤维增粗,细胞核体积和数量显著增加,DNA含量增加,肌纤维内线粒体数量显著增多,尤以快肌纤维变化明显。

(3)供给肌肉丰富的血液:电刺激后,单位横截面上肌纤维周围毛细血管数量增加,使血液中PO_2升高和PCO_2降低,降低肌纤维周围组织液代谢产物的浓度,使肌肉耐力提高。

(4)改变肌肉运动单位的募集顺序:自主收缩肌肉运动单位是从小运动神经元到大运动神经元。电刺激时较大的运动神经元首先被激活,兴奋那些在自主收缩下难以兴奋的运动单位,使较多的快肌纤维参与收缩,显著改善肌肉的力量。

(5)长期的电刺激可导致快反应、易疲劳的Ⅱ型肌纤维向慢反应、抗疲劳的Ⅰ型肌纤维转变。

(6)低频脉冲电阻抑止了痛觉神经向中枢传递冲动。但具体阻抑在何部位意见不一,有人认为在感觉神经纤维,有人认为在脊髓后角细胞,也有认为在大脑皮质的感觉中枢。

(7)低频脉冲电促进局部血液循环,消散局部的致痛物质,改善组织代谢功能,达到止痛效果。

2. 低频电疗法适应证与禁忌证

（1）适应证

① 各种妇科泌尿病因引起的轻中度患者盆底功能障碍,包括阴道松弛、阴道痉挛、性生活不满意、性交痛、轻中度盆腔脏器脱垂、阴道膨出、各种尿失禁、反复阴道炎,尿路感染患者非急性期、慢性盆腔痛等;

② 产后妇女的常规盆底康复训练以及有产褥期症状者(腰背痛、腹痛、尿潴留、乳胀、耻骨联合分离等);

③ 盆-腹-脏器平衡失调;

④ 肛门直肠功能紊乱;

⑤ 不能耐受手术、等待手术和不愿意接受手术的患者;

⑥ 其他:改善盆腔血液循环可用于治疗薄型子宫内膜,也可改善卵巢功能,作为卵巢早衰、围绝经期综合征的辅助治疗。

（2）禁忌证

① 孕妇腰腹部;

② 局部恶性肿瘤;

③ 出血期(产后恶露未干净、月经期或其他异常出血);

④ 感染急性期(泌尿系或阴道);

⑤ 佩戴心脏起搏器;

⑥ 盆底肌肉完全去神经化(不反应);

⑦ 局部皮肤破损或手术切口未愈;

⑧ 痴呆、不稳定癫痫发作;

⑨ 局部金属留置物者(钢板、钢钉等,金属节育器除外)。

3. 电疗中低频交流电的不利影响

人们对均方根(RMS)小于 1 mA 的电流(60 Hz 交流电作用 1 s)可产生刺痛感。作用时间为 1 s,同样 16 mA RMS 的电流可导致肌肉强烈收缩,使个体不能通过拮抗肌群的随意收缩来对抗电诱导的收缩(故采用低频电刺激进行肌肉训练的参数设定小于 100 Hz,600 μs)。更大电流可导致组织损伤、呼吸停止和心搏骤停等。超过 80 mA RMS 的电流可导致心室纤颤和骨骼肌迅速有力的收缩,以致产生不随意的猛拉把人拉离电接触。高强度电流引起的惊人反应可导致继发事故(如坠落等)。

（三）中频电疗法

中频电疗法是采用频率为 1～100 kHz 的电流治疗疾病的方法,由于中频电流幅度无变化易为人体所适应,临床通常使用低频调制中频电疗法和干扰电疗法,经过整流的脉冲中频电又可进行药物离子导入治疗。

低频调制中频电流(频率为 2～5 kHz,调制波频率为 10～200 Hz),采用全波或半波,连续调制或间断调制,还可采用等幅波和调制波交替出现,或频率交变的调制波。调制中频电流兼有低、中频电流的特点,用于止痛或促进血液循环,比低、中频电单独应用作用明显;用于神经肌肉刺激时,由于皮肤刺痛小,病人可耐受较大电量。

干扰电是指利用两组频率相差 0～100 Hz 的等幅正弦中频电流(临床多用 5 kHz±0.1 kHz),交叉输入人体同一部位,在交叉部形成干扰电场,在体内按正弦电波的差拍原理产生 0～100 Hz 的低频调制中频电流。临床上利用三组等幅正弦中频电流,从三维空间交叉输入人体,形成立体干扰电场,其效果优于一般干扰电场。经改进后,采用三组强度交替改变的正弦电流,局部的刺激作用更易为病人忍受,进一步提高治疗效果,此方法称为动态立体干扰电疗法(图 1-4-3)。

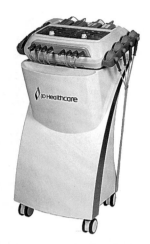

图 1-4-3　动态立体干扰电疗仪

1. 中频电疗法作用机制

(1) 骨骼肌在中频电流作用下发生收缩及舒张。中频电流单一周期不能引起一次兴奋,由于哺乳动物运动神经每次兴奋后有一个绝对不应期,持续时间约 1 ms,为使每个刺激都能引起一次兴奋,必须使用频率小于 1 kHz 的低频电流。电流作用于骨骼肌细胞,导致膜内外电位发生改变,骨骼肌间断收缩及舒张,可以促进肌肉内代谢产物及时排出体外,恢复骨骼肌的顺应性。

(2) 电流使血管收缩、舒张,可以加速治疗部位的血液循环及淋巴循环。有利于治疗部位组织进行交换代谢,改善营养代谢,软化瘢痕,松解粘连及镇痛。

(3) 可以刺激治疗部位的神经末梢,引起神经反馈,调节神经传导功能。

2. 中频电疗法适应证与禁忌证

(1) 适应证:软组织损伤、神经炎、痛经、肢体循环障碍、周围神经损伤引起的肌肉麻痹、胃肠及膀胱平滑肌无力等。

(2) 禁忌证:患急性化脓性炎症者、孕妇、血栓性静脉炎患者、安装心脏起搏器者禁用。

3. 中频电疗法的特点

(1) 中频电疗法使用正弦交流电,电流不产生电解作用,不引起组织的化学损伤。

(2) 频率高,组织阻抗小,增加作用深度。机体组织相当于一小电容器,对交流电显示的容抗,可用 $X_C = 1/(2\pi fC)$ 表示。从式中可知,f 越高则 X_C 越小。因此,中频电流可以克服机体组织电阻,而达到较大的作用深度。

(3) 对感觉神经刺激较小,病人易于接受。镇痛以正弦调制中频电流最佳,对因急性软组织损伤造成的疼痛效果较好。

(4) 中频电流不会引起痛纤维的兴奋,因此可以使用较大的电流强度来引起深部肌肉强烈的收缩,但不致引起电极下的烧灼刺痛感。低频感应电流只能兴奋正常的神经肌肉,而中频交流电(尤其是频率为 6 000 Hz 者)有可能兴奋变性的神经肌肉。有人提出 6 000～8 000 Hz 的中频电流作用时,肌肉收缩阈与痛阈有明显的分离现象,即在此频率内,使肌肉发生强烈收缩而不引起疼痛。

(四) 高频电疗法

高频电疗法是采用频率在 100 kHz 以上的电流治疗疾病的方法,包括共鸣火花疗法、中波疗法、短波疗法、超短波疗法、分米波疗法、厘米波疗法、毫米波疗法等。

高频电疗通过热效应和非热效应发挥作用。非热效果研究尚不够深入。热效应的产生机理为：人体组织在高频电场作用下，组织内电解质离子随着高频电场极性交变几乎在原位振动，振动时克服阻力而生热。组织内的电介质具有等量电荷，以非极性分子和极性分子状态存在。在高频电场作用下，非极性分子极化形成极性分子，与原有的极性分子一起随电场交变而急速转动，在运动中克服周围阻力而生热。热量大小与组织所受电磁场强度有关。

组织受热后可以促进局部血液循环，改善组织营养代谢，刺激组织再生，消除炎症，还可降低周围神经兴奋而止痛，并可通过神经反射作用，调节中枢神经功能和免疫系统功能。

高频电流临床应用很广，多用于急/慢性化脓性和非化脓性炎症、软组织损伤、神经痛、神经损伤、风湿和类风湿性关节炎、关节周围炎、急性肾功能衰竭等。禁忌证主要有活动性肺结核、出血、心力衰竭、恶病质等。

射频(radio frequency，RF)是一种高频(300 kHz～300 GHz)交流变化电磁波，作用人体时，引起靶组织中的电子、离子定向或涡旋运动以及极性分子的高频振动产生热效应。利用射频温热效应达到治疗目的的技术我们称之为射频技术。将人工智能(AI)算法和射频技术进行结合，确保治疗区域维持在有效治疗温度，称为 AI 温控射频技术。AI 算法可依据治疗区域的温度、阻抗值的改变，调整功率的输出，较传统的射频治疗安全性更高，疗效更好，也更加舒适。

1. 射频疗法作用机制

(1) 作用于阴道壁，可使黏膜褶皱增多，促进糖原分泌，阴道乳酸杆菌将糖原分解为乳酸，从而改善阴道内环境。

(2) 作用于肌层，改善平滑肌功能，肌层结缔组织胶原不断再生，小神经、小血管的新生，改善血液循环，改善炎性因子及疼痛诱发因子的代谢。

(3) 作用于纤维组织膜，缓解筋膜韧带紧张和痉挛，激活成纤维细胞分泌胶原。胶原再生增强筋膜韧带弹性和强度，增强盆底肌的协同工作能力。

射频刺激胶原再生有三个阶段：

第一阶段胶原蛋白线性回缩、血液循环增加：从胶原分子中分离出的水分子导致胶原线性回缩，盆底脏器逐渐恢复正常解剖位置；微脉管刺激作用，吻合支开放，局部血液循环增加。

第二阶段胶原蛋白新生：治疗后 3 天～1 月，血管新生，成纤维母细胞不断释放胶原蛋白，新胶原不断合成，黏膜层厚度得到补充、肌力增强。

第三阶段胶原蛋白巩固和稳定：治疗 1 月后，随着胶原新生增多，排列更致密，弹性纤维重塑，盆底结构恢复。

2. 适应证和禁忌证

(1) 适应证：① 压力性尿失禁；② 盆腔脏器脱垂；③ 阴道松弛、排气；④ 老年性萎缩性阴道炎；⑤ 性功能障碍性疾病；⑥ 外阴萎缩、营养不良；⑦ 慢性盆腔痛(含痛经)。

(2) 禁忌证：① 孕妇腰腹部；② 局部恶性肿瘤；③ 出血期(产后恶露未干净、月经期或其他异常出血)；④ 感染急性期(泌尿系或阴道)；⑤ 佩戴心脏起搏器；⑥ 局部皮肤破损或手术切口未愈;⑦ 痴呆、不稳定癫痫发作;⑧ 局部金属留置物者。

3. 射频疗法的不利影响

射频治疗个别患者会出现阴部酸胀感,阴道干涩或分泌物增多,月经提前或错后、经期延长的现象。应注意休息,补充水分,治疗后 3 天内避免剧烈运动和负重,一般疗程结束后不适感和症状消失。

(五)静电疗法

利用静电电场对人体的作用。常用电子管式静电机,输出两极间的电压可高达 50 kV,为防止短路危险,在输出电路中串联高阻值保护电阻,使短路电流在 1 mA 以下。由于静电电场方向恒定,体内离子或有极性分子定向移动,因而引起体内一系列的变化。此外,火花放电和静电电场可使氧变为臭氧(O_3),对人体感受器有一定刺激作用,全身应用的表现为:中枢神经兴奋性降低、植物神经系统功能改善。

临床常用于神经症、早期高血压、更年期综合征、植物神经功能紊乱。局部应用时,可改善组织的血液循环和营养状态,抑制感觉神经,常用于慢性溃疡、皮肤瘙痒等。

三、电疗法的电极系统

电极是一种传导材料,可作为刺激器与身体组织间的界面。电极经电极绝缘导线与刺激器连接。电极附在皮肤表面(表面电极),也被置入靠近的组织,如外周神经、骨(侵入电极或留置电极)或体腔(内部电极)。

(一)表面电极类型

临床常用刺激电极由一种聚合物或导电的医用硅橡胶制成,也有金属材料制成的电极,如不锈钢和铝箔。

应用表面刺激电极时需要使用耦合介质,为从刺激器到组织的电流提供一个低阻抗通路。橡胶电极的导电耦合介质可以是一块电解贴,也可以是凝胶、乳霜或液体,在商用电极上涂上一层可自动粘附的导电聚合物可充当耦合剂。就金属电极而言,最常用浸泡过自来水(不是蒸馏水)的海绵提供电流通路。

(二)表面电极尺寸和形状的意义

刺激电极所需接触面积的大小部分取决于被刺激的易兴奋组织的面积大小。电极太大或形状不合适可能会导致电流蔓延至易兴奋的结构中而非所需要的神经肌肉。具有均匀导电率的电极,其电流密度(单位面积上的电流强度值)与电极的接触面积成反比。因此,电极接触面积减小时,此位置电流密度值会增加,也就是说,小电极作用下的刺激给人感觉更强烈。

(三)治疗中的电极定位

对表面电极而言,通常我们根据电极的安放位置定义电极定位,常用电极定位有三种:单极定位、双极定位和四级定位。

1. 单极定位:将一个电极放在靶区或期望产生最强作用的组织上方,称为刺激电极或有效电极;将另一电极放在远离靶区的部位,称为离散电极或参考电极,与前者构成完整的刺激电路。通常,刺激电极小些,易兴奋组织产生效果;参考电极大些,较大的接触面积使潜在电流密度降到最低程度,不易发生组织兴奋。

有时用连接在同一导线上的两个电极取代放在靶区的单电极。由于这两个电极连接在同一输出导线上,因此这种放置模式也称单极定位(图1-4-4)。

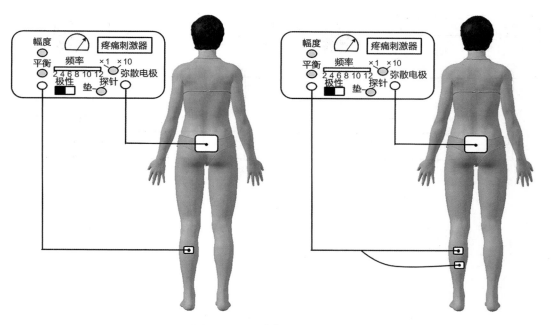

图1-4-4　电刺激的单极定位
(图片来源:3D body)

2. 双极定位:将来自同一个刺激通道的两个大小一样的表面电极都放置于靶区域(图1-4-5)。当使用对称双相波时,每个电极激活神经或肌肉的能力相同。也可一条线分出两个电极置于靶区,另一条线的单个电极置于靶上方。

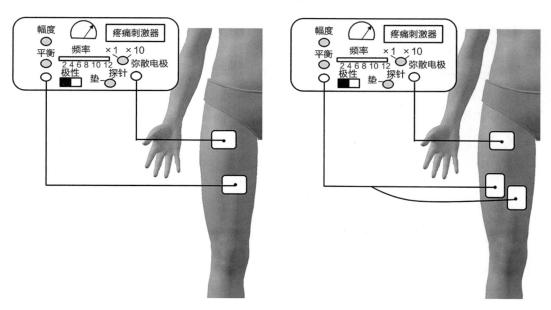

图1-4-5　电刺激的双极定位
(图片来源:3D body)

3. 四极定位：在四极定位结构里，将源自两个单独刺激电路的两对电极放置于主靶区（图1-4-6）。每个刺激通道的两个电极可以在靶区域的同一侧，也可交叉放置。后者可引起电流的相互感应或相互干扰，主要用于协调干扰刺激技术。

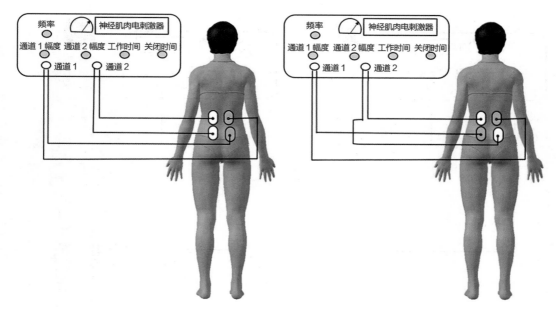

图1-4-6　电刺激的四极定位
（图片来源：3D body）

（四）特殊用途的电极

尽管简单的表面电极是临床电疗最常用的电极，但也会用到各种各样具有特殊用途的电极。随着盆底康复的发展，内部电极（体腔内电极）的应用越来越广，中医定向透药疗法也把离子导入电极推而广之。

1. 内部电极：内部电极的治疗参数、强度、开关设置在连接该电极的刺激器上，如生物刺激反馈仪所用的阴道电极（图1-4-7）；有些为手持内部电极，如射频所用的内阴电极（图1-4-8）；手持探针电极常用于运动点定位、很小块肌肉的刺激和非常小的点刺激，如电针、射频的疼痛电极等。

2. 侵入电极：截至2019年，全球超过30万名患者植入了骶神经刺激器，以治疗急迫性尿失禁、非梗阻性尿潴留、排便功能障碍（图1-4-9）。

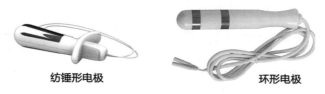

纺锤形电极　　　　　　　　环形电极

图1-4-7　生物刺激反馈仪所用的阴道电极

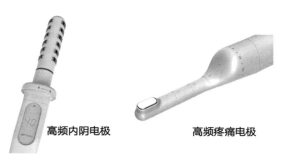

高频内阴电极　　　高频疼痛电极

图 1-4-8　射频所用的内阴电极、疼痛电极

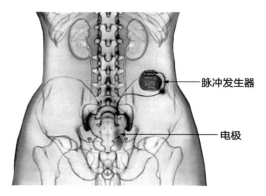

脉冲发生器

电极

图 1-4-9　侵入电极（留置电极）

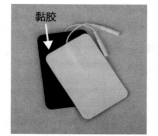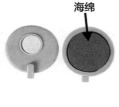

黏胶　　　　　　　海绵

图 1-4-10　直流电离子导入电极

3. 离子导入电极：传统离子导入疗法（离子药物导入的电泳疗法）所使用电极是置于吸收垫上的铝箔或锡纸，吸收垫含有一定药物的水溶液或简单的耦合剂。若吸收垫只含有耦合剂时，药物则敷在垫子或金属电极下方的皮肤表面。近年来容纳或贮存需用药物的特殊电极已开发应用，药物掺入导电凝胶黏合剂或吸收储存垫（图 1-4-10）。

四、电疗法刺激器类型

对诊断和治疗的电刺激器而言，可依据其外部电源特点及适用于患者的电刺激性质进行分类。商用刺激器的分类通常基于刺激波形的特点或特殊刺激器刺激技术的某些特点。如经皮电神经刺激器、神经肌肉电刺激器、干扰刺激器、离子导入刺激器等。

（一）恒流与恒压刺激器

恒流刺激是指输出电流不变，电压随电阻变化而增减；恒压刺激是指输出电压固定不变，电流随电阻变化而变化。每种刺激器都有自身的优劣势。恒流刺激器可随电极接触改善和电传输增加自动减小驱动电压，从而保持期望的刺激强度；但在电极接触不良或电传输减少的情况下自动增加驱动电压使电流密度增加有导致皮肤灼伤的可能。恒压刺激器在电极接触不良和电传输减少的情况下自动降低电流的产生，从而降低皮肤灼伤可能，但可随电极接触改善和电传输增加诱导电流显著增加而产生一个意外的高强度刺激。

（二）商业化刺激器种类

1. 经皮电神经刺激器：20 世纪 70 年代初，随着一种命名为经皮神经电刺激（TENS）的小体积(约 2.5 in×4 in×1 in)、轻型(<200 g)的便携式刺激器的广泛开发和销售,电疗开始复苏。TENS 刺激器是典型的双通道刺激器,每一通道由独立的强度控件分别控制,频率为 2~200 Hz,脉宽为 20~600 μs,常用电流波形如图 1-4-11 所示。

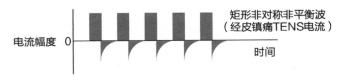

图 1-4-11　常用的 TENS 电流波形

2. 神经肌肉电刺激器:20 世纪 70 年代后期,继 TENS 刺激器推广后,人们研究发现,有规律进行肌肉电激活能增强骨骼肌力量,于是神经肌肉电刺激(NMES)仪器开始设计开发。在临床使用时,非平衡波会引起电极下不同的刺激感觉。NMES 刺激器的电流均采用平衡波,在刺激波形后直接增加一个与其持续时间和传递电荷量相等的脉冲以保证电荷平衡(图 1-4-12)。一般盆底康复所用 NMES 刺激器产生两类脉冲电流:一种为矩形、不对称、平衡、双相脉冲电流,一种是矩形、对称、平衡、双相脉冲电流,没有发现哪种单一波形对所有患者的 NMES 更具优越性。

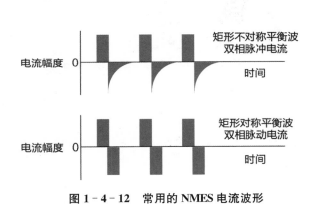

图 1-4-12　常用的 NMES 电流波形

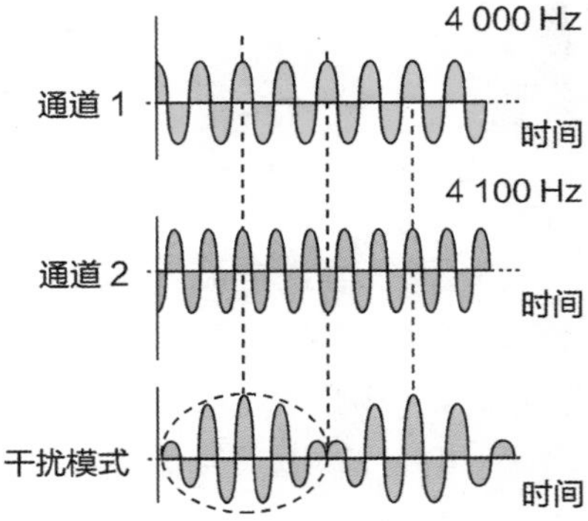

图 1-4-13　调制正弦交流电

3. 干扰刺激器:20 世纪 80 年代中期,干扰刺激器引入美国市场。这是一种双通道刺激器,每个通道产生几千赫兹(2 000~5 000 Hz)的正弦对称交流电。第一个通道产生的电流与第二个通道产生的电流相互作用,并产生一种不同于任何单个通道所产生的离子转移,波频等于两个通道的交流频率的差值(图 1-4-13)。与低频电流刺激器相比,此类刺激器会在更深层次的组织内诱导电流产生。

4. 离子导入刺激器:离子导入疗法是依靠电流将药物运送到皮下组织的一种治疗方法,这种技术的刺激器所产生的电流为直流电。技术需要的基本刺激包括:一个幅度控件、输出电流安培计和电源开关。近年来已开发出了专门用于导入治疗的便携式电池供电的刺激器,电压为 9 V,最大输出电流为 5 mA。新型的电离子渗入装置还配有一个传感电路,可连续监测输出电路阻抗,在电极接触不良无法传递离子时触发报警器。

5. 点刺激器:点刺激器可针对肌筋膜触发点或穴位提供有创或无创的刺激。刺激器产生矩形单相脉冲电流或矩形对称双相脉冲电流,控件一般用于调整脉宽、相宽或脉冲频率。

有些点刺激器有与之相关的定位仪,用于辨别皮肤上高电导和低阻抗的肌筋膜触发点或针刺穴位的测量系统。

其他还有高压脉冲电流刺激器、间动刺激器、微电流刺激器等。

电刺激可用于多种治疗,通过激活神经及骨骼肌等可兴奋组织、调节器官功能。了解可兴奋组织的基本结构和功能,包括其对中枢神经系统及电流刺激时的反应机制非常重要。

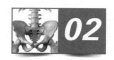

第二节
肌肉和神经
生理学

一、肌肉和神经的兴奋性

(一)细胞膜结构和静息电位

肌细胞和神经细胞的细胞膜由磷脂双分子层及多种蛋白质分子构成(图1-4-14)。这些蛋白质分子的特殊功能,使肌肉与神经组织不同于体内其他组织。膜蛋白分为三种:① 受体蛋白,与神经递质和神经调质结合;② 通道蛋白,特定条件下在细胞膜上形成孔道,允许钠、钾、钙、氯等离子通过;③ 载体蛋白,与钠离子、钾离子等物质结合,逆浓度梯度完成跨膜转运。各种蛋白通过其形状变化实现各自的功能。

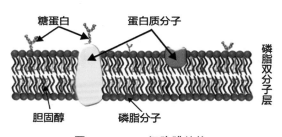

图1-4-14 细胞膜结构

可兴奋细胞的细胞膜通过以下四种方式完成物质转运。① 单纯扩散:一些脂溶性物质、气体和水能够依靠分子运动从浓度高的一侧通过细胞膜的脂质双层,向浓度低的一侧扩散。② 易化扩散:一些非脂溶性物质从浓度高的一侧通过细胞膜扩散时,与特殊的载体蛋白发生可逆的结合;另一类易化扩散,如钾离子、钙离子等离子通过细胞膜以通道为中介易化扩散。③ 主动转运:有些物质从浓度低或电荷低的一侧通过细胞膜向浓度高或电荷高的一侧转运。这种逆电化学梯度的转运是一种耗能过程,称为主动转运,所需能量由膜的三磷酸腺苷(ATP)的分解提供。④ 内吞和胞吐作用:有些高分子物质进入细胞与细胞膜的特殊蛋白结合而附着在细胞膜上,然后这一部位向细胞内凹陷,形成包裹这些物质的小泡,再脱离细胞膜进入细胞内部,称为内吞作用(图1-4-15)。细胞内物质通过小泡排出细胞的过程,称为胞吐作用。

受体蛋白参与的只是被动运输,在运输过程中并不与被运输的分子或离子相结合,也不会移动,并且是从高浓度向低浓度运输。载体蛋白包括主动运输的蛋白质,也包括简单扩散(单纯扩散和易化扩散)的蛋白质,在运输过程中与相应的分子特异性结合,自身的构型会发生变化,并且会移动。通道蛋白是简单扩散的蛋白质,又称离子通道,包括钾泄露通道和门通道。

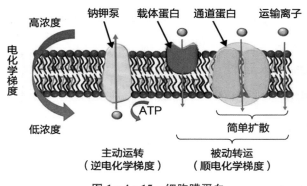

图 1-4-15　细胞膜蛋白

静息状态下,当可兴奋组织未被神经系统激活时,细胞膜对钾离子通透性大,对钠离子通透性小,对分子量大且带负电荷的蛋白质和磷酸盐几乎不通透。由于大量阴离子受阻于细胞内,逐渐增大的电势能阻止带正电荷的钾离子继续外流,从而达到静息状态。可兴奋细胞在静息状态下另一个重要特性是利用 ATP 供能,通过钠钾泵逆电化学梯度,主动转运钠离子和钾离子,对抗静息状态下离子的移动。

细胞膜对离子通透选择性的不同和细胞膜的钠钾泵作用,使带电荷粒子在细胞膜两侧不均匀分布。细胞外液钠离子浓度高而细胞内液钾离子和阴离子浓度高,从而在细胞膜两侧形成电位差,称为静息膜电位。此时细胞膜处于极化状态。静息膜电位存在于神经元细胞和肌细胞的任何部位。肌细胞的静息电位一般为 -90 mV,而在外周神经稍减小,约为 -70 mV,不同种属的神经元与肌细胞,其静息膜电位绝对值有所不同。正常状态下,只要细胞膜保持完整以及钠钾泵有足够的 ATP 供应,这些细胞的静息膜电位就保持稳定。由于钠离子、钾离子在细胞膜两侧形成的浓度差及静息状态下细胞膜内侧带负电荷,钠离子的电化学驱动力朝向细胞内,而钾离子的电化学驱动力朝向细胞外。

(二)动作电位

与不可兴奋细胞相比,肌细胞膜与神经细胞膜在对化学、电、温度和机械刺激反应时,能够快速改变其离子通透性。可兴奋细胞局部受刺激时,钠离子内流降低膜电位,称为去极化。当膜电位达临界水平(阈电位)时,钠离子通道大量开放,由于钾离子的电化学驱动性远低于钠离子,细胞膜对钾离子的通透性只是缓慢增加,于是钠离子持续内流至膜电位为 +35 mV,此时细胞膜对钠离子已相对不通透。当钠闸门关闭而钾闸门仍保持全部开放,电化学驱动力使钾离子外流,使膜电位重新恢复负值状态,称为复极化。可兴奋细胞受到刺激后在静息电位的基础上产生的跨膜电位变化,称为动作电位,一般在 1 ms 内完成。如果一个兴奋性刺激足以使膜去极化达到阈电位水平,那么施加的每一个刺激均以完全的方式通过离子移动使膜电位发生改变,因此动作电位的产生被描述为"全或无"。神经细胞和骨骼肌细胞对正常神经系统激动,也对感觉性刺激和电刺激反应,其产生的动作电位基本相同。

通常,神经和肌肉有意识的活动会产生一系列的动作电位。在正常神经和肌肉活动中,动作电位频率通常为 5～15 次 /s,极少超过 60 次 /s。但可兴奋细胞受到电刺激时,神经纤维对刺激做出反应的动作电位频率最大可接近 1 000 次 /s。动作电位产生的最大频率取决于神经或肌肉纤维动作电位发生后绝对或相对不应期。

正常生理状态下,在多极神经元,如支配骨骼肌的神经纤维,动作电位始于轴丘(轴突起自神经元胞体的部位);在外周感觉神经元,动作电位始于感觉神经元轴突外周(远端),常常是轴突在特殊感受器末端的终止部位。骨骼肌纤维的动作电位始于 α 运动神经元和肌纤维之间的神经肌肉接头处。在临床电生理学中,重要的是刺激神经轴突的任何一点。只要电刺激强度足以触发控钠、钾通道闸门的开放,就可以产生动作电位。

二、动作电位的传导

虽然钠、钾通道闸门的开放和由此产生的动作电位起始于细胞膜的局部,但通道开放和电位变化可扩布至神经细胞和骨骼肌细胞膜的邻近区域,按顺序触发相同的离子跨膜移动。动作电位以这种方式沿细胞表面传播或传导。

动作电位沿着细胞膜传导的速率在所有可兴奋细胞中不同。在不同直径的肌纤维和神经纤维中,动作电位的传导速率随纤维直径的增大而加快。在对电刺激和化学刺激的反应中,纤维内电流的扩布随距离的增加而减小。多种类型的神经纤维表面都由绝缘的髓鞘包绕。髓鞘每隔 1 mm 就被中断(郎飞结),轴突膜暴露于细胞外液。有髓鞘的神经,只有在郎飞结与细胞外液接触的轴突部分才能发生通透性变化和离子电流,从而产生动作电位。当一个郎飞结受到电刺激发生动作电位时,离子电流会纵向跳跃式传导到相邻郎飞结,冲动传播较无髓鞘神经纤维和肌纤维速度快,衰减慢。

神经元细胞动作电位的传导发生于电压-门控式钠、钾离子通道蛋白存在的部位。在多极神经元,电压-门控通道蛋白存在于由胞体投射出的单一轴突处,在单极神经元或双极神经元细胞,电压-门控通道蛋白位于外周和中央的突起处(图 1‑4‑16)。

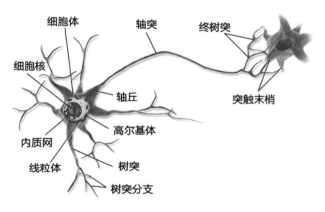

图 1‑4‑16　神经元细胞结构图

三、外周神经的组成

外周神经使脊髓与四肢及躯干,如骨骼肌、皮肤、关节囊、血管平滑肌和汗腺相连接。外周神经,如正中神经、坐骨神经的主要组成为神经纤维(轴突)。神经纤维是神经细胞胞体伸出的细长部分,位于脊髓和脑干内或其附近。大多数外周神经的轴突来自三类神经细胞:运动神经元、感觉神经元和自主神经元,故外周神经多为混合神经。起源于感觉神经元的外周神经称为感觉神经,但没有单纯含运动或自主神经纤维的外周神经。

运动神经元的胞体存在于脊髓前角和脑干神经的运动核。从功能上看,运动神经元分为两种:α运动神经元(支配纹状肌纤维)、γ运动神经元(支配肌梭感受器内特定的肌纤维)。

感觉神经元分为单极细胞和双极细胞,即可向脊髓投射也可向外周投射。感觉神经元外周突构成外周神经,半数游离神经末梢终止于皮肤、肌肉和关节囊组织,半数终止于特定类型的感觉感受器,感受触摸、肌肉收缩或肌肉长度改变等感觉刺激。

外周神经中自主神经细胞体位于与脊髓平行的链状神经节和脑神经节。外周神经的自主神经元轴突终止于汗腺和血管壁平滑肌等组织。

在正常中枢神经系统活动情况下,运动神经元和自主神经元产生的动作电位由脊髓向外周传导。相反,所有类型的感觉细胞在刺激作用下产生的动作电位由外周传递至脊髓,进一步传递到更高位中枢。动作电位的传导为双向传导,感觉神经纤维向一个方向传导信号并不阻碍运动神经纤维和自主神经纤维反方向进行动作电位传导。

不同类型的外周神经纤维的大小和结构不同。一般来说,外周神经纤维起自的神经元胞体越大,轴突直径越大,动作电位传导速度也就越快。支配肌梭、神经腱器和骨骼肌的粗神经传导速度远大于细的有髓鞘或无髓鞘痛觉传入纤维。

所有外周神经都由施万细胞包绕。施万细胞具有很多功能,包括形成髓鞘增加动作电位传导速率,并使神经纤维间彼此绝缘;使运动神经纤维和自主神经纤维动作电位向远端传导时,不会干扰感觉神经纤维动作电位向中心的传导。

外周神经轴突由三层结缔组织包绕,神经外膜为致密的结缔组织鞘,包绕整个外周神经,并向内包绕分离神经纤维。神经外膜保护神经避免外界压力损伤。神经束膜作为双向扩散载体,维持束内压恒定,赋予外周神经足够的弹性和抗张力。最内层的神经内膜为一层薄薄的结缔组织,包绕每条神经纤维。神经内膜层包括施万细胞、构成神经纤维的外环境和神经内膜液。

外周神经纤维由发达的血管支配。神经外膜有纵向排列的小动脉和小静脉,调节支配血管平滑肌的外周神经内的血流。每隔一段时间,神经外膜的血管发出分支到神经的中央,为一个或更多的神经束供血。神经束膜间具有直径较小、纵行走向的小动脉和小静脉,分支交错形成神经束的毛细血管床。外周神经的毛细血管直径相对较大(大约为肌肉毛细血管直径的 2 倍),大部分包含在束内的神经内膜内。束内的毛细血管床以毛细血管间大量的 U 形吻合支为特征,通过这些吻合支为供应不同神经纤维的毛细血管提供数条不同血流通路。

表 1-4-1　外周神经轴突分类方案

方案1	方案2	直径/μm	传导速度/(m/s)	神经纤维类型
Aα	ⅠA	12～20	72～120	肌梭传入纤维
	ⅠB	12～20	72～120	高尔基腱器官传入纤维
		12～20	72～120	骨骼肌传出纤维
Aβ	Ⅱ	6～12	36～72	触-压觉感受器传入纤维
		5～12	20～72	肌梭次级传入纤维
Aγ		2～8	12～48	肌梭传出纤维
Aδ	Ⅲ	1～5	6～30	痛-温觉传入纤维
B		<3	2～18	自主神经节前传出纤维
C	Ⅳ	<1	<2	痛-温觉传入纤维
		<1	<2	自主神经节后传出纤维

（方案1为Gasser方案，适用于所有外周神经纤维；方案2为Lloyd方案，仅用于感觉神经纤维）

四、骨骼肌的结构

纹状样骨骼肌（图1-4-17）的主要组成部分为肌纤维，具有电兴奋性和收缩性。其重复的横纹结构是收缩蛋白系统粗细肌丝不同排列的结果。包含明暗区域的肌原纤维重复单位称为肌小节。粗肌丝位于肌小节中央，细肌丝由Z线伸出朝向肌小节中央，并与粗肌丝末端相重叠。肌肉暗带（A带）由粗肌丝及重叠的细肌丝组成，明带（Ⅰ带）由以Z线为中心向两端伸出的细肌丝组成。

粗肌丝由收缩蛋白和肌球蛋白构成。肌球蛋白分为球状头部和细长的尾部，大约200个肌球蛋白排列形成一条粗肌丝。细肌丝主要由收缩蛋白和肌动蛋白构成。两条肌动蛋白长链聚合成双股螺旋状。细肌丝还含有原肌球蛋白和肌钙蛋白，用以调控两种收缩蛋白间的相互作用。

线粒体位于肌原纤维间，几乎遍及肌纤维各处。肌细胞线粒体是ATP产生的主要部位。众多细胞内的活动，如蛋白质的合成、细胞膜泵活动和肌肉收缩需要ATP供能。

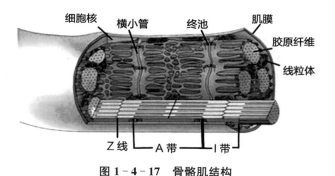

图 1-4-17　骨骼肌结构

糖酵解的所有酶类存于细胞质。胞质是糖原和葡萄糖在无氧条件下产生ATP的场所。细胞质富含蛋白质的合成原料氨基酸，还含有溶酶体、肌红蛋白，维持氧化代谢过程。细胞内液大部分成分是水，也含有大量决定细胞正常功能的物质，如游离脂肪酸、葡萄糖和

ATP样核苷酸。

肌纤维细胞膜可调节细胞膜的物质转运,维持肌纤维的动作电位和传导电位。产生动作电位的特定肌纤维膜区称为运动终板。支配肌纤维的α运动神经元轴突就终止于运动终板。运动终板含有在神经肌肉接头处与神经递质乙酰胆碱相结合的特殊受体蛋白,与乙酰胆碱结合后可提高细胞膜对钠离子的通透性。一次运动神经元兴奋使大量钠离子进入肌细胞而产生一次动作电位。

肌纤维膜每隔一段规律性凹陷形成T管。每条T管管腔均与细胞外液相通,使动作电位向肌纤维中央传导。

完整的肌肉包括结缔组织、脉管系统和神经组织。结缔组织是肌组织抵抗牵拉的主要因素;脉管系统提供肌肉足够的血液供应,维持肌肉收缩能力;神经组织不仅支配骨骼肌纤维,还支配监测肌肉活动的感受器,感受肌肉收缩过程中产生的主动张力、痛觉等。α运动神经元兴奋使骨骼肌收缩,γ运动神经元兴奋调节肌梭对刺激的敏感性,自主神经系统纤维通过调节小动脉和小静脉血管壁的平滑肌而控制肌肉的血液循环。

五、肌肉收缩生理学

描述骨骼肌收缩的一系列电和化学的变化过程,称为兴奋-收缩耦联。中枢神经系统使α运动神经元轴突产生动作电位,动作电位沿外周神经轴突到达运动神经末梢的神经膜。神经肌肉接头处神经递质乙酰胆碱以出胞形式释放到终板间隙液中,并迅速与终板膜的特异性受体蛋白结合,开放钠通道蛋白,钠离子内流产生终板电位。终板电位使肌纤维膜钠离子通透性增加而触发肌肉动作电位,以再生性方式,钠离子内流,随后钾离子外流,很快遍及整个肌纤维。

细胞膜的动作电位经T管传向细胞内,触发敏感性钙通道,钙离子释放进入胞浆并扩散至粗细肌丝处。肌钙蛋白位于细肌丝表面,对钙具有高亲和力,与钙结合后分子变形。由于肌钙蛋白与原肌球蛋白连接在一起,肌钙蛋白的变形牵拉原肌球蛋白,引起原肌球蛋白位置发生改变。正常情况下,原肌球蛋白覆盖每条肌动蛋白分子位点,肌动蛋白对粗肌丝肌球蛋白头部具有高亲和力。肌钙蛋白牵拉原肌球蛋白暴露其结合位点,肌动蛋白和肌球蛋白头部迅速结合,触发肌球蛋白分子构型改变。肌球蛋白头部不断发生摆动,牵拉细肌丝向肌小节中心滑动。这种发生于上千个部位的肌动蛋白与肌球蛋白间的相互作用就是肌肉收缩力量产生的过程。

只要有充足的ATP供给肌球蛋白摆动的能量,并且肌动蛋白分子结合位点未被覆盖,肌球蛋白与肌动蛋白的相互作用就会持续下去。当肌浆中游离钙离子浓度下降时,结合钙离子与肌钙蛋白解离。肌钙蛋白恢复原状,原肌球蛋白恢复其静息状态下位置,覆盖与肌球蛋白结合的肌动蛋白结合位点。当所有肌动蛋白结合位点被原肌球蛋白覆盖,无粗细肌丝的相互作用,收缩停止。

六、影响肌力产生的因素

影响肌力产生的因素有激活的频率、激活肌纤维的数量、骨骼肌的长度及收缩的速率和方向。

激活频率有肌肉能承受的最大限制,每秒3～20次的刺激引发不完全强直收缩,每秒大于 20～30 次的刺激引发完全性强直收缩。骨骼肌承受的最大刺激为频率 100 Hz,脉宽 600 μs。

参与收缩的肌纤维数量决定着产生肌力的大小。随着运动神经纤维激活的肌纤维百分比的增加,某一固定频率激活肌肉产生的力也增大。当大量肌纤维在收缩中被募集时,随着总的肌动-肌球蛋白横桥增多,收缩力增大。

粗细肌丝间形成最大数目的横桥时的肌肉长度为静息长度。人体四肢肌肉的长度变化多为静息长度的 20％以上。肌肉长度变化在静息长度±10％范围内产生的张力最大。

如果肌肉在激活期间改变长度,那么肌肉缩短速率成为收缩力的决定因素。当肌肉缩短速率为零时,等长收缩产生的收缩力更大,且随收缩速率的增加而减小。

七、骨骼肌纤维特征

人类骨骼肌由 50％慢肌纤维和 50％快肌纤维构成。骨骼肌都是异质性的,即不同类型肌纤维在一块肌肉中混合存在,每块肌肉均有慢肌纤维和快肌纤维成分。根据骨骼肌所承担功能的不同,不同肌肉肌纤维比例不同、位置也不同。另外,不同个体之间也存在差异。

需要长时间产生中低水平张力的肌肉含有较高比例的抗疲劳肌纤维,这些肌纤维等位收缩,维持时间长且连续,不易疲劳,称为慢肌纤维或Ⅰ型肌纤维。盆底起主要支持作用的肌肉耻骨尾骨肌Ⅰ型肌纤维比例高达 90％,耻骨阴道肌、耻骨直肠肌Ⅰ型肌纤维比例达 70％,髂骨尾骨肌和坐尾肌Ⅰ型肌纤维比例为 68％;维持人体姿势的比目鱼肌和胫骨前肌,Ⅰ型肌纤维的比例为 87％和 73％;而具有持续性的握持功能的拇收肌Ⅰ型肌纤维比例为 80％。

需要短时间产生快速、高水平张力的肌肉含有较高比例的收缩快、易疲劳的肌纤维,这些肌纤维等张收缩,快速且简捷,易疲劳,称为快肌纤维或Ⅱ型肌纤维。Ⅱ型肌纤维又分为ⅡA 类纤维(快收缩氧化酵解型)和ⅡB 类纤维(快收缩酵解型)。类似眼轮匝肌和胸锁乳突肌等时相性肌,其Ⅱ型快肌纤维占比分别高达 85％和 65％。表 1-4-2 详细列举了骨骼肌纤维特征。

人体的大多数肌纤维兼具两种类型的活动,因此肌纤维比例并无明显优势。

从功能学角度看,刺激分离的单肌纤维并不出现肌肉收缩。日常活动时,通过肌纤维群激活产生的肌肉收缩力与单一神经细胞支配的肌纤维对刺激的反应一致。运动神经元与其支配的所有肌纤维被称为运动单元。单根运动单元的肌纤维通常分布在肌肉横切面较大区域,而且所有的肌纤维属于同一组织化学类型。手部肌肉的运动单位肌纤维为 200～300 根,而下肢粗大肌肉运动单位的肌纤维多达 1 000 根。不同类型的运动单位的不同比例反映了肌肉适应姿势和运动需求的能力。

表 1-4-2　骨骼肌纤维特征

比较参数	Ⅰ类纤维	ⅡA 类纤维	ⅡB 类纤维
特征	紧张性纤维	紧张-相位性纤维 a	紧张-相位性纤维 b
疲劳度	＋	＋＋	＋＋＋
收缩力(g)*	2	10	50

比较参数	Ⅰ类纤维	ⅡA类纤维	ⅡB类纤维
收缩时间(ms)	100	50	30
强直收缩	低	中	高
纤维数量	少	中	多
纤维直径	小	中	大
神经传导速度(m/s)	60~80	80~100	90~130
最小频率(Hz)	8	20	40
肌肉痉挛时频率(Hz)	33	40	80
毛细血管	+++	++	+
糖酵解酶活性	低	高	高
糖原含量	低	高	高
需氧性	+++	++	+
厌氧性	+	++	+++
去极化时间(μs)	320~740	160~320	20~160
募集次序	首先	中间	最后

注:* 1 N=102 g。

八、随意收缩力产生的控制

人类随意收缩的研究显示,中枢神经系统通过两个主要过程调节骨骼肌力量的产生。要引起某块肌肉收缩,必须先兴奋支配肌纤维的 α 运动神经元。运动神经元数目以及被激动的运动单位数量是决定肌肉收缩水平的主要决定因素。

募集反应是用来描述增加运动单位兴奋的数量以提高肌肉收缩水平过程的术语。大多数肌肉收缩中募集是有序的。引起肌肉收缩的中枢神经系统指令最早激活最小的 α 运动神经元(内阻最高),如果需要更大力量进行某一活动,中枢神经系统发出的指令信号就增大,从而不断激活较大的运动神经元(内阻较低)。在反射性和随意收缩时,运动单位募集顺序与运动神经元胞体大小有关。较小突触电流就足以使小运动神经元兴奋,运动神经元体积增加时需要较大的突触电流致细胞兴奋。自主收缩肌肉运动单位从小运动神经元所支配的低阈值小运动单位开始,到大运动神经元所支配的高阈值大运动单位结束。电刺激时较大的运动神经元首先被激活,因此能兴奋那些在自主收缩下难以兴奋的运动单位,使较多的快肌纤维参与收缩,显著改善肌肉的力量。

九、临床神经和肌肉电刺激

(一)电刺激激活可兴奋组织

当电刺激作用于皮肤外周时,一个电极暂时含过多负电荷,另一个电极缺乏负电荷。在此区域的离子根据自身电荷朝向或背离这些电极运动。离子运动引起电流,电流引起膜轻度去极化。如果短暂跨膜电位非常小,那么跨膜电位的变化会迅速恢复到静息膜电位。

如果跨膜电流足够大以至打开电压门控钠钾通道,那么动作电位被诱发并沿细胞传导。一个是"正常"方向传导(顺向),一个是相反方向(逆向)传导。逆向传导在感觉纤维朝向外周,而在运动纤维和自主神经纤维朝向中枢神经系统。

(二)激活可兴奋组织的刺激特征

为了诱发动作电位,生物组织诱发的电流必须有足够大的幅度(强度)和持续时间,使可兴奋细胞达到高于静息电位的临界膜电位,此电位为阈值。对于一个特殊的可兴奋细胞,高刺激强度短时间去极化,降低刺激强度增加刺激时间方可去极化,于是组合绘制 S-D 曲线(图 1-4-18)。在 S-D 曲线下方或左边的任何 S-D 组合都不会引发动作电位,此组合称为阈下刺激,在 S-D 曲线上方或右边的任何 S-D 组合组合均可激活组织细胞,称为阈上刺激。对于某一特殊类型的可兴奋组织,用很长时间能激动组织的最小刺激强度称为基强度,用 2 倍基强度刚好激动可兴奋组织的最短时间称为时值。

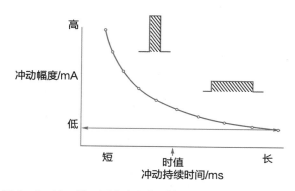

图 1-4-18　某一可兴奋组织引起兴奋的强度-时间曲线

外周神经纤维天生比肌纤维对电刺激更敏感、更易兴奋。因此,激活外周神经纤维具有 S-D 特征的刺激对激活离体肌纤维来说可能不够强大。在去神经支配的肌纤维,需要强度更大、时间更长的刺激才能诱发动作电位。

直径越大,内阻越低的纤维越易发生兴奋。当电流产生于外周神经时,激活顺序依次为 Aα→Aβ→Aδ→C;可兴奋组织与电极越近,越容易被激动,皮肤表面的 Aβ 触-压觉感觉神经纤维通常比固有兴奋性更高的 Aα 运动和感觉神经纤维更早募集。当电刺激应用于含运动、触压觉和痛觉神经纤维的混合神经时,在产生运动或疼痛感觉之前,通常是触压觉传入纤维引起一种发麻的感觉。如果刺激强度或时间增加得足够大,可使肌肉收缩叠加于感觉刺激。如果继续增加刺激强度或时间,会引起与感觉神经纤维和运动神经纤维反应的痛觉反应。

(三)神经肌肉刺激的临床反应

1. 感觉水平的刺激:在相对低强度刺激下,患者的第一反应是感觉反应。感觉水平的刺激可通过不同幅度(强度)和持续时间的刺激组合而产生,与选择的刺激频率无关。如果较长时间应用每秒大于 15 次的感觉水平刺激,会感觉机体对刺激的敏感度降低,这种现象称为适应。通过间断性刺激、变化刺激幅度或频率可减慢适应。

2. 运动水平的刺激:随着刺激强度增大,募集到的感觉神经纤维越来越多,患者刺痛感

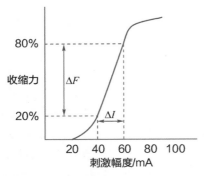

图 1-4-19　刺激幅度与收缩力之间的关系

增强。另外,位于外周神经的支配骨骼肌的 Aα 运动神经元轴突很快达到阈值引发动作电位,称为运动水平刺激。当刺激幅度增加时,可进行性激活更多的 α 运动神经元,增加激活肌纤维的数量,从而增大受刺激肌肉的力量。

如图 1-4-19 所示,超过运动阈值的刺激,幅度轻微增加即可大幅增加肌肉的收缩力并加快募集。应用电刺激时,临床医师必须谨慎调节刺激幅度,以避免肌肉收缩不适当的急剧增强。

应用电刺激激活肌肉的最初阶段,患者常表现为刺激的耐受性低,因此引发的肌肉收缩可能不足以产生生理性改变。反复接受电刺激治疗可增强患者耐受性,诱发的肌肉收缩力也相应增加。

不间断应用一连串高幅脉冲刺激诱发肌肉收缩很快引起肌肉疲劳,为减少这种现象,临床电刺激常以一定时间间隔中断刺激串。刺激时间与中断时间的比称为通断比。Ⅰ 型肌纤维不易疲劳,通断比为 1∶1;Ⅱ 型肌纤维易疲劳,收缩后需要更长时间的恢复,通断比为 1∶2 或 1∶3。

3. 有害水平的刺激:终极水平的电刺激可使患者产生痛苦,称为有害水平刺激。在这种情况下,刺激强度使大量传递痛觉信息的 Aδ 和 C 类神经纤维激活。由于细小的痛觉传入神经纤维的激活通常需要强刺激,如果运动轴突离刺激电极很近,那么会导致肌肉的强收缩。如果有害水平刺激作用于无运动神经元和肌纤维的局部(如骨的突出部位),那么可在无肌肉收缩情况下诱发痛觉。

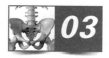

第三节
疼痛的神经
生物学

国际疼痛研究协会定义疼痛为一种与实际或潜在的组织损伤相关的、不愉快的感觉和情绪经历。

一、临床疼痛综合征

疼痛可以是急性的或慢性的。急性疼痛具有保护作用，提示机体发生或可能发生组织损伤。临床上，急性疼痛一般是一种能够确定时间、部位的损伤结果，如烧伤、扭伤、骨折等。急性疼痛立即发生，治愈后即消失。相反，慢性疼痛是非保护性的，无生物学意义。三种情况被认为是慢性的：① 疼痛持续时间超过正常组织愈合时间；② 疼痛范围大于损伤可能引起的疼痛范围；③ 无明确阻止损伤情况下发生的疼痛。急性疼痛是一种症状，而慢性疼痛是一种疾病。

痛觉过敏是对伤害性（疼痛的）刺激增强的疼痛反应。神经损伤产生的对疼痛刺激阈值降低的现象，就是对损伤过度的反应。正常不会引起疼痛的刺激，此时却会产生痛觉。根据痛觉敏感的部位不同，痛觉过敏可分成原发性和继发性两种，原发性痛觉过敏通常发生在组织损伤部位，反映外周神经系统的变化，表现为热刺激反应增强，常见于烧伤、感染等情况。继发性痛觉过敏发生在损伤部位以外，是中枢神经系统病变引起的，表现为对机械刺激的反应增强，如轻触刺激诱发疼痛。

痛觉异常被定义为对正常的非伤害性刺激或活动产生痛觉。痛觉异常是由中枢神经系统的变化引起的，在这些中枢系统部位，外周非伤害性感受器的激活被感觉为疼痛。

牵涉痛是感觉损伤区域以外的疼痛，但与施加刺激的反应无关。牵涉痛往往与疾病或危及内脏器官功能的状态同时发生。最常见的是心绞痛时左肩臂的放射性疼痛。

二、痛觉信息传递通路

痛觉信息传递通路由一级、二级和三级神经元组成（图1-4-20）。一级神经元为伤害感受器。在外周组织，伤害感受器由损伤性或潜在的损伤性刺激因素激活。一级神经元外周末梢是无髓鞘的游离神经末梢，散布于皮肤、肌肉、关节和内脏。它将伤害性刺激（机械、热和化学刺激）转换为向脊髓背根神经节神经元传递的动作电位。这种双极神经元神经纤维的中枢突止于脊髓背角，与二级神经元形成突触。二级神经元属于典型的脊髓丘脑束神经元，它发出突起沿脊髓上行至丘脑的后腹核，与在丘脑的三级神经元形成突触。三级神经元投射到大脑感觉皮质。当伤害性刺激信号到达感觉皮质时，产生具有定位和性质的痛觉。

组织的游离神经末梢经外周或中枢神经的外周突起 Aδ 或 C 轴突传递至初级疼痛传递神经元(背根神经节或三叉神经核神经节的细胞体),再进入脊髓或脑干的中枢突起,到达含神经递质或调质的终端末梢,构成初级疼痛传入纤维。

有辨别痛觉的能力,提示刺激部位与大脑感觉皮质之间是相通的,痛觉的皮肤分布缺失(如外周神经皮区对应脊神经背根皮区)有助于判别传导通路中局部损伤的部位。综合痛觉检测与其他躯体感觉(如触压试验)的检测可进一步帮助确定外周和中枢神经系统损伤的部位和范围。

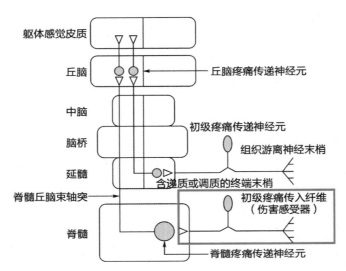

图 1-4-20 疼痛传递通路三级基本神经元模式图

初级传入神经元的外周轴突大小各异,可以是有髓鞘或无髓鞘的。传导速率取决于轴突的直径和有无髓鞘。因此,不同类型的初级传入神经元具有不同的传导速率。肌梭的初级传入纤维传导最快,为 70~120 m/s,伤害感受器传入纤维传导速度在有髓鞘的 Aδ 纤维为 2~25 m/s,在无髓鞘的 C 纤维<2 m/s。故 Aδ 纤维感觉速痛(皮肤肌肉组织)、刺痛(结缔组织)和锐痛(神经、肌腱组织),C 纤维感觉慢痛(皮肤肌肉组织)、烧灼痛(结缔组织)和钝痛、隐痛(神经、肌腱组织)。

伤害感受器对疼痛刺激的敏感性可调节。施加的外周机械、热或化学刺激造成组织损伤后,将导致初级传入纤维的致敏,自发活动增加,对伤害性刺激反应的阈值降低,对同一伤害性刺激的反应性增加,感受范围扩大。伤害性感受器的致敏可增加其对伤害性刺激的反应性,导致损伤部位的痛觉过敏。

肌肉或关节损伤所致疼痛的性质与皮肤损伤所致疼痛性质不同,可引起扩散的、定位不准确的持续性疼痛。疼痛扩散至不同神经支配的区域引起牵涉痛。牵涉痛区域大小与原发疼痛的强度和持续时间有关。在人体,肌肉痛刺激比皮肤痛刺激引起更多的不愉快感,是因为肌肉痛持续时间长,常出现牵涉痛。

初级伤害感受器的中枢突进入中枢神经系统,与脊髓背角或三叉背角的疼痛传递神经元(PTNs)形成突触。中枢突末梢含化学神经递质(谷氨酸、P 物质和钙调素基因相关肽等兴奋性递质),这些递质释放导致二级感觉神经元兴奋。同时释放的其他物质包括 ATP、乙酰胆碱、神经肽 Y、促生长素、血管活性肽、一氧化氮、甘氨酸。所有这些化学物质均参与伤害性感受传递的调制。

对伤害性刺激发生反应的二级神经元胞体位于所有脊髓节段的背角和三叉神经核。只对外周伤害性刺激反应的为特异性伤害感受神经元（NS 神经元）或高阈值神经元。同时接受伤害性和非伤害性的初级传入纤维的传入，对外周伤害和非伤害性刺激均发生反应的为广动力神经元（WDR 神经元）。

单个脊髓痛觉传递神经元接受起源于皮肤以及肌肉、关节和内脏等深部组织的初级传入伤害性感受器汇聚性的信号（整合传入信息）。当内脏组织（如心脏、胆囊）的伤害性感受器活动被错误地感觉为皮肤等组织的疼痛时，则为牵涉痛。

三、痛觉上行传导通路

在脊髓，投射神经元信息直接接受或通过中间神经元间接接受来自初级传入伤害感受器的疼痛信号并传向大脑或脑干。

（一）脊髓丘脑束

脊髓丘脑束从脊髓上行到丘脑，传递信息至丘脑腹后侧核（VPL）和中间的丘脑核群，包括中央外侧、中央内侧、束旁、内侧背核和丘脑下复合体。脊髓丘脑束在白质前联合处可分为两部分，一部分传导疼痛、温觉，发生交叉，形成侧脊髓丘脑束；另一部分传导触压觉，部分发生交叉，形成前脊髓丘脑束。因此脊髓丘脑束传导具有对侧传导的特点。

脊髓丘脑束是传递伤害性信息的最重要通路。VPL 神经元接受背柱通路传递的与触觉有关的整合传入信息以及由脊髓丘脑束传递的与痛温觉有关的整合信息。脊髓丘脑束细胞经外侧和背外侧索从Ⅰ层向丘脑内侧核投射，提示这一系统可激活躯体控制系统，从而限制疼痛。然而，这一模式强调Ⅰ层脊髓丘脑束神经元的作用已被质疑，一些研究者支持 WDR 脊髓丘脑束细胞，特别是Ⅴ层的细胞发挥作用。

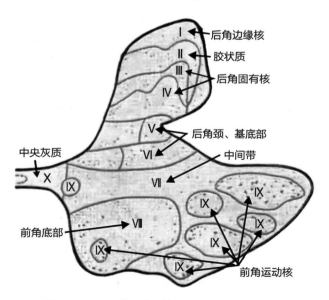

图 1－4－21　脊髓灰质板层与对应核团的关系

（二）突触后背柱通路

突触后背柱神经元位于脊髓背角，由伤害性和非伤害性刺激激活，发出突起通过背柱到脑干、导水管周围灰质和蓝斑，以及薄束核和楔束核。50％的突触后背柱神经元起自脊髓的Ⅲ层和Ⅳ层，仅对非伤害性的皮肤刺激发生反应，50％为WDR神经元，对伤害、非伤害性刺激均发生反应。另外，突触后背柱神经元对内脏的伤害刺激发生反应。但是，突触后背柱神经元传递来自内脏组织的伤害性信息，而不传递来自皮下躯体组织的伤害性感受信息。

（三）脊髓中脑和脊髓网状通路

脊髓中脑通路的细胞起自脊髓Ⅰ、Ⅳ、Ⅴ层，发出突起到中脑，分为NS神经元和WDR神经元两类。脊髓网状通路的细胞位于深部背角Ⅶ层和Ⅷ层，向与伤害性感受的下行抑制有关的脑干区投射。这些神经元是NS，被认为可激活人的内源性镇痛系统，也可激活脑干与对疼痛刺激或某些条件（如血压上升等）产生的自主反应有关的中枢。

四、疼痛抑制的内源性机制

伤害性感受信息在中枢神经系统的传递受众多部位的调节，神经系统对伤害性感受传递具有易化和抑制的双重作用。

（一）初级传入伤害感受器与二级背角神经元间伤害性感受传递的抑制

外周神经系统以及中枢神经系统的变化可明显增强伤害感受性传递和疼痛的感知，也可抑制伤害性感受传递。Melzack和Wall于1965年提出痛觉调制-闸门控制学说以解释脊髓背角内疼痛传递的抑制。该学说认为疼痛的产生取决于刺激所兴奋的传入纤维种类和中枢的机能状态，其核心是胶质神经元（称为闸门细胞，SG）。大直径的初级传入纤维Aβ能抑制初级传入纤维Aδ和C的痛觉信息上传。SG对初级传入纤维终末梢起突触前抑制作用；另外后角Ⅰ、Ⅴ层的感觉投射神经元（T细胞）的树突也伸向这些细胞，与胶质细胞构成联系。在胶状质，SG还接受脑的下行纤维的抑制性控制作用。粗纤维侧支能兴奋SG，激活后者对初级传入纤维的突触前抑制、前馈性抑制和直接对T细胞的突触后抑制效应，因此，可阻止初级传入信息向二级感受神经元的传递，减少伤害性信息向脑的传递。反过来细纤维侧支抑制SG，使后者对伤害性初级传入及对T细胞的突触前抑制作用减弱，因此，痛信息得以从初级向二级纤维传递。因此，可以解释用轻揉、温热刺激皮肤激活粗纤维，可缓解疼痛的现象。

（二）刺激非伤害性感觉传入纤维导致的疼痛传递抑制

大直径初级传入神经元能被作用于其轴突末梢或脊髓背（后）柱到延髓的中枢突的电刺激激活，经皮神经电刺激可使与非疼痛感觉（如触摸）有关的外周感觉轴突被激活，这些都证实外周感觉水平存在由非伤害刺激激活的背角疼痛闸门控制机制。外周神经和背柱刺激可减弱由疼痛刺激引起的背柱神经元反应。

脊髓背角抑制性神经递质γ-氨基丁酸（GABA）可产生突触前和突触后抑制作用。GABA在背角受刺激或感受经皮神经电刺激（TENS）时释放。突触前抑制通过GABA与Aδ和C纤维末梢间的轴突-轴突突触介导，突触后抑制为GABA降低背角投射神经元的兴奋性,使其向高级中枢传出的信号减少,减轻疼痛。

(三) 激活脊髓以上中枢所致的痛觉传递抑制

下行抑制通路包括脑干下行抑制系统、大脑皮层下行抑制系统、中脑边缘镇痛回路、下丘脑弓状核痛觉调制通路以及边缘系统经缰核的下行痛调制通路。其中,脑干下行的抑制通路研究最多也最为清楚:它以中脑导水管周围灰质(PAG)为中枢,以延髓头端腹内侧区(RVM)为中继站,经由脊髓背外侧束(DLF)下达脊髓后角(背角)进行疼痛调节。

下行抑制通路通过突触前抑制伤害感受器和突触后抑制疼痛传递神经元减少脊髓传递神经元的活动。兴奋这一系统的任何节段,都可以激活下行抑制系统,从而在脊髓水平阻断伤害性信息上传,达到镇痛目的。

(四) 内源性阿片系统与痛觉抑制

阿片或阿片样复合物用来缓解疼痛已有几百年历史。在中枢神经系统许多区域存在结合阿片样物质的受体,位置与上述刺激产生痛觉缺失的部位一致。这些区域包括产生下行抑制疼痛作用的 PAG、RVM 和 LG,也包括具有对疼痛传递突触前和突触后抑制作用的脊髓背角。

阿片样物质受体的发现导致中枢神经系统存在与天然或合成阿片物质具有相同镇痛作用的内源性物质学说的产生。内源性阿片类物质包括 β 内啡肽、甲硫氨酸-脑啡肽、亮氨酸-脑啡肽、内啡素 1 和 2、强啡肽 A 和 B。

在剧烈运动和应激状态下,β 内啡肽从垂体释放,同时血流中可检测到其增加。β 内啡肽神经元发出突起到 PAG,并激活下行痛觉抑制通路。随着炎症过程中阿片类受体增加,血浆 β 内啡肽浓度增加,进而可在外周产生疼痛抑制作用。

脑啡肽、内啡素和强啡肽存在于大脑神经元、与疼痛缺失有关的 PAG、RVM 背角及脊髓背角的神经元。含有神经递质脑啡肽的脊髓背角神经元对初级传入伤害性感受器产生突触前抑制,对背角神经元产生突触后抑制。

五、经皮镇痛电刺激的镇痛机制

TENS 在实验室研究和临床应用控制疼痛已有 50 余年历史。TENS 是无创的,通过不同材料、大小和形状的表面电极激活外周神经的轴突和末梢,刺激强度取决于脉冲的幅度、频率和脉宽(频率 2～250 Hz,脉宽 50～1 000 μs)。刺激强度增加到激活大直径的感觉传入纤维,属于感觉强度水平刺激;增加到诱导肌肉收缩,属于运动强度水平刺激,增加到激活初级伤害感受器产生痛觉,属于伤害强度水平刺激。

TENS 镇痛机制有以下几种假说:

1. 闸门控制假说:认为 TENS 是一种兴奋大直径(粗)纤维的刺激,粗纤维的兴奋,关闭了疼痛传入的闸门,从而缓解了疼痛症状。电生理试验证明,频率在 100 Hz 左右,是兴奋粗纤维较适宜的刺激。

2. 内源性阿片样物质释放假说:一定的低频脉冲电流刺激,可能激活了 δ 阿片样受体,达到内源性阿片系统镇痛效果,减少传递伤害性感受信息神经元的活动。重复应用高频运动强度的 TENS 可产生对抗痛觉过敏作用的耐受。

六、针刺镇痛的中枢整合机制

针刺会产生酸、胀、麻、重等感觉，这是分别刺激骨膜、筋膜、腱鞘、韧带（酸）、肌肉（重和胀）、神经（麻）、血管（疼）等引起的。针刺激活的感受器主要是穴位下肌肉中的压力感受器及部分牵张感受器。产生针刺效应的神经纤维是阈值较低的大直径纤维，主要为 Aβ 及 Aα 类。但有报道 C 纤维受刺激具有较好的镇痛效果。现已证实，针刺的传入冲动进入脊髓背角后，于前联合交叉到对侧脊髓外侧索上行入脑，其传导途径与痛温觉相似，这表明针刺信号与痛信号在针刺镇痛过程中的相互作用。

针刺镇痛是针刺穴位引起的感觉传入信号和痛信号在中枢神经系统内的相互作用，使痛信号抑制的结果。针刺兴奋了穴位深部的感受器，沿着各类神经纤维传导到脊髓，一方面在后角和伤害性刺激的传入信息相互作用，调节痛觉反射活动；另一方面沿着对侧前外侧索上行，在脑的各级水平上，激活了与内源性痛觉调制系统有关的结构和中枢神经递质系统，包括与情绪反应有关的结构与递质，在脑的各级水平进行针刺信息与伤害性信息之间的相互作用，使伤害性信息的传入受到抑制，从而产生镇痛效应及减弱痛的情绪反应。针刺镇痛还存在着脊髓神经阶段性支配现象，因此在临床上，采取同阶段、同神经的方法较好。

第五章
盆底评估与诊断

盆底评估分为功能评估和结构评估。前者包括手检肌力评估、气囊式压力评估和盆底肌电评估、盆腹动力学检查、尿动力学检查、肛肠动力学检查；后者包括 POP-Q 评分、盆底四维彩超、核磁共振等，配合患者临床症状、体检结果，确定损伤部位、程度及类型。

盆底三大功能为支持、括约和性。盆底功能在盆底肌、盆底结缔组织及盆腔器官的密切配合下实现，是支持系统与括约系统的协同统一。整体理论的总原则为：结构决定功能。结构丧失功能丧失，结构恢复功能恢复。肌肉与筋膜、韧带及器官浆膜间相互交织的结缔组织纤维网连接，共同维持盆底结构的正常位置。结构受损的最初变化细胞生物化学改变，最早可测量到的是盆底肌电值的改变，故盆底功能评估主要为盆底肌力评估，也有尿动力学检查、盆腹动力学检查。

盆底肌力评估分为半定量评估和定量评估。半定量评估又分为手检肌力评估、气囊式压力评估和盆底肌电半定量评估，定量评估为盆底肌电定量评估。

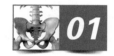

第一节
盆底功能评估

一、手检肌力评估

目前国际上通用的盆底手检肌力评估采用改良版牛津肌力分级法，该法由英国著名物理治疗师、国际尿控协会终身成就奖获得者 Jo Laycock 发明，1992 年首次发表于她的博士论文中，至今应用已30 余年。

（一）操作步骤

1. 治疗床铺一次性隔离巾。

2. 病人脱一边裤腿以暴露外阴，取膀胱截石位，双腿分开约 120°。

3. 检查者左手掌轻压病人腹部，监测患者尽量不要使用腹压。右手中指及食指缓慢进入病人阴道，开始进行检测。

（二）肌力分级

表 1 - 5 - 1　改良牛津肌力分级

改良牛津肌力分级	
0 级	感觉不到盆底肌力收缩
1 级	检查者的手指感觉到颤动或波动（非常弱的收缩）
2 级	弱收缩——肌张力增加但没有任何能感觉到的抬举或挤压感
3 级	中等程度的收缩——以阴道后壁的抬高和检查者手指根部感觉到挤压感，并伴随会阴体向内收为特征
4 级	可以对抗阻力产生阴道后壁抬高，有会阴体内收，如果将两根手指（食指和中指）横向或垂直放入阴道并分开，收缩可以对抗阻力将它们挤压在一起
5 级	强有力的收缩——可以对抗强大的阻力产生阴道后壁抬高，并使食指和中指挤压在一起

值得注意的是，感觉不到盆底肌力收缩有两种情况：① 患者的确盆底肌肌力非常差，弱到几乎没有任何收缩力；② 患者盆底肌可能有一点肌力，但当收缩指令下达时因不会收缩致测试者感觉不到。两种情况均判定为 0 级。

手检肌力评估简单易行，但和医师个人主观性和临床经验有较大关系。故目前仅作为盆底功能测试的初级判断。

二、气囊式压力评估

（一）操作步骤

1. 妇检床铺一次性隔离巾。
2. 病人脱一边裤腿以暴露外阴，取膀胱截石位。
3. 将气囊置入阴道充气至患者可明显感觉到阴道内有气囊充盈。
4. 嘱患者收缩阴道，从压力表读取肌力。

（二）肌力分级

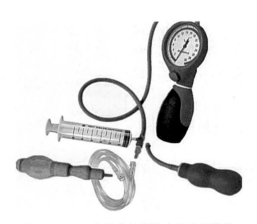

盆底肌力气囊式压力评估亦是将盆底肌力分为 0 级、Ⅰ 级、Ⅱ 级、Ⅲ 级、Ⅳ 级及 Ⅴ 级。

这种方法的优点是：操作简单，可反复使用，价格低廉，较单纯手检评估，患者有可观测的数值。缺点是：测试肌力明显受充入气体量影响，气囊过度充盈会增大患者的实际肌力，气囊橡胶发生老化也会影响测试值，故临床上已很少使用。图 1 - 5 - 1 为内置式气囊盆底压力评估仪。

图 1 - 5 - 1　内置式气囊盆底压力评估仪

三、盆底肌电半定量评估

盆底肌电半定量评估多采用法国 PHENIX 神经肌肉诊断治疗仪进行检测。

（一）操作步骤

1. 治疗床铺一次性隔离巾。

2. 病人脱一边裤腿以暴露外阴,取膀胱截石位。

3. 用酒精擦拭一侧腹直肌部位,以去除皮屑,减少干扰。

4. 将表面电极贴于一侧腹直肌上,参考电极贴于一侧髂前上棘。

5. 用生理盐水润湿阴道电极或在阴道电极头部涂抹少量的导电膏,动作轻柔地把阴道电极放进阴道,参考电极贴于另一侧髂前上棘。

6. 进入程序开始检测。在 PHENIX 盆底肌电图波形特征及各参数的测量图中,患者在生物反馈黄色模块指导下收缩盆底肌肉,用红色曲线代表患者盆底肌肉收缩的信号采集。

（二）肌力分级

盆底肌电半定量评估项目有:Ⅰ型肌肌力与疲劳度、Ⅱ型肌肌力与疲劳度、肌电位（图 1 - 5 - 2）。测试前充分休息,测试时腹部肌肉尽量不参与收缩,由盆底肌单纯完成收缩。

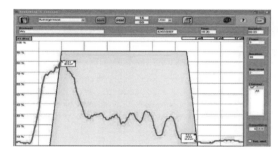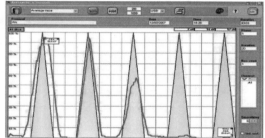

图 1 - 5 - 2　盆底Ⅰ型、Ⅱ型肌纤维测试

盆底肌电位值为 30 μV。

Ⅰ型肌纤维肌力测定是指在规定的 6 s 内,用最大力的 40% 持续收缩 6 s,在 40% 肌力以上保持几秒为几级,正常为Ⅴ级。

Ⅱ型肌纤维肌力测定是指在规定的 15 s 内,用最大力收缩 1 s,然后休息 2 s,持续 5 次,连续做到 60% 肌力以上几次为几级,正常亦为Ⅴ级。

疲劳度是盆底肌主动收缩时,指定时间内（Ⅰ型肌 6 s）或重复次数内（Ⅱ型肌 5 次）肌肉衰退的程度,以"%"表示,正常为零。

理论上讲,随着盆底肌持续收缩,肌肉衰退疲劳,测试出的疲劳度为 0 或负值。如果疲劳度为正值,应注意患者存在不正确的发力:或开始测试时未正常发力,或有其他肌肉收缩参与进来,原则上应在休息后重新测试。

四、盆底肌电定量评估

盆底肌电定量评估,即 Glazer 评估。Glazer 评估是目前国际上唯一的关于盆底表面肌电的客观定量评估。操作步骤同盆底肌电半定量评估,测试内容如下:

（一）操作步骤

根据 Glazer 方案，盆底随意肌要做以下一系列活动：

1. 60 s 前基线静息状态；

2. 5 次快速收缩，每次收缩前放松 10 s；

3. 5 次持续收缩和放松（收缩 10 s，放松 10 s）；

4. 60 s 耐久收缩；

5. 60 s 后基线休息状态。

Glazer 方案盆底肌活动表面肌电指标：

1. 综合 sEMG 均方根振幅；

2. 综合 sEMG 均方根标准差；

3. 综合 sEMG 均方根变异系数；

4. 肌肉收缩募集/恢复时间；

5. 收缩能量密度（中值频率）：运用傅里叶变换算法（FFT）公式分析频谱。

（1）前基线测试：测试安静状态下盆底肌肉 sEMG 的振幅及其变动情况，进行静息状态的评估（图 1-5-3）。正常值：在基线前和基线后的平均静息电位为 2～4 μV，变异性小于 20%。

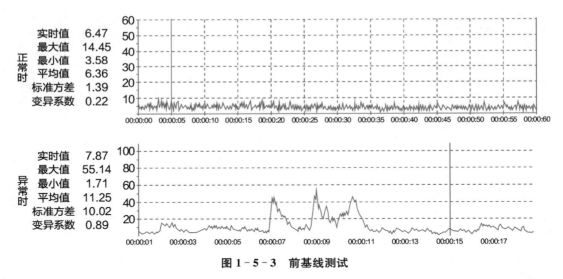

图 1-5-3 前基线测试

（2）快肌（Ⅱ型肌）收缩测试：记录和评估盆底肌 sEMG 在盆底肌快速收缩时的最大振幅和进行快速抽动的反应速度，对快肌纤维（Ⅱ型肌纤维）的功能状态进行评估（图1-5-4）。正常值：收缩时信号的高峰平均值为 35～45 μV，快速收缩到达峰值的时间小于 0.5 s。

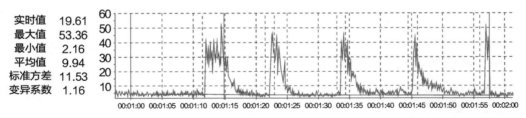

图 1-5-4 快肌收缩测试

（3）混合肌收缩测试：记录和评估兴奋性或紧张性收缩时肌纤维的功能，帮助确定参与收缩的肌纤维类型、收缩的程度以及兴奋性收缩对静息电位的影响（图 1-5-5）。正常值：信号的高峰平均值为 $30\sim40\ \mu V$，产生收缩和恢复所需的时间不到 1 s，收缩平台期的肌电变异性小于 20%。

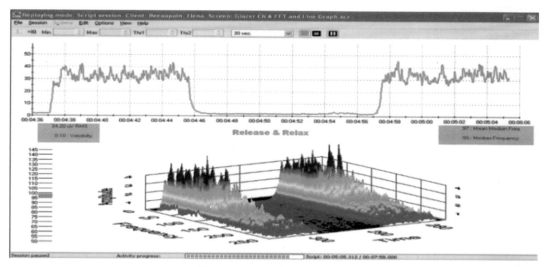

图 1-5-5　混合肌收缩测试

（4）慢肌（Ⅰ型肌）收缩测试：记录和评估盆底肌的耐力功能，有助于评估参与持久性收缩的肌纤维的类型（图 1-5-6）。正常值：持久性收缩的幅度为 $25\sim30\ \mu V$，在整个 60 s 持久性收缩期间信号的振幅不下降或几乎不下降。

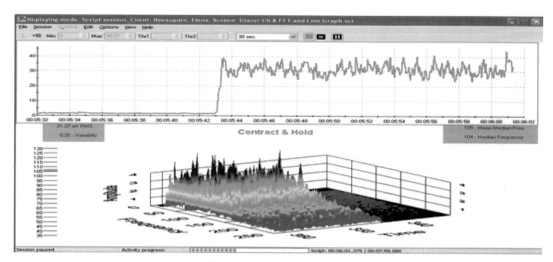

图 1-5-6　慢肌收缩测试

（5）后基线测试：记录和评估患者的盆底肌肉在一系列活动之后的疲劳恢复功能（图 1-5-7）。正常值：在基线前和基线后的平均静息电位为 $2\sim4\ \mu V$，变异性小于 20%。

Glazer 评估记录最大振幅、最小振幅、平均振幅、标准方差、变异系数、中值频率等指标，前后静息电位值受活动、情绪、疼痛等因素影响，测试前充分休息，消除紧张情绪，结果与临床体检结果结合分析都非常必要。

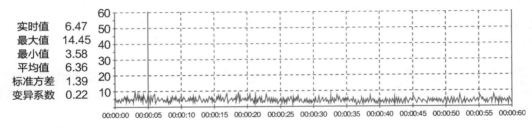

实时值	6.47
最大值	14.45
最小值	3.58
平均值	6.36
标准方差	1.39
变异系数	0.22

图 1-5-7　后基线测试

（二）常用指标的 Glazer 报告解读

1. 前基线测试

平均值：$2\sim4\ \mu s$，过低常见于尿失禁或产后，过高常见于慢性盆腔痛。

统计方差：±0.2，过大显示盆底肌稳定欠佳，常见于慢性盆腔痛。

变异性：<0.2，过大常见于慢性盆腔痛。

中值频率：$>115\ Hz$，减少说明盆底肌缺血，盆底肌耐疲劳性下降。

2. 快肌收缩测试

募集时间：$<0.5\ s$，募集时间延长常见于尿失禁。

最大值：$35\sim45\ \mu V$，幅值降低常见于产后、尿失禁、器官脱垂等。

恢复时间：$<0.5\ s$，时间延长常见于慢性盆腔痛。

3. 混合肌收缩测试

募集时间：$<0.5\ s$，募集时间延长常见于尿失禁。

最大值：$35\sim45\ \mu V$，幅值降低常见于产后、尿失禁、器官脱垂等。

平均值：$30\sim40\ \mu V$，幅值降低常见于产后、尿失禁、器官脱垂等。

统计方差：暂无。

变异性：<0.2，过大常见于慢性盆腔痛。

中值频率：$>115\ Hz$，减少说明盆底肌缺血，盆底肌耐疲劳性下降。

4. 慢肌收缩测试

平均值：$25\sim35\ \mu V$，常见于尿失禁、盆腔脏器脱垂。

变异性：<0.2，过大显示盆底肌稳定欠佳，常见于尿失禁和产后。

中值频率：$>115\ Hz$，减少说明盆底肌缺血，盆底肌耐疲劳性下降。

5. 后基线测试

平均值：$2\sim4\ \mu s$，过低常见于尿失禁或产后，过高常见于慢性盆腔痛。

统计方差：±0.2，过大显示盆底肌稳定欠佳，常见于慢性盆腔痛。

变异性：<0.2，过大常见于慢性盆腔痛。

中值频率：$>115\ Hz$，减少说明盆底肌缺血，盆底肌耐疲劳性下降。

较盆底肌电半定量评估，由于其采用均方根的计算方法，摒除了个别异常肌电位，因此结果相对精准。另外，盆底肌电位是参与收缩的细胞收缩产生的肌电值的总和。Glazer 评估较半定量肌电评估盆底肌电值略高，因其采用的纺锤形阴道电极较半定量评估的环形电

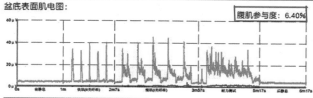

极金属面积增加,且金属片置于阴道两侧,募集到的参与收缩的细胞数增加。

临床上常用盆底肌电评估报告如图1-5-8所示,加入了腹肌参与度的量化测试,更好地评估了患者盆底肌是否在正确的收缩状态。

□□□妇幼保健院

盆底肌电评估报告

姓名:　□□　性别:女　年龄:37岁　　编号:20141023121338

检查日期:2014年10月23日12时26分

备注信息:孕九胎三,轻度炎症,有便秘

阶段名称	参数名称	测试值(盆底/腹肌)	参考值	分项得分
前静息阶段	平均值	4.5↑/0.5	<4μV	76
	变异性	0.05	<0.2	
快肌(Ⅱ类纤维)阶段	最大值	35.3↑/1.1	>40μV	71
	上升时间	0.74↑	<0.5s	
	恢复时间	0.86↑	<0.5s	
慢肌(Ⅰ类纤维)阶段	平均值	13.9↑/1.0	>35μV	42
	变异性	0.30↑	<0.2	
耐力测试阶段	平均值	15.3↑/1.6	>30μV	64
	变异性	0.28↑	<0.2	
	后前10秒比值	0.76↓	0.8-1.2	
后静息阶段	平均值	4.3↑/0.5	<4μV	79
	变异性	0.06	<0.2	
总得分		—	—	62.4

盆底表面肌电图:　　　　　　　　　　　　腹肌参与度:6.40%

报告解读简要说明:

　1、前静息阶段:测试静态盆底肌张力,大于4uv提示盆底肌静息张力升高,容易导致盆底肌缺血,引起性交痛、尿储留、便秘等临床病症。
　2、快肌(Ⅱ类肌)阶段:主要测试动态的快肌(Ⅱ类纤维)的肌力和反应速度,快肌的肌力不足容易引发尿失禁、便失禁、性冷淡和性体验下降。
　3、慢肌(Ⅰ类肌)阶段:主要测试动态的慢肌(Ⅰ类纤维)的肌力和收缩控制的稳定性,肌力下降和变异性增大超过0.2,容易引发压力性尿失禁、器官脱垂、排便功能障碍等病症。
　4、耐力测试阶段:测试盆底肌尤其是慢肌(Ⅰ类纤维)的耐力,平均值的下降和后前比值的下降表示慢肌(Ⅰ类纤维)耐力下降。
　5、后静息阶段:测试静态盆底肌张力,大于4uv提示盆底肌静息张力升高,容易导致盆底肌缺血,引起性交痛、尿储留、便秘等临床病症。

□盆底肌电活动下降　　　　　　□静息肌电活动增高　　　　　　□盆腹肌电活动不协调

建议盆底康复训练,请结合临床。

医生签名:

图1-5-8　盆底肌电评估报告

五、手检盆底肌疼痛评估

(一)指诊排查

对盆底深浅层肌肉进行疼痛的指诊排查,指诊前嘱患者排空尿液,取仰卧位,双腿微屈,尽量放松。

1. 泌尿生殖疼痛图谱(Map A)的评估:触诊围绕在阴蒂、尿道、前庭和肛门周围,以会阴为中心进行顺时针移动,从2点方向,到4,6,8直至10点方向。外阴疼痛通过触诊前庭的1,3,5,6,7,9,11,12点位置进行评估(图1-5-9)。触诊不遵循顺时针顺序可以减弱病人的预期反应,每一个点需要记录的信息为:疼痛评分,疼痛的性质,还有其他哪些部位疼痛。

2. 盆底肌肉疼痛图谱(Map B)的评估:健康的盆底肌应该是肥厚的,具有良好的弹性,做指检时适当的压力,受试者是不会感觉到疼痛的。因Map B(图1-5-10)评估时,需要

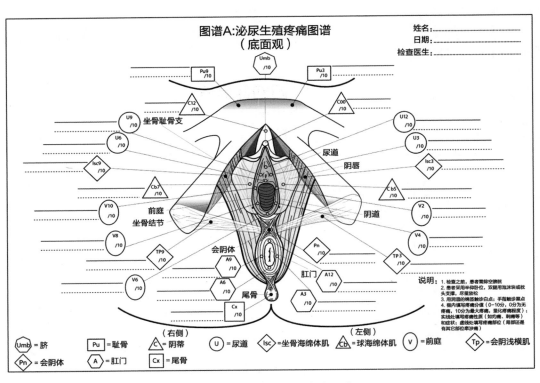

图 1-5-9　泌尿生殖疼痛图谱

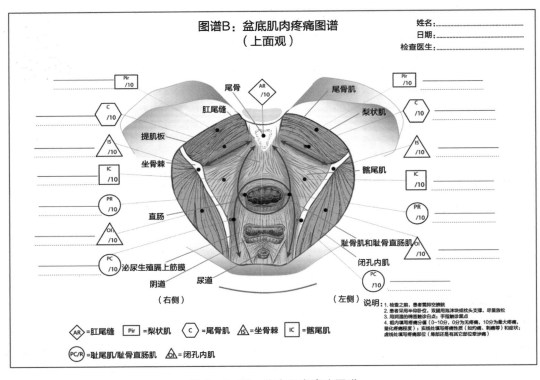

图 1-5-10　盆底肌肉疼痛图谱

将手指插入患者的阴道，为了让患者更好地放松，评估之前需要指导患者做腹式呼吸。

对于外阴高度敏感的患者，可使用利多卡因凝胶（5%～10%）涂抹外阴。配制利多卡因溶液不能含有酒精。然后将手指轻柔地插入阴道。手指进入后，用改良牛津肌力法（0～5级）评估盆底肌肌力。手指进去以后，下方是直肠，左右触诊到的是耻骨直肠肌，沿着耻骨直肠肌向外向上为耻骨尾骨肌，继续向上，到达盆侧壁，可以触诊到闭孔内肌；再向后移动，触诊到坐骨棘（触诊坐骨棘时不要往边上移动以免按压到阴部神经，盆底肌紧张的患者，坐骨棘区域非常紧张），从坐骨棘出发，沿着坐骨棘到与直肠连线一半的地方，触诊到的是髂尾肌（做缩紧肛门的动作，可以感觉到肌肉上抬），继续向上走行可以触诊到梨状肌；髂尾肌往后上走行，可以触诊到尾骨肌，尾骨肌触诊点位于坐骨棘与骶骨连线中点处。

3. 膀胱疼痛图谱（Map C）的评估：有研究表明，疼痛和症状的触发点是尿道旁区，建议评估疼痛的来源集中在三角区。当经阴道触诊到尿道旁区时通常是轻轻地接触，然后逐步增大压力，最大压力在 $0.4\sim0.5\ kg/cm^2$，如果患者反映疼痛，应减小压力。体位：仰卧位或俯卧位均可。

尿道解剖纵向按照百分数来划分，膀胱颈代表 0，外尿道口代表 100%。膀胱逼尿肌肌纤维延伸到 15% 部位，横纹肌和括约肌从逼尿肌纤维末端开始延伸至 64% 部位。该图谱（图 1-5-11）的目标触诊点在 20% 处开始分界，在外尿道口 100% 处开始上移至 80%、60%、40%、20% 和 0（膀胱颈处）部位。根据尿道的长度进行等分，6 个点，5 等分，从最外面的点开始，将指腹从尿道外口逐渐向上移动，L5 位于膀胱基底部，膀胱和尿道连接处，L6 触诊的为逼尿肌。

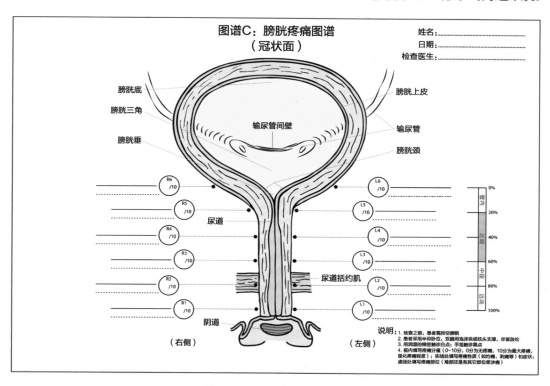

图 1-5-11　膀胱疼痛图谱

注：

1. 阴道口内 1 cm 为浅层肌；

2. 阴道口内 3 cm 左右：左侧 1～5 点、右侧 7～11 点为耻尾肌、耻骨直肠肌；

3. 阴道穹隆 4～8 点为髂尾肌；

4. 进入 5 cm 左右，5～7 点处为坐尾肌（尾骨肌）；

5. 食指 2～3 指节，2 点、10 点处为闭孔内肌；

6. 进入 6～7 cm 左右，阴道侧穹隆 8～10 点、2～4 点处（从骶 2～4 向股骨大转子方向）为梨状肌。

7. 阴道前壁双侧 1～11 点处分别检查记录 L/R 1～6 尿道压痛。

（二）疼痛评分

临床常用的评分方法有四种：

1. 视觉模拟评分法（VAS）：用 10 cm 的直线，0 分表示无痛，10 分表示剧痛无法忍受，1～3 分为轻度疼痛，4～6 分为中度疼痛，7～10 分为重度疼痛。被测试的人在这条直线上标记自己的疼痛程度（图 1 - 5 - 12）。

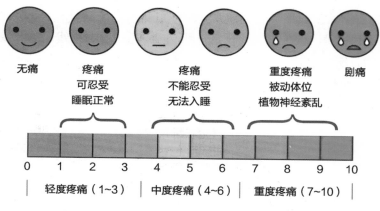

图 1 - 5 - 12　VAS 疼痛评分法

2. 语言评价量表法（VRS）：口述疼痛的四个级别：无痛、轻度疼痛、中度疼痛、重度疼痛。

3. 数字评分量表法（NRS）：用 0～10 共计 11 个数字，0 分表示无痛，10 分表示剧痛无法忍受，患者根据自己的疼痛程度说出数字。

4. 面部情绪疼痛评分法：由一组表达不同疼痛程度的表情画面组成，每一个表情设定一个数值表示疼痛程度，主要用于儿童或无法用言语表达的患者（图 1 - 5 - 13）。

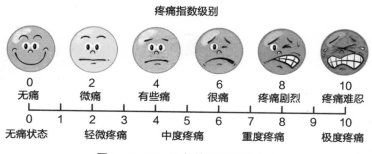

图 1 - 5 - 13　面部情绪疼痛评分法

（三）检查步骤

1. 检查耻骨下缘是否对称（耻骨左右，上下前后面的触诊），对球海绵体肌、坐骨海绵体肌、会阴中心腱、肛门外括约肌逐次按压，再用棉签触诊尿道口处四个点，了解有无疼痛，疼痛者记录 VAS 评分。

2. 阴道内 6 点处按压，感受有无紧张、松弛、弹性减弱；感受后壁至肛提肌板处是否有凸起；左右侧会阴浅横肌按压有无疼痛或不适感，是否有条索状。记录患者疼痛主观评分。

3. 再查 3 cm 处左侧 1～5 点方向，右侧 7～11 点方向肛提肌（耻骨阴道肌、耻骨直肠肌、耻骨尾骨肌），此肌群为 U 形肌，感受肌肉紧实感、松弛感、有无疼痛。记录患者疼痛主观评分。

4. 按压左右侧 4～8 点方向肛提肌（髂尾肌），此肌群为扇形肌群，感受此肌群肌肉有无压痛、条索状、结节状。记录患者疼痛主观评分。

5. 进入 5 cm 左右处，坐骨尾骨肌位置按压，进入 6～7 cm 处为梨状肌。检查有无疼痛，记录患者疼痛主观评分。

6. 双侧斜向上处是肛提肌腱弓，下缘为盆腔筋膜腱弓，揉擦这两处双侧，检查是否有条索状或硬结感。

7. 肛提肌腱弓上缘处 2～10 点方向为闭孔内肌（检查及治疗体位：外展外旋位）。按压检查有无疼痛，记录患者疼痛主观评分。

8. 阴道前壁双侧 1～11 点处指诊尿道情况，检查阴道前壁是否有膨隆、脱垂倾向，如前壁两侧粗糙，尿道膀胱沟有向后隆起，记录患者疼痛处位置与患者主观评分。

六、盆腹动力学检查

盆腹动力学是对盆腹腔组织和器官进行静态和动态研究的学科。正常情况下，盆腹脏器可在一定范围内移动，又称组织器官的能动性。盆腹动力使盆腹器官在静态和活动下保持协调一致。

盆腹动力学检查指标包括阴道静态、动态张力，肠道动态压，尿流率，腰、腹、盆底，肌力与疲劳度等，正常范围如下：

1. 阴道静态、动态张力

（1）盆底肌静态张力（收缩支撑力）：221～259 g/cm² 。

（2）盆底肌动态张力：450 g/cm²（卵泡期）；＞600 g/cm²（排卵期）。

（3）盆底肌闭合收缩力：450～1 000 g。

（4）阴道动态压＞100 cmH₂O。

2. 肠道动态压＞2 kPa，＜13.3 kPa。

3. 尿流率：平均尿流率为 25 mL/s。

4. 腹、腰、盆底肌肌力为 5 级，腹肌疲劳度为 0。

5. 正常两块腹直肌分离距离＜1 cm；腹肌收缩时，分离距离≤0.5 cm。如分离距离超过 27 mm，则诊断腹直肌分离。

6. 腹壁脂肪厚度为 12～20 mm。

7. 站立位脊椎前后凸比正常值为 0.7。

七、尿动力学检查

尿动力学检查是指模拟正常储尿和排尿过程,应用流体力学和电生理学的基本原理和方法,检测下尿路膀胱尿道各部位的压力、流率,评估储尿期和排尿期膀胱、尿道、盆底和括约肌的功能状态,将患者下尿路功能状态用客观数字和图表示出来。主要分为三部分:尿流率测定、压力容积/压力流率/肌电图联合测定及尿道压测定。

(一)操作步骤

1. 操作准备

(1)简要询问病史及进行必要查体,明确检查目的及检查项目。检查前患者排空大便。禁忌证:急性泌尿系统、生殖系统、下消化道炎症、出血;橡胶过敏体质;意识不清、不能清晰表达意愿和感觉者。

(2)检查尿动力学检测仪的工作状况,必要时对尿流率仪(压力传感器、泵、UPP 拉杆)进行标定、校准。

(3)向患者简要介绍检查情况,并签署知情同意书。缓解患者焦虑、恐惧的心理,取得患者的配合。

(4)一般先进行尿流率检查,客观评价排尿状况。

(5)检查前准备工作

① 检查体位可选择半卧位、坐位或立位。如果需要排尿期的检测,那么尽可能选择患者所习惯的排尿体位。检查中如变换体位,会引起膀胱压力零点的变化,则分析结果时应予以注意。

② 嘱患者去除外裤、内裤,截石位躺在检查床上;准备一个一次性导尿包及各种测压管。

③ 用碘伏常规消毒外阴,经尿道向膀胱插入双腔或三腔测压管。插管时动作要轻柔,充分应用润滑剂,以减少尿道损伤。置入膀胱测压导管,测定残余尿量。

④ 直肠测压管外套阴茎套,导管置入直肠,深度为 6~10 cm。球囊可用适量生理盐水充盈,充盈量为球囊容积的 2% 左右,球囊内无气泡。如直肠已切除,可将测压管置入阴道、回肠或结肠造瘘内。

⑤ 膀胱测压管、直肠测压管与压力传感器、耻骨联合上缘在同一水平面,点击软件窗口控制面板上的"全部置零"(Zero All)。

⑥ 0.9% 盐水 1 000 mL(1 瓶)经连接管与灌注泵相连。0.9% 生理盐水 500 mL 置于加压袋中,加压至 250 mmHg(或压力显示显现绿色标志即可)经限速管与 Pura 顶帽相连。连接对应所有管道接口,所有连接管内无气泡。

⑦ 会阴部常规外贴膜电极 3 个,2 个红色的电极贴在离肛门 3~5 cm 处,尽可能靠近肛缘,贴片最好在会阴消毒之前完成,必要时用碘伏去除局部的皮脂和干燥局部皮肤,即在外括约肌处,绿色电极贴在骨表面(常规为髂前上棘)大腿内侧,并与主机相连。

2. 膀胱容量-压力测定

(1)质检:执行操作命令,进入检查记录前状态,嘱患者咳嗽等检测仪器的工作状态是否符合要求(即咳嗽时,膀胱压的上升模式与腹压一致),必要时相应调整,直至满意。

（2）执行膀胱灌注命令，边灌注边询问患者的膀胱感觉，根据患者膀胱的感觉，标注膀胱的相应事件，同时了解膀胱的感觉、容量、稳定性、顺应性情况，必要时做事件标注。

（3）检查同时监测仪器的工作状态，必要时随时调整，同时剔除赝相；根据检查时的具体情况及检查目的，调整膀胱灌注泵速度。常规开始时速度使用中速（50 mL/min）。

（4）排除压力性尿失禁试验：灌注量达 200 mL（针对初感觉 150～200 mL 或以上者，此时可初步评估患者的膀胱容量正常），或者患者初感觉发生时（针对早于正常值发生，初步评估患者膀胱容量偏小或顺应性差），此时停止灌注，嘱患者用力连续咳嗽或做屏气向下用力（valsava）动作，观察尿道口是否漏尿，标注相应事件，并将漏尿发生时的最小腹压标注为"腹部漏尿点压（ALPP）"。

3. 压力-流率测定

（1）当患者具有强烈尿意时，可适当延长灌注时间，获得膀胱最大测压容量，但要注意患者反应和安全，然后停止灌注，嘱患者咳嗽确定测压导管位置和反应正常后，嘱其排尿，并标注"命令排尿"事件。

（2）实时观察膀胱压、直肠压、逼尿肌压、肌电图、尿流率、尿道的变化，及时发现赝相，以便剔除，利于结果分析。

4. 尿道压测定

（1）启动尿道测压程序，灌注泵向膀胱内灌注约 200 mL 0.9％盐水。

（2）体外置零，同时确定限速管的毛细管口处于接通状态。

（3）执行操作命令并质检，嘱患者咳嗽等检测仪器的工作状态是否符合要求，必要时予以相应调整，直至满意。

（4）启动尿道牵引。

（5）观察膀胱压、尿道压的变化。

需要注意的是，检查完成后，患者早期可能有排尿疼痛感，或者有少许血尿的情况，这些都是正常情况，注意多喝水，能够改善不适症状。

（二）正常范围

1. 尿流率检查：自然状态下的排尿情况，有时仅需做尿流率检查。尿流率测定为无创检查。

正常膀胱容量，男性为 300～500 mL，女性为 250～550 mL。＜350 mL 为膀胱容量减少，＞650 mL 为膀胱容量增大。尿流率检查一般要求排出尿量不低于 150 mL 为有效值。尿流率检查尿量在 150～500 mL 之间时，最大尿流率为男性＞15 mL/s，女性＞20 mL/s。尿流率图呈"钟"形曲线，最大尿流率在最开始排尿后 5s 内出现，在曲线的最初 30％内（图 1-5-14）。各年龄段最小尿流率不同，如表 1-5-2 所示。

若患者残余尿量多于 100 mL，此时尿流率参数仅供参考，说明下尿路严重梗阻，或逼尿肌收缩力明显受损。如排出尿量超过 500 mL，或排出尿量加残余尿量超过 500 mL，则由于逼尿肌可能受到过度牵引，逼尿肌收缩力也将出现下降现象而影响尿流率的准确测定。因此目前主张在进行尿流率测定前后进行膀胱容量测定。

表 1-5-2 不同年龄最小尿流率

年龄/岁	排尿量/ml	最小尿流率(男)/(mL/s)	最小尿流率(女)/(mL/s)
4～7	100	10	10
8～13	100	12	15
14～45	200	21	18
46～55	200	22	15
56～80	200	9	10

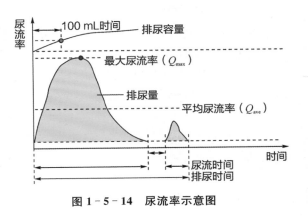

图 1-5-14 尿流率示意图

2. 压力容积/压力流率/肌电图联合测定：测定膀胱肌肉张力与静息尿流之间的关系。包括膀胱初尿意容量、最大膀胱压测定容量、膀胱顺应性、逼尿肌的稳定性、排尿期最大逼尿肌压、最大尿流率时逼尿肌压、腹部漏尿点压。

（1）膀胱初尿意容量为 200～300 mL。<150 mL 为感觉过低，>350 mL 为感觉过敏。

（2）膀胱内的压力正常为 0～40 cmH$_2$O。当膀胱内存储尿液达到 150 mL 左右时，膀胱内的压力逐渐上升至 15 cmH$_2$O 左右；达到 300 mL 时，此时压力达到峰值，为 40 cmH$_2$O；超过 300 mL 时，则膀胱内的压力急剧性上升。膀胱内压>40 cmH$_2$O 会造成膀胱内尿液进入输尿管，逆向肾脏反流。长时间膀胱内高压力会导致肾积水。>70 cmH$_2$O 确定下尿路梗阻。

（3）膀胱顺应性的改变是膀胱在充盈期维持其压力不变或仅轻度升高的能力，即膀胱对增加液体的耐受力，包括低顺应性膀胱和高顺应性膀胱。用 100 mL 膀胱灌注时的压力判断膀胱顺应性，正常为 3.3～6 cmH$_2$O。膀胱顺应性降低表现为较少的膀胱容量伴随较明显的压力升高，常见于神经源性膀胱功能障碍、膀胱广泛纤维化等；膀胱顺应性增强表现为随着膀胱容量的增加，膀胱压力始终保持低水平，常伴有大量残余尿和逼尿肌收缩功能受损，如神经源性膀胱功能障碍的逼尿肌感觉或运动神经性损害。

（4）如患者在贮尿期膀胱产生不自主收缩，使逼尿肌出现>15 cmH$_2$O 的压力波动，则称为逼尿肌不稳定。如果有无抑制的逼尿肌收缩，并伴有尿失禁或尿急迫，即使逼尿肌压力<15 cmH$_2$O，那么也算是不稳定膀胱，导致不稳定膀胱的病因为膀胱出口梗阻及膀胱颈周围手术。

3. 尿道压测定：评价下尿路长度和功能，正常值为 80～100 cmH$_2$O。

尿动力学检查能够准确地了解膀胱本身的收缩性和顺应性，区分各种引起排尿功能障碍的病因。尿动力学检查，对于下尿路疾病的诊断具有重要意义，尤其是针对尿失禁、遗尿症、下尿路梗阻性疾病等问题，可以做出初步的诊断，同时还可以了解尿道括约肌的肌肉及神经反射情况，为上述症状提供病理生理学的解释，揭示病因，指导治疗，并判断预后。

八、肛肠动力学检查

肛肠动力学检查是研究肛肠生理、诊断肛肠疾病、评价手术疗效的重要方法。如直肠感觉高敏、顺应性下降，患者常主诉肛门及会阴坠胀、排便不尽感；如直肠感觉低敏、直肠顺应性增强,患者常缺乏便意,出现便秘。肛肠动力学检查项目包括肛管静息压、肛管收缩压、直肠肛门抑制反射、直肠顺应性、直肠感知阈值等。

（一）操作步骤

1. 患者一般无须特殊准备:检查前1～2 h嘱患者自行排便,以免直肠中有粪便而影响检查。同时,不要进行灌肠、直肠指诊、肛门镜检查,以免干扰括约肌功能及直肠黏膜而影响检查结果。检查者应事先调试好仪器,检查必要的用品,如消毒手套、注射器、石蜡油、卫生纸、布垫等应放置在方便处,以便随时取用。

2. 肛管静息压、收缩压测定:患者取左侧卧位,右髋关节屈曲,将带气囊的测压导管用石蜡油润滑后,轻轻分开臀缝,将导管缓慢插入肛管,使肛管测压孔进入达6 cm。采用拉出测定法,每隔1 cm分别测定距肛缘1～6 cm处各点压力。肛管静息压为安静状态下肛管内各点压力,肛管收缩压为尽力收缩肛门时肛管内各点压力。静息状态下肛管直肠测定的各点压力中,与邻近数值相比,压力增加达50%以上的区域称为肛管高压区,其长度即为肛管高压区长度。

3. 直肠肛门抑制反射:向连接气囊的导管快速注入空气约50 mL,使直肠感觉如同粪便的刺激,出现排便反射,仪器记录放射过程中的压力变化。出现上述变化即称为直肠肛门抑制反射。

4. 直肠感觉容量、最大容量及顺应性测定:向气囊内缓慢注入生理盐水,当患者出现直肠内有异样感觉时,注入的液体量即为直肠感觉容量,同时记录下此时直肠内压(P1)。继续向气囊内缓慢注入液体,当患者出现便意急迫,不能耐受时,注入的液体量即为直肠最大容量,同样记录下此时的直肠内压(P2)。直肠顺应性是指在单位压力作用下直肠顺应扩张的能力。

（二）正常范围

1. 肛管静息压:肛管静息压主要来源于肛门内括约肌张力,约占80%,肛门外括约肌张力占20%,所以肛管静息压主要反映肛管内括约肌功能。受试者放松休息约10 min,取安静状态下20 s后的肛管压力作为肛管静息压,正常值为4.0～9.3 kPa。其影响因素较多,不同人种、年龄、性别、体位变化较大,同样条件下连续两次测压,首次压力高于第二次。内括约肌长度是通过检测肛管静息压分布测得的,正常值为2～4 cm。

2. 肛管收缩压:用力缩肛时最大肛管压力,正常值为13.3～23.9 kPa,主要反映外括约肌的收缩压力。肛管收缩压与静息压之差称为肛管主动收缩压。

3. 直肠顺应性:直肠顺应性反映直肠壁的可扩张性,即肠壁伸展性及储袋功能状况。其是通过在增加直肠容积过程中同时检测球囊压力变化测得的,直肠扩张的容积变化,反映直肠压力变化与容积变化之间的关系。正常情况下当直肠充胀,其容量上升为300 mL时,直肠内压不出现任何变化,甚至反而下降,以维持肛门自制。直到直肠所能耐受的最大容量引起便急感时,压力才明显上升,此种特性称为直肠顺应性。它是直肠一种反射性的适应性反应能力。

4. 直肠肛门抑制反射:正常生理情况下,直肠扩张由大脑皮层控制,在粪便通过直肠引起直肠扩张后引起肛门内括约肌反射性舒张。直肠肛门抑制反射(rectanal inhibitory reflex, RAIR)目前在国内外评价标准尚不统一,但一般认为气囊50 mL仍不能引出

RAIR,看作 RAIR 消失;若 30 mL≤气囊≤50 mL,则看作 RAIR 减弱。

5. 直肠感知阈值:直肠感知阈值指将气囊置入受检者直肠后,患者有感觉的最小的气囊容积。一般情况下,5~10 mL 时受检者即有感觉,直肠的这种张力感受器目前定位还不清楚。直肠感知阈值在肠易激综合征(irritable bowel syndrome,IBS)中的研究最多,大部分文章都报道 IBS 的直肠感知阈值是降低的,并且有报道将直肠感知阈值作为 IBS 的诊断指标,特异性是 71.8%,敏感性是 95.5%。

6. 直肠最大容量阈值:指气囊在受试者直肠中继续扩张至患者出现最大便意或有胀痛感时的气囊容积。男性为 140~320 mL,女性为 170~440 mL,国内未见大规模的报道。

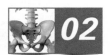
第二节
盆底结构评估

盆底肌力下降得不到纠正,逐渐会出现肉眼可见的盆底解剖结构改变。值得注意的是,结构改变与盆底功能成正相关,但不是绝对成正比关系。有些人盆底肌力较弱而无盆腔脏器脱垂发生,有些人盆腔脏器Ⅲ度脱垂没有明显自觉不适,而有些人Ⅰ度脱垂已出现下腹、会阴部的坠胀感。也可以说,盆底功能障碍与生物力学不同,也与解剖学上的脱垂不同。

一、POP-Q 评分

临床分度有几种方法,目前,国际上多采用国际节制协会(ICS)1996 年公布的 POP-Q(pelvic organ prolapse quantitative examination)分类法。采用阴道上 6 个指示点:Aa、Ba、Ap、Bp、C、D,以及其他 3 个衡量指标:生殖道裂隙(gh)、会阴体长度(pb)及阴道总长度(tvl),来描述盆腔脏器脱垂的量化分度(表 1-5-3,图 1-5-15)。处女膜缘标记为 0,指示点在阴道内为负值,在阴道外为正值。阴道总长度在平卧位安静状态下测定,其他评价指标均在患者平卧位最大用力向下屏气(valsalva)动作时测定。

表 1-5-3 盆腔脏器脱垂评估衡量指标

衡量指标	解剖描述	定位范围/cm
Aa	阴道前壁中线距处女膜缘 3 cm 处	−3~+3
Ba	Aa 点后阴道前壁脱出部距处女膜缘的最远处	−3~+tvl
C	子宫颈外口最远处(子宫切除者阴道残端最远处)距处女膜缘距离	±tvl
D	阴道后穹窿距处女膜缘距离(子宫切除术后无宫颈者无 D 点)	±tvl
Ap	阴道后壁中线距处女膜缘 3 cm 处	−3~+3
Bp	Aa 点后阴道后壁脱出部距处女膜缘的最远处	−3~+tvl
Gh	尿道外口到阴唇后联合中点的距离	无限定范围
Pb	阴唇后联合至肛门开口中点的距离	无限定范围
Tvl	阴道顶端或后穹窿至处女膜缘总长度	8~12

POP-Q 评分分类法常用九宫格记录(图 1-5-16)。每个衡量指标在九宫格中位置固定,可以直接用数字标记。POP-Q 评分的数字虽可精准到"毫米",但值得注意的是,由于患者身体状态不能保证总是一致,做 valsalva 动作时器官下移的位置未必就是最大程度的移位,因此导致实际值与理论值有一定误差。出现不同时段的测试值不一,或手检 POP-Q 与盆底超声测试值不一,以最大程度脱垂为准。

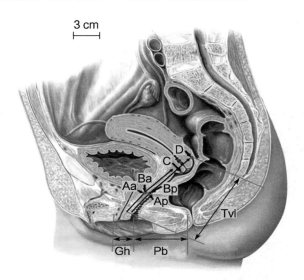

图 1-5-15　POP-Q 衡量指标位置模拟图
（图片来源:3D body）

Aa	Ba	C
Gh	Pb	Tvl
Ap	Bp	D

图 1-5-16　POP-Q 评分记录九宫格

二、POP-Q 分度标准

POP-Q 系统能对盆腔脏器脱垂进行客观的部位特异性描述,故目前盆腔脏器脱垂多用 POP-Q 分度标准(表 1-5-4)。但如果采用 POP-Q 定义脱垂,那么几乎一半以上经产妇会确诊为盆腔脏器脱垂,其中大多数无临床表现。所以,POP-Q 分度的真正意义是作为治疗前后的评估手段。

表 1-5-4　POP-Q 分度标准

POP-Q 分度	具体标准	
	解剖描述	定位描述
0	无脱垂	Aa、Ba、Ap、Bp 均在－3 cm 处,C 点、D 点均在－Tvl～－(Tvl－2)cm 处
I	范围大于 0 级,脱垂最远端在处女膜缘内侧,距处女膜缘>1 cm	脱垂最远端定位<－1 cm
II	脱垂最远端在处女膜缘内侧或外侧,距处女膜缘≤1 cm	脱垂最远端定位－1～+1 cm
III	脱垂最远端在处女膜缘外侧,距处女膜缘>1 cm,但<(Tvl－2)cm	脱垂最远端定位+1～(Tvl－2)cm
IV	全部脱出,脱垂最远端超过处女膜缘>(Tvl－2)cm	脱垂最远端定位>(Tvl－2)cm

三、盆底四维彩超

盆底四维彩超是通过动态观察静息状态及 valsalva 动作时前、中、后盆腔组织和器官的图像改变，了解有无盆腔脏器脱垂，如有脱垂、脱垂的程度、分型；以及肛提肌裂孔情况、肛提肌形态是否正常、间隙是否对称、残余尿量、逼尿肌厚度等，用于盆底功能障碍性疾病的诊断。

检查前患者排空直肠，可留尿约 50 mL，适度显示膀胱充盈情况，有助于区分前、中、后盆腔脏器的分界。取仰卧截石位，超声探头置于会阴体并适度加压，清晰显示耻骨联合、尿道、阴道及直肠肛管连接部的正中矢状面，然后进行三维成像，动态观察静息状态及 valsalva 动作时前、中、后盆腔组织和器官的图像改变（图1-5-17）。

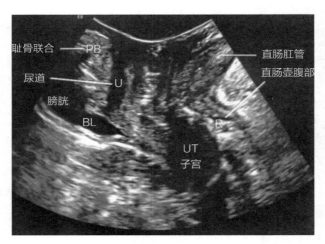

图1-5-17　盆底超声下盆腔主要器官影像图

静息状态时，前盆腔检查项目有：膀胱残余尿、逼尿肌厚度、尿道倾斜角、膀胱尿道后角、膀胱颈及膀胱位置，观察尿道周围及膀胱有无病变。中盆腔了解子宫位置，后盆腔了解直肠位置。

valsalva 动作时，前盆腔检查项目有：膀胱颈及膀胱位置、膀胱颈移动度、尿道内口有无漏斗形成、尿道后角有无开放、尿道旋转角度（静息状态下和最大 valsalva 动作时尿道倾斜角差值）。中盆腔了解子宫位置，后盆腔了解直肠位置及肛提肌裂孔面积、肛门内括约肌是否完整、肛提肌形态是否正常、间隙是否对称。若损伤，是部分性还是完全性。

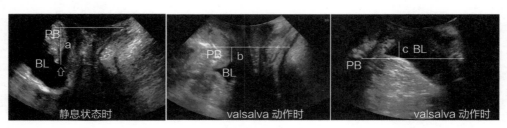

图1-5-18　静息状态及 valsalva 动作时膀胱颈与参照线的垂直距离

在正中矢状面上沿耻骨联合作一条水平参照线，分别测量静息状态及 valsalva 动作时膀胱颈至参照线的垂直距离（图1-5-18）。膀胱颈位于参考线上方（患者头侧），用正数表示。valsalva 动作时膀胱颈下移,若膀胱颈仍位于参考线上方,则膀胱颈移动度为两者之差;若 valsalva 动作时膀胱颈下移至参考线下方(患者足侧),用负数表示,则膀胱颈移动度为两者绝对值之和。

盆底四维彩超的诊断标准尚在不断完善中,目前业内较认可以下说法:

1. 正常残余尿<50 mL。

2. 正常逼尿肌厚度<5 mm。

3. 膀胱颈移动度>25 mm 为移动度增加(也有单位的诊断标准为 15 mm 或 20 mm)。

4. 膀胱膨出 0～10 mm 为轻度膨出,>10 mm 为明显膨出。

5. 正常时尿道倾斜角<30°,膀胱尿道后角为 90°～100°。

6. 子宫低于参考线为子宫脱垂,脱垂分度尚无统一定论。

7. 直肠膨出 0～15 mm 为轻度膨出,>15 mm 为明显膨出。

8. 会阴体活动过度:直肠壶腹部距耻骨联合后下缘水平线垂直距离≥15 mm。

9. 膀胱脱垂分型。根据 Green 标准,膀胱脱垂Ⅰ型:膀胱脱垂在尿道口水平以上,膀胱尿道后角≥140°,尿道旋转角<45°,为膀胱尿道膨出;膀胱脱垂Ⅱ型:膀胱脱垂到尿道口水平,膀胱尿道后角≥140°,尿道旋转角为 45°～120°,为膀胱尿道膨出;膀胱脱垂Ⅲ型:膀胱脱垂低于尿道口水平,膀胱尿道后角<140°,尿道旋转角≥45°,为孤立性膀胱膨出(图 1-5-19)。

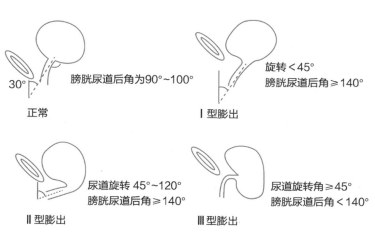

图 1-5-19　膀胱脱垂分型

四、核磁共振

磁共振成像(MRI)作为无辐射、非侵入性的检查方法,对软组织显像清晰,可以多角度、多平面无重叠对精细结构和解剖细节进行显示成像、重复使用,并进行精确测量和量化分析。肌肉和结缔组织是盆底结构的主要成分,故可通过磁共振成像直观显示。

盆底结构状态大部分通过盆底四维彩超清晰观测,且时间分辨率优于 MRI,成本低廉,故盆底 MRI 检查目前多用于一些特殊临床情况,静态 MRI 检查如肛门括约肌和尿道支持结构的高分辨率成像等。因后盆腔历来是备受关注的焦点,动态 MRI 常称为 MR 排粪造影。目前,盆底核磁共振检查技术正处于发展阶段,但被认为是可替代传统检查方法的成像技术,是极具潜力的揭示盆底功能障碍性疾病复杂病理生理学的工具。

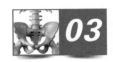

女性盆底功能障碍性疾病(FPFD)是中老年妇女的常见病,因涉及多个学科且病因复杂,临床很少有单一病种出现,诊断多缺少整体功能评估。各个学科的诊断又各有侧重,对于疾病诊治缺乏统一的认知,造成诊断不完整、不准确,甚至同一种疾病出现不同诊断。如泌尿外科对于盆腔脏器脱垂(POP)的压力性尿失禁(SUI)患者并没有POP诊断,当治疗SUI后发生排尿困难,医生多考虑吊带或其他手术问题,而实际原因多为POP所致的尿道成角。而妇科医生处理子宫脱垂时忽视多因子宫脱垂压迫尿道患者隐匿存在(平时未表现出来)的SUI,出现手术后的漏尿多是因为解除了子宫对尿道的压迫,原有的膀胱脱垂、SUI得以表现。因盆底肌力下降这一共同致病因素导致的POP往往为多个器官同时发生。张玉新等人研究发现,需根据主观功能、临床体征和客观辅助检查三方面进行系统评估。结果显示临床给予单一盆底疾病诊断者仅为5%,而95%为两个或多个诊断。所以,对盆底功能障碍性疾病患者的诊断不能仅根据患者主诉做相应的检查,而应主动询问有无前盆、中盆、后盆的相关症状,根据症状在三腔室的发病概率做相应体格检查和辅助检查,完善诊断。

对单一病种的诊断国际上大都有指南、共识、标准。如对于SUI的诊断一般采用国际尿控学会的分类进行诊断,对于盆腔脏器脱垂(POP)的患者多采用POP-Q评分标准进行诊断,盆腔疼痛分级采用NRS数字分级法,用0~10分代表不同程度的疼痛,让患者根据自身感受说出最能代表其疼痛程度的数字。具体在临床篇盆底功能障碍性疾病章节详细表述。对日益增多的盆底疾病,系统全面的整体评估非常重要,这也要求盆底医师不能单靠多学科会诊解决问题,本身需要全面掌握盆底疾病的病因、发病机制及诊疗手段。

Petros根据前盆、中盆、后盆缺陷在临床上出现症状的概率及体检、器械检查结果,于2007年提出了在结构评估途径中使用的诊断汇总表(图1-5-20)。

前部缺陷（过度松弛）		中部缺陷（过度松弛）		后部缺陷（过度松弛）	
症状	概率	症状	概率	症状	概率
压力性尿失禁（＞50%）	90%	排空	90%	月经周期前1周加重的尿失禁	80%
站立时漏尿	90%	急迫症		"总是潮湿"	20%
应力后不稳定	70%			疼痛——下腹部	80%
"总是潮湿"	80%			——下腰骶部	50%
粪失禁	50%			——深部性交	50%
青春期治愈的夜间遗尿症	80%			粪失禁	50%
儿童期间开始尿湿	80%			排空	50%
急迫症				夜尿症	80%
				急迫症	
体检		体检		体检	
吊床松弛		膀胱膨出	程度	刺激痛　子宫颈/穹窿	程度
尿垫试验阳性	90%	阴道旁缺陷		脱垂　　子宫颈/穹窿	
尿道中段锚定试验阳性	90%	子宫颈环		肠膨出	
尿道外韧带				直肠膨出　高/中/低	
				松弛　　会阴体/肛门外括约肌	
尿动力学		尿动力学		尿动力学	
最大尿道关闭压＜20 cmH$_2$O		残余尿增加	50%	残余尿增加	50%
应力后逼尿肌不稳定		排空缓慢	50%	排空缓慢	
				压迫压力性尿失禁患者	
超声		特殊病例－过度紧固		阳性valsava关闭	
用力时尿道"漏斗形成"	90%	"阴道束缚"			
尿道膀胱连接部下降＞10 mm		不常见（＜5%），属于医源性疾病，发生于阴道修补或膀胱颈抬高手术后数年，清晨一起床就无法控制地漏尿。通常无严重的压力性尿失禁，可伴有其他症状			

图 1－5－20　结构评估途径中使用的诊断汇总表

第六章
常见盆底物理康复治疗

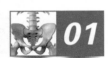

01

第一节
盆底物理康复
方法概述

女性盆底物理康复治疗是指在整体理论的指导下,利用物理康复治疗手段施行对盆底支持结构的训练、加强及功能恢复,并针对性地治疗女性常见的盆底功能障碍性疾病。其意义在于:① 预防盆底支持结构的缺陷与损伤;② 改善与治疗尿失禁、盆腔脏器脱垂,亦可治疗某些尿急、尿频、夜尿症、排空异常及盆腔疼痛等;③ 巩固手术治疗或其他治疗的疗效。

盆底物理康复有很多种方法,包括 KEGEL 训练、膀胱训练、生物反馈法、功能性电刺激、功能性磁刺激、盆底激光、人工智能温控射频治疗、运动疗法等,也包括各种类型子宫托的应用。同时对患者生活方式进行科普宣传和指导,如强调良好的卫生习惯,掌握正确的排尿方法,避免茶、可乐、咖啡等刺激性饮料的摄入等。

1. KEGEL 训练:最简单的方法是主动收缩盆底肌肉。KEGEL训练由 Kegel 于 1948 年首次提出,是目前仍在广泛应用的传统盆底康复方法,指有意识地对以肛提肌为主的盆底肌肉进行自主性收缩训练,通过自主、反复、有节律地收缩阴道、尿道口及肛门周围的肌肉,增加盆底肌的紧张度和收缩力,改善盆底肌的血液循环和神经细胞功能的恢复,促进盆底肌的张力恢复和神经肌肉的兴奋性,唤醒部分因受压而功能暂停的神经细胞,对弹性纤维的重塑有重要作用。

2. 膀胱训练:属于一种行为调节手段,即指导患者记录每周饮水和排尿情况,填写膀胱功能训练表,并参照上周的排尿记录预定本周的排尿时间,有意识地延长排尿间隔,使患者学会通过抑制尿急而延长两次排尿之间的时间以重新恢复排尿节律,最后达到每 2～3 h 排尿一次。

3. 生物反馈法:是指采用模拟的声音或视觉信号来反馈提示正常及异常的盆底肌肉活动状态,以使患者或医师了解盆底锻炼的正确性,从而获得正确的、更有效的盆底锻炼。

4. 神经肌肉电刺激疗法:可以和生物反馈治疗同时进行。在阴道放置一个电极,低流量的电刺激能够到达盆底肌肉,增强盆底肌肉的肌力和耐力,另外也能够改善微循环,刺激小神经、小血管新生,调控神经,通过抑制副交感神经的过度兴奋抑制逼尿收缩增加膀胱容量。同时,电刺激治疗通过设置不同的参数达到双向调节作用,既能降低盆底肌肉的静息张力,解痉镇痛,又能提高盆底肌肉的静息张力,促进随意控制排尿反射的能力。

5. 功能性磁刺激疗法:作为非侵入疗法,功能性磁刺激一度被誉为"盆底技术的一次革命"。原理与神经肌肉电刺激疗法相同,但由于磁刺激作用深度大于低频电刺激,患者不用脱去衣物直接坐在下设磁力线圈的沙发上即可完成治疗。由于能激活更多的细胞参与收缩,短期效果优于低频电刺激,多用于盆底肌力过低或深处神经根部病变治疗。

6. 盆底激光:微创治疗。通过温热效应刺激胶原再生、纤维重排,使结缔组织(筋膜、韧带)的弹性、韧性恢复,重塑组织结构。同时促进糖原分泌,阴道乳酸杆菌将糖原分解为乳酸,从而改善阴道内环境。也能促进治疗区域小神经、小血管的新生,促进血液循环,同时改善细胞功能和组织代谢功能。因需要较深的组织穿透力,盆底激光多采用不被黑色素、血红蛋白吸收的波长较长的激光,市面上一般为二氧化碳激光、铒激光、钬激光。以二氧化碳激光波长最长,穿透最深,效果最好。由于二氧化碳激光具有切割作用,因此用于私密微整。

7. 人工智能温控射频(AI温控射频)治疗:无创治疗。作用原理和靶组织同盆底激光。优点为比二氧化碳激光穿透更深,治疗深层胶原流失带来的阴道松弛效果更好,恢复私密紧致。同时配有外阴电极,可完成外阴祛黑粉嫩、外阴白斑的治疗;配有腹部电极,可完成淡化妊娠纹、慢性盆腔痛的治疗;射频还可辅助溶脂,达到腹部塑形目的;配有疼痛电极,治疗肌筋膜疼痛。

8. 运动疗法:是指利用器械、徒手或患者自身力量,通过某些运动方式(主动或被动运动等),使患者全身或局部运动功能、感觉功能恢复的训练方法。对于整个机体而言,盆底康复仍为从整体康复抽离出来的局部康复。盆底肛提肌与其他核心肌群的功能也是互相代偿的。整体核心肌群及其附着的结缔组织的恢复才能完整的康复。运动疗法作为核心肌群训练的主要方法,包括手法治疗、悬吊训练、孕产体适能训练、瑜伽、普拉提等。

9. 肌筋膜手法:盆底张力异常分为高张性和低张性。低张性异常临床表现为:松弛、漏尿、盆腔脏器脱垂、性生活不满意或无法达到性高潮等。高张性异常临床表现为:尿潴留、性交痛等。对于盆底低张性异常,肌筋膜手法主要为阻抗训练(力量训练),通过在阴道内施加不同的力量于阴道壁,指导患者阴道收缩抵抗治疗者手指的力量,恢复本体感觉,并逐渐增强盆底肌力;对于盆底张力高张性异常,肌筋膜手法主要为通过推、按、拨、振等方法松解肌肉、筋膜,改善局部微循环,改善组织代谢,从而缓解痉挛,解除疼痛。

盆底功能障碍的防治需对病情进行全面分析,对治疗方法恰当选择,例如,可以将KEGEL训练作为一种女性健身运动;把行为治疗及物理治疗作为轻中度尿失禁的治疗模式。物理康复没有绝对禁忌证,不管症状轻重都可以施行,虽然严重者可选择手术治疗,但术后物理康复仍可进一步巩固疗效。研究显示至少2/3以上的盆底功能障碍患者物理康复后其症状改善率＞50％。一组关于产后42天妇女常规盆底肌肉训练的报告也表明尿失禁、盆腔器官脱垂等大大减少。

盆底康复需要妇科、产科、泌尿科、肛肠科、物理医学康复科等诸多学科专家的共同协作,我国正在进行试点建立盆底功能障碍防治中心三级网的医疗诊治体系;同时,公众教育与康复基本方法的普及也十分重要。在康复方法的应用中,应体现规范化、个体化及人性化的医疗原则和以预防为主的方针。

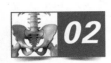

第二节 盆底物理康复的意义和临床应用

一、盆底康复治疗女性盆底功能障碍性疾病的意义

女性的盆底肌肉,像吊床一样,承托和支持着膀胱、子宫、直肠等盆腔脏器,除了使这些盆腔脏器维持正常的解剖位置之外,还参与了控制排尿、控制排便、维持阴道的紧缩度、增加性快感等多项生理活动。

怀孕时,随着胎儿的增大,子宫重量增加,长期压迫骨盆底部,盆底肌肉受压,肌纤维变形,肌张力减退;分娩时,松弛激素释放、产道扩张,造成骨盆不稳定、关节脱位、产道损伤及会阴侧切等;产妇分娩后都存在一定程度的盆底组织损伤,但由于年轻时机体代偿功能较强,故在一定时期内表现多不明显。如盆底肌肉损伤不能及时恢复,则容易引生妇科炎症导致性生活质量下降。在妇女进入更年期后,身体生理功能包括雌激素水平下降,就会出现子宫脱垂、膀胱尿道和直肠膨出、括约肌关闭不全、尿失禁、大便失禁等症状,给这些妇女带来极大痛苦,最后只能采用外科手术治疗。盆底康复治疗是产后早期防治盆底功能障碍的理想方法,研究显示,早期盆底康复治疗对盆底软组织损伤、神经损伤、循环改善、性器官功能恢复等方面具有明显效果,因此,盆底康复治疗能够预防和减少 PFD 的发生,恢复和提高性器官功能,对于提高女性生活质量、促进婚姻稳定和谐具有重要的现实意义。对女性盆底支持组织解剖和基础研究的深入,以及新的观念和理论的建立,使盆底功能障碍性疾病在诊断和治疗上有了飞跃性进步和发展,康复治疗日益成为受广大患者欢迎的治疗方式。

盆底康复治疗的适应证包括:产妇分娩后、各种妇科泌尿的病因引起的盆底功能障碍;盆腹动力异常;其他异常如泌尿生殖道感染、慢性疼痛、体态异常。其成功与否取决于多种因素,包括治疗人员诊断思维能力、治疗质量,患者的依从性和能动性也非常重要。故需要全面掌握康复技术的正确性、有效性和治疗个体化,一般疗程很少超过 30 次治疗。

二、盆底康复治疗女性盆底功能障碍性疾病的应用

物理治疗是康复治疗的主体,它使用包括声、光、冷、热、电、力(运动和压力)等物理因子进行治疗,针对人体局部或全身性的功能障碍或病变,采用侵入/非侵入性、非药物性的治疗来恢复身体原有

的生理功能。物理治疗是现代与传统医学中非常重要的一分子。物理治疗可以分为两大类，一类以功能训练和手法治疗为主要手段，又称为运动治疗或运动疗法；另一类以各种物理因子(声、光、冷、热、电、磁、水等)为主要手段，又称为理疗。

(一)康复治疗的系统检查

1. 询问病史

询问病史应尽可能地全面和详细，同时应该注意如下要点：症状出现的情况和年数、生活方式和卫生方式；症状与异常电生理分析，并通过体检、盆底肌电诊断、盆底功能检测进一步诊断。

2. 体检

正常盆底表现为：会阴中心腱张力性好；肛门反射存在；外阴阴毛分布正常；尿道口无红肿；阴道通畅，黏膜红润，白色分泌物量少，阴道口紧闭；宫颈正常大小，光滑，无赘生物；子宫正常大小，无压痛；附件未扪及异常。

(1)手测肌力：深层Ⅰ类、Ⅱ类肌纤维，正常均为5级；浅层Ⅰ类、Ⅱ类肌纤维，正常均为5级。

(2)视诊：看外阴、可能出现伤痕的状况以及脱垂的情况。

(3)触诊：检测会阴中心腱的张力，并进行 S_1、S_2、S_3、S_4 支配区域皮肤灵敏度，以及阴蒂反射的检查；同时进行盆底肌疼痛评估。

(4)盆底肌肉测试：盆底肌肉的测试结果是整个临床测试的组成部分。在治疗之前、治疗期间和治疗之后进行同样的测试，以便获得盆底肌力的治疗结果。医师用中指和食指钩挂在患者的阴道后穹隆，与盆底肌在分阴位置中敏感性区域内接触，评估盆底深浅层肌的收缩质量。肌力分0~5级，用以确定肌肉力量和疲劳程度。测试分为三步：盆底肌的整体测试，接着左右分开测试肌肉收缩对称性。操作者左手放在病人腹部(监测病人收缩阴道时腹部不用力)，右手中指、食指进入阴道后穹隆，退后约1.5 cm处，5点和7点处，微微用力下压，嘱患者收缩阴道肌肉。

同时还应进行盆底浅层肌肉的检查，浅层肌肉球海绵体肌组成尿道横纹括约肌的一部分。检测手法：检查医师用食指和中指置入患者阴道口内，两手指形成像开口钳子样的手势，这个"钳子"从球海绵体肌中心向两边用等量的力量分开后，让患者收缩海绵体肌以抵抗张开的"钳子"，从肌肉收缩时间和次数评价肌肉收缩质量。

(二)盆底电生理诊断及其临床意义

电诊断是指通过探测、记录和分析神经及其肌肉生物电活动来诊断疾病的一种方法，包括肌电图、神经传导速度和诱发电位，可以分为记录式电诊断和刺激-记录式电诊断两种，肌电图属于前者，使用较多，不需要进行电刺激，而神经传导和诱发电位属于后者，需要在电流刺激的情况下进行记录。盆底检测中使用较多的有肌电图(EMG)、阴部神经传导检测、骶神经反射、皮层体感诱发电位(SEP)、皮层运动诱发电位(MEP)。

1. 肌电图

肌电图是指应用肌肉表面记录电极研究横纹肌的神经肌肉活动，横纹肌去极化产生的电活动由该电极采集、滤过和扩大，并显示在示波器上。目前多采用无创的生物反馈治疗仪和肌电监测系统对患者进行盆底肌电图检查。评估盆底功能障碍的肌电图分为两类：运动学肌电图(k EMG)和运动单元肌电图。

（1）k EMG：主要用于评估某一肌肉有无活性，是盆底功能评估和康复治疗中经常使用的肌电图。其意义有二：一是与尿流动力学和肛门直肠测压等生理学试验联合应用来评估尿道括约肌和肛门括约肌在排尿或排便期间的协调松弛功能，如存在逼尿肌收缩的同时尿道括约肌也收缩的情况，则为逼尿肌和尿道括约肌协同功能失调，进而导致排尿异常和频发的尿失禁；二是在治疗尿、大便失禁的盆底康复训练过程中提供可视的和（或）语音的盆底肌的生物反馈治疗。k EMG 可以通过各种类型具有表面或肌肉内（细针或有线）的电极进行绘制。因盆底肌肉作为一个肌群共同参与盆底收缩，故临床常用表面电极记录所有参与收缩的细胞产生的肌电位总和。

（2）运动单元肌电图：是用于评估肌肉的神经肌肉功能的一项诊断性试验，其能够将正常的肌肉与去神经/神经损伤的肌肉或肌病性肌肉区别开来。常用技术为中央细针电极肌电图（Cn EMG）和单纤维肌电图（Sf EMG）。Cn EMG 是研究盆底低位运动神经元损伤最有价值的工具，但其特殊的设备和专业性而使其应用受到限制。

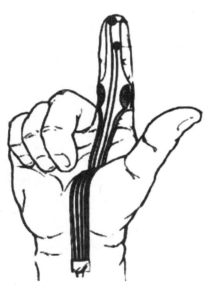

图 1-6-1 St Mark's 电极

2. 阴部神经传导检测

最有代表性的检测方法为阴部神经末端运动潜伏期（pudendal nerve terminal motor latency, PNTML）检测，是盆底疾病诊治中最常用的电生理学检测方法。PNTML 检测的是阴部神经中传导最快的运动纤维的传导速度，它不能用来监测疾病的进展过程，但是可以对神经肌肉的完整性进行测量，对盆底功能障碍性疾病有重要的诊断和预后价值。将 St Mark's 电极（图 1-6-1）装置放在食指上并且插入直肠，于坐骨棘水平刺激阴部神经，然后通过 EMG 仪器的指示纸带显示表面电极在肛门外括约肌记录到的反应的潜伏期。

3. 骶神经反射、SEP 及 MEP

主要用来观察反射、诱发电位能否引出及其潜伏期。骶神经反射用来探测外周骶神经反射弧髓鞘和轴突的损害，这对于女性来讲尤其有意义。SEP和 MEP 分别用来客观评估感觉通路和运动通路的完整性。然而，对结果的解释必须结合临床，潜伏期正常的反应并不能排除出现病变的可能性，潜伏期异常的反应也不一定就具有临床意义。

4. 电生理诊断在盆底疾病中的临床意义

低频电诊断可以对盆底肌肉及其神经支配进行检测，发现盆底功能障碍性疾病的病因，为其诊断和治疗提供依据。

（1）尿失禁：尿道括约肌和盆底肌及其神经支配的损伤是压力性尿失禁的主要原因，它们收缩缓慢及收缩力下降导致膀胱内压大于尿道内压，出现尿失禁。神经电生理检测显示，尿失禁患者 PNTML 显著延长；尿道括约肌运动单位电位（MUP）时限缩短，波幅降低，呈多相电位,并有早募集现象,提示肌源性的损伤;肌电干扰型(IP)异常提示神经源性的损伤。

(2) 盆腔器官脱垂:脱垂患者耻骨尾骨肌的 Sf EMG 显示其纤维密度显著增高,说明支配该肌肉的神经受到损伤并正在恢复中;肛门外括约肌 MUP 的肌电干扰型(IP)分析提示存在神经源性改变。

(3) 大便失禁:大便失禁患者 PNTML 延长;对肛门括约肌的检测显示 Sf EMG 的纤维密度增加,Cn EMG 的 MUP 时限增宽,均提示存在神经源性损害;而且两侧括约肌的神经支配不对称,这种不对称性与肛门外括约肌的功能下降有关。

(4) 便秘:在大便失禁的患者中,30%～66% 有长期的便秘史。有研究使用 Cn EMG 提示便秘患者排便时的 EMG 活性常常高于静息时水平,而正常肛门外括约肌 EMG 活性在排便时往往低于静息时的活性;而且,便秘病史长的患者的纤维密度和阴部神经传导潜伏期都显著增加。

(5) 尿潴留:尿道括约肌出现自发性肌强直样肌电活动为尿潴留发生的主要原因。这种肌电活动表现为复合重复放电和其他有明显减速成分的活动,Sf EMG 分析发现这些复合成分的收缩幅值极低,提示有异常的肌肉至肌肉的传递,即神经冲动(兴奋)旁触传递。故尿潴留的女性患者,必须进行括约肌肌电图检测,这样不仅可以探测到上述异常肌电活动,还可探测出累及 S_2～S_4 节段的下运动神经元损害,后者也可导致逼尿肌收缩以及尿潴留。电生理检查对于尿潴留来讲不仅具有诊断价值,还能对治疗效果进行预后判定。研究发现尿潴留患者经过治疗后其阴部 SEP 潜伏期显著缩短,这说明阴部 SEP 潜伏期可能是尿潴留的预后因素之一。

(三) 低频电诊断在盆底康复中的应用

低频电诊断指的是用 1 000 Hz 以下的电刺激进行诊断。肌电图检查的是下运动单位的电生理状态,并可以记录、显示肌肉活动时产生的电位图形,在盆底康复中具有重要意义:① 了解训练中各肌肉的启动时间、持续时间、协调性、各肌肉的兴奋程度、治疗后肌肉活动变化;② 用于生物反馈,增加运动的选择性和协调性;③ 进行疲劳度分析;④ 判定损害程度和损害部位,指导治疗方案;⑤ 观察康复疗效。

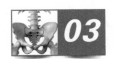
康复疗法包括手工康复疗法、生物反馈（A3 反射、场景生物反馈等）、电刺激、磁刺激、盆底激光、AI 温控射频和其他行为技术。使用康复疗法时，常常联合使用。

一、KEGEL 训练

KEGEL 训练是最传统的非手术治疗方法，1948 年由 Kegel 首次提出。KEGEL 训练能够使患者有意识地对以肛提肌为主的盆底肌肉进行自主性收缩，以加强控尿能力及盆底肌肉力量。

练习步骤：嘱患者做缩紧肛门阴道的动作。每次收紧 3～5 s 后，慢慢放松 3～5 s；逐渐延长收缩持续时间达每次 8～10 s，放松时间与收缩时间相等；连续做 10～15 min，每天 3 次或每天做 150～200 次；4～6 周患者有改善；6～8 周为 1 个疗程；3 个月效果明显。练习时应注意除了肛提肌群，腹部、大腿、臀部均不用力。日常生活中随时可进行练习。研究表明：孕 28 周～产后 6 个月进行 KEGEL 训练可有效增加盆底肌肉张力，预防盆底功能障碍性疾病的发生发展。

练习要点：KEGEL 训练的关键是正确识别盆底肌肉，并进行正确的训练，在收缩盆底肌肉时必须放松腹部和大腿肌肉。但如何能够正确识别盆底肌肉，以下是识别的几种方法：① 排尿中断法：在排尿过程中收缩盆底肌肉以中断排尿，重复数次，直至熟悉如何正确收缩盆底肌肉，但切记不要收缩腹部、大腿和臀部肌肉；② 手指指示法：将手指放入阴道，围绕手指收缩盆底肌肉；③ 生物反馈训练：将电极放置在腹部或阴道，检测盆底肌肉收缩肌电活动；④ 电刺激法：用阴道电极低电压刺激正确肌肉群。

练习时应遵循循序渐进的原则，尤其是初学时，并不是收缩越多效果越好，疲劳容易动摇坚持下去的信心；持续收缩时间延长比同样时间内多次短促的收缩更有效；不当的收缩容易使身体疲劳，而且不能使盆底肌得到有效的锻炼。孕产妇要将该项运动视作日常生活的一部分，像洗脸梳头一样，且要长期坚持。KEGEL 训练能使尿道闭合压升高，使 68% 轻度尿失禁患者明显改善症状以及 13% 重度尿失禁患者明显改善症状。

二、手工康复疗法

手工康复疗法是根据 1948 年 Kegel 所推荐的方法进行锻炼的。建议同其他技术一起使用，但亦可单独使用。手工康复疗法只适合于最初的肌肉锻炼，包括下列阶段。

1. 唤起肌肉知觉：首先，治疗人员将手指按在患者会阴的中心腱上，保持一定的压力，观察中心腱的弹性。建议患者在家里进行上述模仿锻炼,使用一个镜子,患者将手指反复按压在会阴中心腱上。其次,以收缩放松反射方式,医师将中指和食指放在阴道内后穹隆后退 1.5 cm 处 6 点位置,在盆底深层肌肉群的位置,促进肌肉收缩和松弛,以利于肌肉苏醒。

2. 肌肉收缩质量提高:治疗开始,要求盆底肌单独收缩,手触或者肉眼检查腹部或臀部肌肉是否收缩,教会患者盆底肌肉收缩时放松腹部或臀部肌肉。

3. 盆底肌阻抗训练:患者取仰卧截石位,治疗师右手食指和中指伸入患者阴道内按压阴道侧壁,左手轻放于腹部尽量避免患者腹部用力。嘱患者收缩阴道去夹治疗师手指,治疗师按压力度以患者能感知为宜,逐渐增加力度。每次按压 3～5 s,放松 3～5 s。按压和放松时间等长。待患者肌力提升或能够持续收缩达 10 s,也可延长收缩、放松时间至 10 s。可一侧阴道壁做完再做另一侧,或食指和中指分开直接压迫双侧阴道壁,时间共计 10～15 min。

注意事项:① 盆底肌力主要为深层肛提肌肌力。肛提肌从耻骨、髂骨、坐骨到尾骨从两侧包绕阴道,肌腹基本位于阴道两侧。肌肉收缩时肌电值最大者在肌腹处,故盆底评估时,阴道电极募集肌电值的电极片贴近阴道两侧而不是后壁。盆底肌作为一个肌群共同参与收缩,训练时可只做阴道侧壁训练。② 患者肌力极差或为 0,可先进行磁电刺激激活本体感觉,恢复部分肌力。③ 治疗频次为 2～3 次/周,15 次/疗程,1～2 疗程。④ 配合患者家庭训练,KEGEL 训练,3 次/天,10～15 min/次。

4. 腹压增加时的训练:患者盆底肌肉肌力恢复至 4 级以上,可练习不同腹部压力增加情况下(如咳嗽、大笑、按压腹部肌肉等),患者腹部肌肉和盆底肌肉协调收缩,达到患者腹部增压前和增压中,盆底肌均良好收缩,获得肌肉收缩的条件反射。

5. 盆底肌筋膜放松手法:进行治疗之前,要向患者解释治疗的过程及目的,缓解患者紧张情绪,教会患者正确的腹式呼吸,配合手法,达到最佳效果图 1-6-2、图 1-6-3。① 患者取仰卧截石位,V6 点按压 1～2 min;② 延展至提肌板处,左右侧会阴浅-深横肌牵拉或按压,每组 1～2 min;③ 耻尾肌牵拉或按揉 2 min 左右;④ 松解髂尾肌,双侧按揉 2 min 左右;⑤ 松解坐尾肌,双侧按揉 2 min 左右;⑥ 擦、按揉肛提肌腱弓/盆筋膜腱弓处,双侧 2 min;⑦ 转向 2～10 点方向闭孔内肌按揉 2 min,中指深入 6～7 cm 梨状肌处按揉双侧 2 min;⑧ 轻柔阴道前壁旁边 1/11 点方向尿道,左右侧 2～3 min。

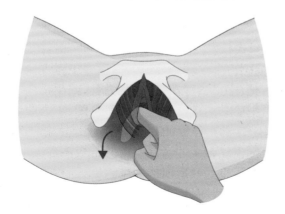

图 1-6-2　牵拉法放松耻骨尾骨肌

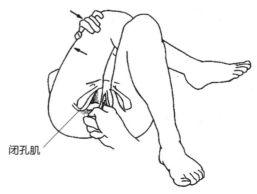

闭孔肌

图 1-6-3　外部辅助拉伸协助闭孔肌的牵拉、按压

注意事项:① 按压可配合腹式呼吸进行,吸气时手放松,呼气时按压。② 做手法时,开

始力度以患者可承受为宜,可逐渐增加力度。③ 做手法时,如果痛点疼痛明显无法忍受按摩,可旁开1 cm按摩,待周围肌筋膜放松,痛点紧张度下降,再进行最痛点的按摩。④ 一侧完全放松后,再做另外一侧。⑤ 手检没有紧张、疼痛的区域可以不做手法。⑥ 治疗总时长以 15~20 min 为宜。⑦ 治疗频次每天或隔天一次,5 次一疗程,1~2 疗程。⑧ 有些间质性膀胱炎患者尿道旁区筋膜压痛,物理疗法(包括手法)治疗效果欠佳,需提前与患者沟通。⑨ 盆底肌筋膜手法治疗并不是一劳永逸的,缓解后有复发可能。

三、膈肌运动(膈肌的被动锻炼)

训练步骤为:吸气—松腹—收腹—呼气—屏住呼吸,腹部不动,继续收腹-扩胸,盆底肌同时收缩,缓慢吐气。反复多次,每天 30 min。

四、盆底康复器(阴道哑铃)

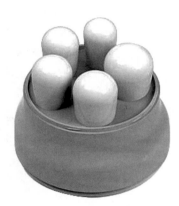

图 1-6-4　阴道哑铃

盆底康复器是 1985 年 Plevnik 介绍的加强盆底肌力的方法,原理是将其放入阴道后,利用圆锥体本身重量的下坠作用,迫使阴道肌肉收缩,以达到盆底肌肉锻炼的目的。具备简单、易行、安全、有效、无副作用等特点,属初级生物反馈。它有五种规格 1~5 号(20 g、32 g、45 g、57 g、68 g),体积一样,质量1~5 号由轻到重(图 1-6-4)。

使用方法:每天 1 次或每周 3 次,每次 10~20 min,将康复器洗净后放入阴道内,由于重力的作用,训练者为了维持康复器在阴道内不掉出来并保持一段时间,必须收缩盆底肌肉,如此反复,盆底肌肉群就得到了锻炼和增强。训练时从 1 号康复器开始,患者收缩盆底肌肉使康复器在阴道内保持 1 min,逐渐延长保持的时间,当患者可以保持 10 min 以上,在咳嗽、大笑、下蹲、走路、爬楼梯、跑步、搬重物等情况下仍不脱出后,可换大一号的继续训练。推荐的方案为每次 15 min,每天一次,持续 3 个月,80%的患者可获成功。

五、生物反馈

生物反馈治疗的概念是 Kegel 在 20 世纪 50 年代将电活动引入 KEGEL 训练时首次提出的,且他发明了第一台阴道压力计。生物反馈是指通过提供反馈信息,指导患者进行正确的盆底肌训练的各种方法。从初级的阴道压力计、阴道康复器、阴道张力计,到生物反馈仪,除盆底康复器外都是通过置于阴道或直肠内,把肌肉活动的信息通过肌电图、压力曲线或其他形式的听觉和视觉信号反馈给患者,并提示正常和异常的盆底肌活动状态,指导正确的盆底肌活动,配合盆底肌训练,达到准确地收缩已松弛了的盆底肌群并形成条件反射,以获得最佳的训练效果。生物反馈能够有效地控制不良的盆底肌肉收缩,并对这种收缩活动进行改进或纠正。因此,生物反馈不仅仅是一种记录,还是一种康复疗法技术。现在的生物反馈类型各异,最常用的是肌肉生物反馈、膀胱生物反馈、A3 反射和场景生物反馈。

1. 肌肉生物反馈:最常用,弥补了手工康复疗法的不足,使用压力治疗电极或肌电治疗电极,进行盆底肌电信号的记录和指导患者盆底肌肉收缩,这些治疗头同时还配有表面电极,可记录腹肌、内收肌等收缩情况。

（1）Ⅰ类纤维:从 3 s 开始训练,收缩 3 s,休息 3 s,逐渐加强,至可达到收缩 30 s,休息 30 s,治疗时间为 10～15 min。

（2）Ⅱ类纤维:从快速收缩 1 次,休息 2～3 倍收缩时间开始,逐渐加强,至可达到快速收缩 10 次,休息时间仍为 2～3 倍收缩时间,治疗时间为 10～15 min。

2. 膀胱生物反馈:带有声音的肌电图观察法,患者盆底肌肉收缩的时候,能够使患者肉眼观察到膀胱收缩的轨迹。该技术具有非常好的生理作用,能够很快调节并控制膀胱反射。

3. 其他生物反馈:如 A3 反射、场景生物反馈等。

（1）A3 反射:黄色模块为设备模拟 A3 反射曲线,波幅 40％为Ⅰ类肌纤维黄色模块基础上,有一个 60％～70％为ⅡA 类纤维模拟黄色模块。

（2）生物场景反射:黄色模块为设备模拟场景反射曲线,波幅 40％为Ⅰ类肌纤维黄色模块基础上,从 80％到 60％为不断下降的ⅡA 和ⅡB 类纤维模拟黄色模块。

六、电刺激治疗

1. 电刺激的生理学特性

低频电刺激是指通过低频电流反复刺激盆底肌肉,以增加盆底肌肉收缩力,并通过神经反射,降低膀胱活动度来达到改善症状的目的。肌肉刺激有感觉水平的刺激和运动水平的刺激,但不间断的刺激可导致肌肉的疲劳,故调整刺激及间断时间是保证肌肉安全的重要措施,否则就会带来有害水平的刺激。低频电流的频率是指 1 000 Hz 以下的电流刺激,低频电流的生理学特征为:对于运动神经,1～10 Hz 的频率可以引起肌肉的单个收缩,20～30 Hz 可以引起肌肉的不完全强直收缩,50 Hz 可以引起肌肉的完全强直收缩;对于感觉神经,50 Hz 可以引起明显的震颤感,10～20 Hz 特别是 10 Hz 左右的频率可以产生镇痛和中枢神经的镇静作用;对于自主神经,1～10 Hz 的频率可以兴奋交感神经,10～50 Hz 可以兴奋迷走神经。而哺乳类动物运动神经的绝对不应期多在 1 ms 左右,为了引起肌

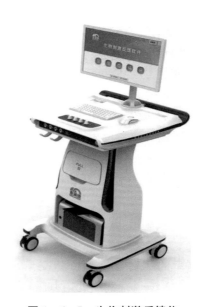

图 1 - 6 - 5　生物刺激反馈仪

肉收缩运动,只能每隔 1 ms 给予一次刺激。对于盆底肌的训练和治疗,临床应用的机制为:放置于腹部或阴道的电极通过不同频率的低频电流刺激,强化整个盆底肌群,另外矩形脉冲电流刺激盆底肌(特别是肛提肌)的支配神经,经神经反射增强盆底肌的收缩。盆底深层电刺激可通过阴道治疗头起到治疗目的,增强盆底肌肉张力。浅层肌肉电刺激可分别通过阴道治疗头和外阴表面电极达到治疗目的。

2. 电刺激的治疗参数

电刺激能够提供与患者不同的盆底功能障碍病理和发生机制相适宜的有效的电流参数。

不同盆底肌肉的电刺激:① Ⅰ类肌纤维的电刺激:电刺激频率为 8～32 Hz,脉宽为 320～740 μs,休息时间(R)＝工作时间(T);治疗时间 10～15 min。在腹部压力增大时,

Ⅰ类肌纤维肌肉收缩,增强盆底肌肉张力,对盆底提供反射性保护。② ⅡA类纤维:电刺激频率为20～50 Hz,脉宽为160～320 μs,$R=2T$,治疗时间为10～15 min。③ ⅡB类纤维:电刺激频率为40～80 Hz,脉宽为20～160 μs,$R=3T$,治疗时间为10～15 min;④ 肌肉萎缩、性激素水平下降、患者不会收缩盆底肌肉:电刺激参数,低频频率为20 Hz,脉宽为500 μs,$R=T$,总时间为10～25 min。

对植物神经的电刺激:① 兴奋交感神经,抑制副交感神经:1～10 Hz, 200 μs;② 兴奋迷走神经:20～40 Hz,200～300 μs;③ 抑制交感神经:100～250 Hz。

对感觉神经的电刺激:50～100 Hz,100 μs 阻断痛觉传导,50 Hz 有明显震颤感。

对于血管:10～20 Hz,200～250 μs 提高血管张力,改善静脉功能;50～100 Hz,100～200 μs,扩张血管,改善局部血液循环

3. 电刺激的类别

(1) 唤起肌肉本体感受器:先进行盆底肌肉肌力等电诊断,如果盆底肌力为 0 级,需要电刺激唤醒肌肉本体感受器,应用神经肌肉刺激仪器进行电刺激 10～20 min。治疗分四个阶段循环进行:低频电脉冲刺激盆底肌肉,伴或不伴盆底肌肉自主收缩—休息—生物反馈自主收缩(在肌电图模拟模块指导下)—休息(不断进行上述循环 10～20 min)。

(2) 膀胱电刺激:根据 Mahonyetcoil 的分类,充盈和排尿阶段具有 12 个反射。① 膀胱储存和充盈阶段:四个反射 Al、A2、A3、A4;② 排尿启动阶段:两个反射 Bl、B2;③ 膀胱排尿阶段:五个反射 Cl、C2、C3、C4、C5;④ 排尿停止阶段:一个反射 D1,既是结束收缩阶段,又是返回充盈阶段。Mahcmy 描述的 A3 反射,指的是盆底肌肉收缩,可引起膀胱再次充盈。用电刺激模拟这种反射原理,某一频率的电刺激刺激盆底肌肉,能反射性使膀胱肌肉收缩抑制,以逐步得到膀胱再次的充盈。在膀胱不稳定尿失禁的康复疗法中,用长方形双相电流,调整好电流频率、脉宽、时间、肌纤维类型等参数,使用阴道内方法进行电刺激,可获得非常好的治疗效果。不能使用阴道治疗头患者(如儿童、老年人、不能耐受者等),可以使用外部电刺激的方法,即干扰电流。使用四个皮肤电极,特定频率的电流,四个电极间可以产生两股交叉电流,两个电极放置在腹股沟上方,两个放在大腿内收肌的位置。其原理是使用相同频率的两股交叉电流时,交叉区域可以提供 5～10 Hz 的低频交叉电流。

(3) 尿道括约肌的电刺激:由于快速反应需要,尿道横纹括约肌大部分为 Ⅱ 类肌纤维。神经肌肉刺激治疗仪的电流变化能对 Ⅰ 和 Ⅱ 类肌纤维分别进行电刺激治疗,效果更明显,常用的电流是去极化的长方形两相电流。

(4) 功能性低频电刺激治疗(FES):它是一种被动的盆底康复功能方法。应用电刺激盆底肌肉或神经,可直接诱导治疗性的反应或者调节盆底功能。FES 可选用皮肤电极、阴道和直肠腔内电极、置于神经根处电极或皮下植入性电极等进行不同路径、不同机制的电刺激治疗。

皮肤电极适用于儿童及老年妇女等不宜使用腔内电极的患者;阴道和直肠腔内电极适用于盆底肌肉损伤、萎缩、瘢痕、阴道内神经损伤、阴道内疼痛及痉挛者;而神经根处电极或皮下植入性电极则适用于下运动神经元损伤者。

疗程:疗程从单次到数次不等,中位数为每天 1～2 次,持续 8～12 周,不超过 6 个月。治疗结束后要对患者进行随访,了解电生理参数、阴道张力、体检、患者的自我评价,综合判断治疗效果。

疗效:低频电刺激联合生物反馈治疗可明显提高疗效。

（5）止痛：TENS 电流、局部麻醉、电刺激释放内啡肽。用于痛经、分娩痛、产后子宫复旧疼痛、手术瘢痕疼痛、性交疼痛、盆腔慢性疼痛、乳胀痛、肩周炎、腰肌劳损等。

（6）平滑肌电刺激：下肢静脉栓塞的预防和治疗、尿潴留治疗、消除乳胀、通过刺激血管平滑肌收缩和松弛,增加盆底阴道、子宫内膜和子宫肌肉的血液循环,增加组织营养,加速组织修复和生理功能恢复。

（7）神经电刺激：放松、止痛、脂肪细胞脂肪酶分解。

（8）其他电刺激：风湿病、痛风、皮肤病、肌肉痉挛、美容、无菌性炎症等。

七、功能磁刺激治疗

1. 功能磁刺激的生理学特性

功能磁刺激可提高盆底区域神经的兴奋性,改善组织功能。一个变化的磁场将引起所在区域内电子的流动进而导致临近神经的可控去极化,出现神经冲动。这种去极化会向神经末端传导到运动终板和肌肉组织。去极化同样也能发生在感觉神经和调节局部血流的自主神经中。当感应电流超过组织的兴奋阈值时,引起细胞膜局部去极化,使组织兴奋。神经功能的增强促进了局部组织血液循环并改善了组织功能。盆底肌肉在脉冲磁场作用下收缩与舒张,产生锻炼效果,这个过程类似于被动的 KEGEL 盆底训练方式。功能磁刺激使用的刺激强度为 4.0～7.0T,刺激频率为 0.01～100 Hz,15 min 至少可以产生 2 000～6 000 次肌肉收缩,盆底肌肉运动能够对相应盆底区域组织功能产生良好的作用。因磁刺激作用深度 7～8 cm 无衰减,患者可无须脱去衣物即可进行非侵入治疗。图 1-6-6 为功能磁刺激治疗仪。

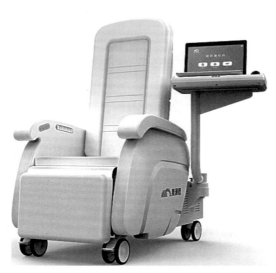

图 1-6-6　功能磁刺激治疗仪

2. 功能磁刺激的应用范围

功能磁刺激能够提供与患者不同的盆底功能障碍病理和发生机制相适宜的有效参数。刺激频率同电刺激,无脉宽设置,强度因人而异。禁忌证同电刺激,强调体内有金属异物者绝对禁忌。

八、激光、AI 温控射频治疗

1. 激光、射频的生理学特性

临床上盆底激光与射频治疗均通过温热效应发挥作用。① 用于阴道黏膜层,黏膜褶皱增多,阴道壁弹性和厚度得到改善;促进糖原分泌,阴道乳酸杆菌将糖原分解为乳酸,调节 pH,从而改善阴道内环境。② 作用于肌层,肌层结缔组织胶原不断再生,小神经、小血管新生,改善炎性因子及疼痛诱发因子的代谢,改善组织代谢和细胞功能,改善平滑肌功能。③ 作用于纤维组织膜,缓解筋膜韧带紧张和痉挛,刺激结缔组织中成纤维细胞分泌胶原,胶原蛋白再生及纤维重排改善结缔组织弹性和强度,重塑组织结构,增强盆底肌的协同工作能力。温度是决定疗效的重要指标,40~45 ℃有效刺激成纤维细胞分泌胶原蛋白,>60 ℃则会引起组织损伤,故射频治疗仪(图 1-6-7)均采用 AI 温控模式提高临床安全性。

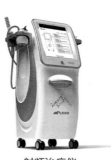
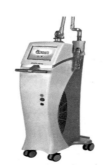

射频治疗仪　　　　　菲蜜丽（CO_2 激光治疗仪）

图 1-6-7　射频治疗仪和 CO_2 激光治疗仪

2. 激光、射频刺激的应用范围

激光和射频的内阴模块适应证、禁忌证均与功能磁刺激治疗相同,射频增加了腹部模块、外阴模块、疼痛模块。妊娠纹为纤维断裂所致,故腹部电极可使纤维化的白色妊娠纹淡化,断裂不久的红色妊娠纹淡化甚至消失;辅助溶脂可配合运动训练进行腹部塑形;深部温热穿透及局部微循环改善可治疗包含痛经在内的慢性盆腔痛。外阴电极主要用于外阴口闭合不全、外阴祛黑、粉嫩及外阴营养不良性病变。外阴硬化性苔藓的病因主要为黏膜营养缺乏、激素分泌减退、局部刺激、感染因素、炎症反应、遗传因素、自身免疫因素、细胞增殖变化、氧化与抗氧化的失衡、心理因素和其他神经系统功能异常。射频的深部温热穿透及局部微循环改善效果亦可作用于真皮内微血管和神经末梢,使皮肤色泽改变,神经末梢组织不再异常兴奋,外阴不再出现瘙痒。疼痛电极同理处理肌筋膜疼痛,因其长柄的外观设计,可处理阴道内手法难操作的深部部位且疗效更佳。

九、行为技术

记录排尿日记,养成良好的排尿习惯。

十、放松和其他行为技术

在膀胱不稳定性尿失禁中,有时存在一种心理压力因素。使用放松电刺激,能够改善疗效。

十一、组合的全部技术

康复疗法的观念也在不断发生变化,向着整体康复方向发展。骨盆盆底肌肉承托力的变化与盆底-腹部-膈肌间的平衡有一定的关系,治疗计划方案,根据患者情况,由医师确定是否使用整体康复技术。临床上经常采用几种疗法的联合治疗。

(一)电刺激/磁刺激联合生物反馈治疗的个体化应用原则

个体化原则是指医师根据患者的病因、发病机制、电生理的改变、治疗需求、依从性等综合因素制订治疗方案。个体化内容包括治疗方法、设备参数、治疗时机、疗程和注意事项等。盆底肌肉属于横纹肌,每一肌肉去极化阈值不同,采用神经肌肉电刺激设备进行电刺激时,须对患者制订个体化电刺激参数,这些刺激参数选择包括:类型、波形、频率 $1\sim2\,000$ Hz、脉宽 $0\sim2\,000\,\mu s$、强度 $0\sim100$ mA、时间 $1\sim1\,439$ min。医师根据诊断,制订个体化程序方案:包括电刺激、生物反馈、场景生物反馈的个体方案。以电刺激为例表现在以下几个方面。

1. 电刺激治疗的个体化方案原则

(1)盆底深层肌肉Ⅰ类肌纤维肌力下降:临床表现为阴道松弛、子宫等盆腔脏器脱垂、体位性漏尿。

电刺激参数:低频频率为 $8\sim33$ Hz,脉宽为 $320\sim740\,\mu s$,$R=T$,总时间为 15 min。

(2)盆底深层肌肉Ⅱ类肌纤维肌力下降:临床表现为咳嗽、大笑、运动等有身体动作时漏尿。

电刺激参数:ⅡA 类肌纤维,低频频率为 $20\sim50$ Hz,脉宽为 $160\sim320\,\mu s$,$R=2T$。ⅡB 类肌纤维,低频频率为 $40\sim80$ Hz,脉宽为 $20\sim160\,\mu s$,$R=3T$,总时间为 $10\sim15$ min。

(3)盆底浅层肌肉Ⅰ类肌纤维肌力下降:临床表现为阴道口松弛、性功能障碍、反复泌尿系感染、尿急。

电刺激参数:低频频率为 $8\sim33$ Hz,脉宽为 $320\sim740\,\mu s$,$R=T$,总时间为 $15\sim20$ min。

(4)盆底深层肌肉Ⅰ类肌纤维疲劳度增加:临床表现为膀胱充满时无法憋尿。

电刺激参数:低频频率为 $8\sim33$ Hz,脉宽为 $320\sim740\,\mu s$,$R=T$,总时间为 $15\sim20$ min。

(5)盆底深层肌肉Ⅱ类肌纤维疲劳度增加:临床表现为连续咳嗽、职业运动、跳舞等有身体反复动作时漏尿。

电刺激参数:ⅡA 类肌纤维,频率为 $20\sim50$ Hz,脉宽为 $160\sim320\,\mu s$,$R=2T$,总时间为 $10\sim15$ min。ⅡB 类肌纤维,频率为 $40\sim80$ Hz,脉宽为 $20\sim160\,\mu s$,$R=3T$,总时间为 $10\sim15$ min。

(6)盆底浅层肌肉Ⅰ类肌纤维疲劳度增加:临床表现为性高潮缺乏、性生活后易患泌尿系感染。

电刺激参数:低频频率为 $8\sim33$ Hz,脉宽为 $320\sim740\,\mu s$,$R=T$,总时间为 $10\sim20$ min。

(7)肌肉萎缩、性激素水平下降、患者不会收缩盆底肌肉。

电刺激参数:低频频率为 20 Hz,脉宽为 $500\,\mu s$,$R=T$,20 min,总时间为 $10\sim25$ min。

2. 场景生物反馈的个体化方案原则

(1)盆底支持系统功能障碍:① 主动支持系统功能障碍:表现为盆底肌收缩异常,采用电刺激和初级的康复器训练以提高盆底肌收缩质量和数量;② 被动支持系统功能障碍:表现为盆底筋膜损伤、纤维化、粘连及瘢痕,采用电刺激＋生物反馈的整体训练方法。③ 混合支持系统功能障碍:表现为肥胖、孕期脊椎异常前凸或后凸、尾骨骨折、腰骶部神经损伤等,应采用病因治疗及盆-腹协调性生物反馈训练。

(2) 肌电图异常:① 盆底肌肉肌力下降:选择电刺激及提高Ⅰ类或Ⅱ类肌纤维肌力的生物反馈治疗;② 盆底肌肉疲劳度增加:选择提高Ⅰ类或Ⅱ类肌纤维肌肉疲劳度的生物反馈治疗。

(3) 阴道压力及张力异常:① 阴道压力异常:选择提高阴道压力的生物反馈治疗;② 阴道张力异常:选择提高阴道张力的生物反馈治疗。

(4) 场景反射异常:① 当突发动作而盆底肌肉无法快速反应时,选择 A3 反射;② 腹压突然增加时,腹部盆底肌肉出现不协调收缩,应选择盆腹肌协调训练;③ 当跑步、跳跃发生盆腹腔脏器上下快速移动,盆底肌肉不能有效收缩时,应在Ⅱ、Ⅳ类肌纤维训练达Ⅳ级后,进行场景训练;④ 根据不同的职业,选择相应的职业场景训练。

(二)电刺激联合生物反馈的治疗步骤

1. 首先解决患者的症状:电刺激 1～2 次,治疗有效的关键是分清是Ⅰ类还是Ⅱ类肌纤维受损。

将环状电极治疗头放置在阴道内,正确选择设备中的电刺激程序,根据患者感觉,调整电流强度,然后逐渐加大电流强度,询问患者阴道内治疗头是否有向头部和耻骨方向移动的感觉。当电刺激无效时,将电刺激电流调回到 0 mA 后,再调整电流的脉宽,逐渐加大,询问患者阴道内治疗头是否有向头部和耻骨方向移动的感觉,有效后,调整电流强度到最佳肌肉收缩状态。如果仍然无有效的电刺激,那么将电刺激电流调回到 0 mA 后,再调整电刺激的脉宽到初始状态,调整电刺激的频率,逐渐加大,询问患者阴道内治疗头是否有向头部和耻骨方向移动的感觉,有效后,调整电流强度到肌肉最佳收缩状态。至此,完成了该患者个体化电刺激参数的设计、创建和贮存。

电刺激有效标准:电流不超过 50 mA,患者盆底肌肉收缩,无肌肉疼痛,患者阴道内治疗头有向头部和耻骨方向移动的感觉。

电刺激无效标准:电流超过 50 mA,患者无盆底肌肉收缩或感到肌肉部位疼痛,且患者阴道内治疗头无向头部和耻骨方向移动的感觉。

2. 盆底肌肉的Ⅰ类和Ⅱ类肌纤维肌力达到Ⅳ级以上时,个体化的条件电刺激＋生物反馈＋家庭盆底康复器联合方案为首选。

3. 场景生物反馈:Ⅳ级肌力以上者,每周治疗 2 次。治疗有效的关键是每次反馈正确按时完成。症状缓解率为 90%,肌力达Ⅴ级,建立自己的生物反馈,不容易复发。

场景生物反馈的创建步骤:将环状电极放置于阴道内,根据患者症状出现的场景选择设备中合适的反馈程序,复制设备中拟定的场景反馈程序,并根据该场景生物反馈程序要求的盆底肌的肌力、疲劳度、治疗与休息时间、最大电压值、反馈模块的坡度难易程度,结合患者的个体条件,进行必要的修正或创建一个适合该患者个体化的有效的治疗方案。

建议:

(1) 突发动作时无法快速反应而导致漏尿:选择 A3 反射 2 次。

(2) 腹压突然增加或站立位等体位变化或性生活时漏尿:用腹部盆底肌肉协调收缩生

物反馈,选择 8 通道双屏显示,先腹部收缩 0.5 s 后盆底肌肉协调收缩反馈 2 次,咳嗽或站立体位或运动下的漏尿,场景生物反馈 2 次。

(3) 孕期、分娩、脊椎前凸或后凸、盆腹腔手术后漏尿:选择 8 通道多屏显示,最大尿道闭合压反馈 2 次;腹部肌肉增强电刺激＋生物反馈 2 次;腰肌放松电刺激 2 次;背肌收缩电刺激 2 次;腹部瘢痕松解软化 10 次。

(4) 跑步、跳跃等时漏尿:选择 8 通道双屏幕显示,Ⅱ类肌纤维反馈 2 次;跑步、跳跃等,患者在这种体位或运动下的漏尿,盆底肌肉收缩 0.5 s 后腹部肌肉收缩生物反馈 2 次。

(5) 性激素缺乏轻重不同的漏尿:选择 8 通道双屏幕示,Ⅰ类肌纤维反馈 6 次,个体化场景反馈 6 次。

4. 治疗要点

(1) 用低频电刺激增加肌肉纤维数量(肌电位到 20 μV 以上),提高肌肉本体感受器敏感性,改善肌肉盆腔组织内环境(血液循环、性激素下降、神经受损、肌肉纤维化等)。

(2) 加强盆底深层Ⅰ类和Ⅱ类肌纤维肌力,使其恢复到Ⅳ级以上、疲劳度不低于－1%。

(3) 盆腹肌肉协调收缩能力训练(卧位、站立位),以保证在运动时盆底肌肉的张力和阴道压力。

(4) 治疗病因(结构破坏、阴道张力功能异常、神经功能损伤等)及消除诱因(肥胖、咳嗽、盆腹手术、便秘等)。

(5) 恢复盆腹动力学:腹部和阴道侧切瘢痕、手术后盆腹腔脏器间粘连,是盆底功能障碍性疾病容易复发的重要原因。而由于手术后的脏器粘连或组织破坏的不可避免性,故只能尽量在手术分娩和盆腹手术时减少对组织的破坏。还需对腹肌分离、体态体姿异常、盆腹肌肉收缩的不协调进行纠正和治疗。

(6) 治疗盆底肌肉结构、神经电生理异常、代谢异常、生物反馈不佳等。

5. 适应证

(1) 各种妇科泌尿系统的病因引起的轻中度患者盆底功能障碍,包括阴道松弛、阴道痉挛、性生活不满意、轻中度子宫脱垂、阴道膨出、各种尿失禁、反复阴道炎、尿路感染患者非急性期等。

(2) 产后妇女的常规盆底康复训练以及有产褥期症状者(腰背痛、腹痛、尿潴留、乳胀、耻骨联合分离等)。

(3) 盆-腹-脏器平衡失调。

(4) 肛门直肠功能紊乱。

(5) 性功能障碍。

(6) 不能耐受手术、等待手术和不愿意接受手术的患者。

(7) 其他:如慢性疼痛、体态异常等。

6. 禁忌证

(1) 盆底肌肉完全去神经化(不反应)。

(2) 痴呆、不稳定癫痫发作。

(3) 怀孕或计划 /准备怀孕。

(4) 直肠出血。

（5）活动性感染（泌尿系或阴道）。

（6）产后恶露未干净或月经期：禁止阴道局部治疗。

（7）戴心脏起搏器的患者。

（8）有手术瘢痕裂开风险者。

（9）体内有金属留置物者。

（10）单纯生物反馈治疗无绝对禁忌证。

（三）磁电刺激＋生物反馈＋盆底激光/射频的联合治疗

低频电刺激、磁刺激主要作用在肌肉上，引起肌肉的被动收缩，增加盆底肌的肌力和耐力；激光、射频主要作用在结缔组织上，恢复盆底筋膜韧带的弹性、韧性。对于盆底疾病的高发年龄 45～55 岁来说，患者大多不是盆底肌的单纯损伤，临床应用磁电刺激＋生物反馈＋盆底激光/射频的联合治疗，完善了盆底整体康复肌肉＋结缔组织的修复。

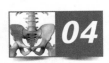

第四节
盆底康复
治疗总则

1. 定期讨论贯彻医院的质量方针和落实质量目标、质量指标。

2. 凡需盆底康复治疗者，由医师确定治疗方案与疗程，再由康复治疗师执行治疗方案。

3. 严格执行查对制度和技术操作规程。

4. 盆底康复治疗工作人员应经常与病人沟通交流，了解病情，观察疗效，介绍康复治疗方法、作用及注意事项，更好地发挥康复治疗作用。

5. 初次进行治疗的病人应仔细进行初次综合评估（盆底肌评估＋体态运动评估，必要时进行尿动力学检查等），明确诊断并确立个体化治疗方案。治疗前实验室检查排除禁忌证，交代注意事项；治疗中细心观察，病人出现不适及时通知医师；治疗后认真记录。

6. 盆底肌康复训练要点

（1）学习识别并有意识地控制盆底肌。

（2）掌握正确的盆底肌收缩方法（避免腹肌收缩）。

（3）根据盆底肌损伤情况（肌纤维受损的程度和类型）进行有针对性的训练，原则上先进行Ⅰ类肌训练再行Ⅱ类肌训练。

（4）在医生和治疗医师的指导下，应用综合技术进行训练。KEGEL 训练贯穿盆底康复治疗始终。

7. 同病异治，异病同治原则。治疗根据疾病发病机制制订治疗方案。同一种病，发病机制不同，治疗方案也不同；不同疾病，发病机制相同，治疗方案就相同。

8. 对于有合并症、并发症的盆底疾病，优先处理易于解决的问题。

9. 疗程中期评估，了解治疗效果，必要时更改治疗方案。

10. 疗程结束后再次评估。根据病人主观症状和客观标准的变化来评价疗效。决定进一步处理方案。终止治疗后一个月、三个月最好复测盆底功能,以后每年定期体检。

11. 磁电刺激每次治疗 20～30 min,每星期 2～3 次,每疗程 10～15 次,必要时需要强化治疗;盆底激光每次治疗 20～25 min,每月 1 次,每疗程 3～5 次;射频(内阴)每次治疗 25 min,15～30 天 1 次,每疗程 5 次;射频(腹部、外阴)每次治疗 25 min,10～15 天 1 次,每疗程 10 次。

12. 疗程期间及结束后需应用盆底肌康复器进行家庭锻炼,以巩固治疗效果。

13. 进行运动疗法时,应掌握好适应证,循序渐进,在治疗时要因人而异、因病而异。在运动疗法实施后,要定时评定,了解运动处方是否合适,及时调整。

14. 下班后清点所有康复器械并切断设备电源。治疗中病员不得私自使用治疗师安排之外的设备。

15. 爱护康复治疗设备,使用前检查,使用后擦拭,定期检查维修。

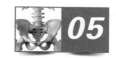

目前盆底功能物理康复治疗在国内属于消费性医疗,不同性质的医疗机构、非医疗机构都有参与,水平参差不齐,评估流程无统一标准,疗效亦有差距。规范评估流程及康复治疗操作势在必行。不同协会针对不同设备及不同评估方法给出建议,这里给出的是笔者所在医院的执行规范。

第五节 盆底功能评估、盆底疾病诊治、转诊流程

一、盆底功能评估流程

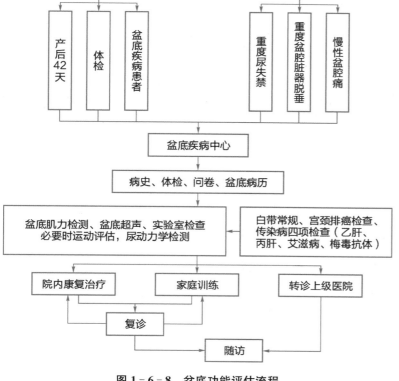

图 1 - 6 - 8　盆底功能评估流程

二、盆底疾病诊治流程

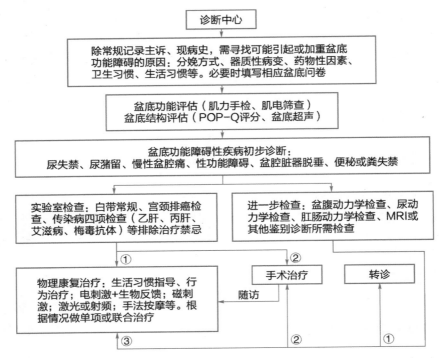

图 1-6-9 盆底疾病诊治流程

三、盆底疾病转诊流程

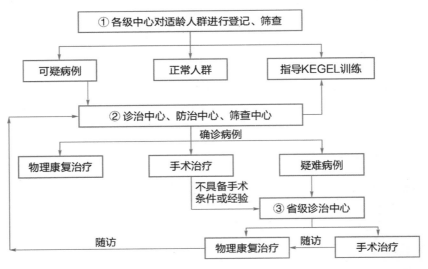

图 1-6-10 盆底疾病转诊流程

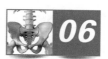

一、盆底肌肉康复器操作规范

1. 使用前将康复器用清水清洗、碘伏消毒,再用干毛巾擦拭、温水润湿后使用。

2. 采取半仰卧位,缓慢将康复器头部放入阴道,头部尾端距阴道口 2 cm 左右,收缩盆底肌肉,感觉到康复器上升,表明放置正确。

3. 站立起来,保持住康复器,使之不脱落,尽可能保持 15 min 左右,也可尝试蹲姿、坐姿、行走、爬楼梯等方式训练。

4. 训练完毕后,仔细清洗康复器,擦干后放入盒内备用。

5. 首次使用,从 1 号康复器开始,训练 7～15 天,待可以轻松完成训练后,选择 2 号进行训练,逐步更换至 5 号。更换大一号的康复器后如出现脱落,则退回前一次的康复器继续训练。

6. 每天早晚两次,每次 15～20 min。

二、电刺激及生物反馈操作规范

(一)电刺激操作步骤

开机后录入患者信息,既往患者从信息栏患者列表中选中患者。

1. 将 A 通道连接阴道电极,用生理盐水润湿阴道电极或在电极头部涂抹少量的导电膏,放进患者阴道内,然后选择需要的电刺激治疗方案,调节电流强度至患者适合的强度开始治疗。

2. 骶神经反射存在前提下,如果电流强度调至"50 mA"患者还无感觉时,排除外界原因(如连线未连好)后,建议先进行盆底肌的磁刺激或射频治疗。

(二)生物反馈操作步骤

A 通道连接阴道电极,用生理盐水润湿阴道电极或在电极头部涂抹少量的导电膏,放进患者阴道内,参考电极贴于一侧的髂前上棘。B 通道连接粘胶电极片,贴在腹直肌上,参考电极贴于另一侧的髂前上棘。然后选择需要的生物反馈方案,进行治疗。

(三)磁刺激操作规范

开机后录入患者信息,既往患者可从信息栏患者列表中选择。

1. 治疗模式选择

磁刺激治疗分为标准模式、复合模式、TBS 模式。临床建议在复合模式下选择治疗方案进入治疗界面。

2. 体位调节

(1)执行盆底肌刺激方案时,体位调节至脚踏水平,双腿伸直,靠背调节到垂直;刺激会阴有"敲打状"感觉,根据患者感觉定位,腾挪位置双侧强度感觉一致。

（2）执行骶神经刺激方案时，脚踏调平，靠背调节到最后；初步定位肚脐与图中标记的从左往右数第三个刻度位置对齐。刺激 S2～S4 臀部有风箱跳动反射，根据诱发反射精准定位，腾挪位置双侧强度感觉一致。

3. 磁刺激强度调节

初次治疗以患者感觉为主，无法耐受不再增加强度。如果可以耐受，但患者已出现神经反射，那么不再增加强度。5 Hz 以上频率，从磁场强度的 15% 开始调节；1 Hz 频率，从磁场强度的 25% 开始调节。

（四）盆底激光的操作规范（以菲蜜丽 CO_2 激光为代表）

1. 用阴道窥器打开阴道，观察黏膜及皱襞情况，设置参数给予个性化的治疗方案。
2. 根据检查选择治疗模式，进行仪器的能量调节。
3. 消毒外阴及阴道。
4. 对疼痛耐受度差的人进行局麻。
5. 安装一次性激光套管，开始操作。
6. 操作时激光套管由深至浅，旋转式作用于阴道黏膜。
7. 根据具体情况在操作过程中调节仪器功率。
8. 重复进行 3 遍操作，结束治疗。

操作注意事项：

1. 做好妇科检查，操作前需医生提前面诊。
2. 操作避开生理期和怀孕哺乳期。
3. 操作后 3 天内避免剧烈运动、负重、游泳。
4. 操作后一周内不建议发生性行为。
5. 操作后应补水、多吃高纤维的果蔬。
6. 操作后当天可以正常洗澡，注意不要阴道内冲洗即可，注意外阴清洁。
7. 操作后有可能出现分泌物增加，属于阴道黏膜对激光的应激反应。但如有阴道炎发生时应找医生就诊。

（五）AI 温控射频操作规范

1. 连接电源线，安装手柄及治疗头。
2. 内外阴清洁、消毒。
3. 于患者腰臀处放置电极板。
4. 调节治疗模式与参数。
5. 治疗头均匀涂抹无菌凝胶。

（1）内阴、疼痛模式：持手柄将阴道电极缓慢放入阴道内，采用单双极联合模式分别在 4，8，12 点各进行 5 min 治疗，脚踏控制能量输出，功率为 35～45 W，温度为 42～45 ℃。

（2）外阴模式：治疗头垂直紧贴皮肤缓慢滑动在大小阴唇、会阴体、腹股沟、阴阜处，脚踏控制能量输出，功率为 10～20 W，温度为 38～42 ℃，共计 20 min。

（3）腹部模式：腹部电极垂直紧贴腹部皮肤缓慢滑动。每区域 2～3 min 换区，共计 30 min。脚踏控制能量输出，功率为 35～45 W，温度为 40～42 ℃，共计 20 min。

操作注意事项：治疗过程中时刻注意患者感受，调整功率和温度，原则不超过 50 ℃。治疗后注意补水。个别患者治疗后出现阴道干涩可使用维 E 乳膏或雌激素软膏。

第七章
超声技术在妇科临床及盆底-孕产康复的应用

医学演进过程历经了致力于生存(19世纪)、致力于救命(20世纪前期)、致力于维生(20世纪后期)和致力于预防(21世纪)四个阶段,预防保健和康复医学越来越受到重视。外科手术的发展也呈现出了大创、微创甚至无创的趋势。现代医学之父,加拿大著名医学家、教育家威廉·奥斯勒曾说过,伤害人体的疾病需要对人体伤害更小的治疗方法。

单独将超声技术列为一个章节,是因为超声治疗可精准控制温度和深度,通过机械效应、空化效应、热效应对受损软组织及肿瘤组织产生一系列生物、化学交互作用,达到不同治疗目的。目前超声治疗适应证已达190余种,在精准性、安全性、广泛性上较传统治疗都是一场技术革命。

声波是物体机械振动状态(或能量)的传播形式,可闻波频率在16~20 kHz之间,人类听不见的频率高于20 kHz的声波称为超声波。超声波具有良好的组织穿透性、方向性和能量沉积性。大家熟知的用于临床影像诊断的超声波为平行超声波,频率为3.5~5.0 MHz;用于治疗的超声波为聚焦超声波,频率为1~3 MHz;也有超声美容、洁牙等日常生活用的超声波,频率为20 kHz~1 MHz。

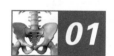

第一节
超声技术
原理

聚焦超声的工作原理:通过特制的换能器将高频电能转化为声能并聚焦,利用超声波在生物组织产生的机械效应、空化效应、热效应等生物学效应达到治疗目的。

一、机械效应

超声在介质中传播是由反射而产生的机械效应。超声振动可引起组织细胞内物质运动,可以改变细胞膜的通透性,刺激细胞半透膜的弥散过程,从而增强渗透,提高代谢,可加速血液和淋巴循环,改善细胞缺血缺氧状态,改善组织营养,改变蛋白合成率,提高再生机能等。细胞内部结构发生变化,导致细胞功能变化,使坚硬的结缔组织延伸,松软,软化疤痕。通过不断拉伸和压缩细胞,可产生更多小气泡,产生热效应。声功率越大、频率越高,机械摩擦就越明显。

二、空化效应

超声波振动在液体中传播的声波压强达到一个大气压时,其峰值就可达到真空或负压,但实际上无负压存在,因此在细胞内液中产生一个很大的力,将液体分子拉裂成空洞。分为稳态空化(气泡持续存在,加速组织发热、升温)和瞬态空化(超声波压强反向达到最大时破裂,破裂瞬间产生冲击波破坏细胞结构,加速组织升温)。

三、热效应

超声波在介质中传播时有部分声能被介质吸收,导致介质发热,这种效应称为超声波的热效应。根据软组织吸收超声波能量而产生热量的原理,组织温度升高至 37~41 ℃,可改善皮肤血液循环,促进外源性药物的定向输送,同时改善局部药物的浓度,达到定向治疗的目的;组织温度升高至 42~45 ℃,可促进疏松结缔组织中成纤维细胞分泌胶原蛋白,另外细胞对其他因素(如化疗、放疗)的敏感性增强;组织温度升高至 46~55 ℃,细胞发生可逆性损伤,但维持一定的时间(60 min)可致肿瘤细胞产生不可逆损伤;组织温度升高至 65~100 ℃,瞬间(数秒)可致生物组织蛋白质变性,发生凝固性坏死,直接损伤或杀灭细胞,可用于肿瘤治疗。

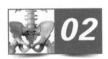

第二节 声焦域与生物学焦域

一、聚焦超声体外"热切除"肿瘤的基础

高强度聚焦超声(high intensity focused ultrasound, HIFU)在生物组织内聚焦,在 1 s 内使靶组织迅速升温至 60 ℃以上导致蛋白质变性,靶组织发生不可逆性凝固性坏死。温场研究表明:在空间上,从凝固性坏死中心向外,温度梯度非常陡峭。而组织病理学观察发现:凝固性坏死区与其外区域有一条清晰过渡带不超过 50 μm,仅含 5~7 层细胞,即存在一个锐利的边缘。也就是说,HIFU 对组织的损伤有精准性和可控性,可使靶组织凝固坏死而不损伤周围正常组织。

二、生物学焦域的概念

聚焦超声在自由声场的聚焦情况可以用声学检测的方法描绘。通常把声压在空间 6 dB 衰减的区域定义为声焦域(acoustic focal region, AFR)。声焦域越小,聚焦效果越好。但当聚焦超声聚焦到生物体时,首先,声波在不同组织里的折射、反射、散射、衍射、吸收、衰减程度不同;其次,对于同一组织、不同传播路径,聚焦声场也不同;再次,一旦形成凝固性坏死,由于凝固性坏死组织的衰减系数和声速比周围正常组织大,且温度高于 50 ℃时衰减系数与吸收系数增加,靶区组织结构会随凝固坏死区的扩大和组织升温实时发生动态改变;然后,超声的机械效应和空化效应造成的微小气泡一方面致组织结构发生动态改变,另一方面造成组织损伤向生源方向扩展;最后,聚焦超声损伤组织的机制除热效应外还有非热效应,如声流、剪切力等。这些都使聚焦超声在生物组织的传播变得极为复杂,无法用数据模型计算焦域。王智彪教授团队在进行大量试验研究工作后,于 1997 年提出生物学焦域概念:把聚焦超声定点辐照由于能量沉积和受生物组织结构、功能影响而形成的单个椭球形凝固性坏死叫做生物学焦域（biological focal region，BFR）。通过对动态增强 MRI 和超声的实时监控，根据辐照区的灰度变化准确调整辐照剂量，完成对组织点、线、面、体的杀伤破坏。

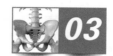

第三节
HIFU 技术
在妇科的
临床应用

HIFU 技术分为消融技术和非消融技术。消融技术在妇科主要用于良性实体肿瘤，为适形治疗，一次性局部"根治"有与手术相当的长期疗效；非消融技术在妇科主要用于外阴营养不良性病变、宫颈炎及 HPV 感染相关疾病，为非适形治疗，属于姑息或辅助治疗，有一定短期疗效。

一、HIFU 消融技术

HIFU 消融技术是指利用超声波的组织穿透性和能量沉积性，将体外超声波聚焦到生物体内病变组织（治疗靶点），通过超声的机械效应、热效应和空化效应使靶区温度迅速升温至 65～100 ℃，导致组织发生凝固性坏死，从而完成靶区消融，达到治疗疾病的目的而不损伤靶区外组织。因其精准性、准确性而具有"手术刀"的特性，HIFU 消融技术又称聚焦超声消融手术（focused ultrasound ablation surgery，FUAS），使手术在由大创向小创至微创无创的发展进程上又推进一步。

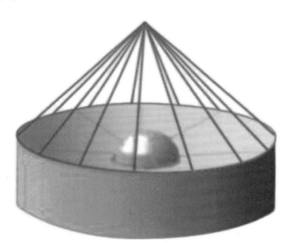

图 1-7-1　聚焦超声换能器

聚焦超声的实用性取决于对超声源到焦域前所经过的通道和焦域处能量沉积的研究。聚焦超声换能器（图 1-7-1）直径的大小决定了声焦域，直径越大，聚焦度越差。而生物学焦域随声强（单位时间通过一定面积的声波能量，又叫声功率）和辐照时间的变化而变化。辐照时间固定，声强越大，生物学焦域越大；声强一定，随辐照时间的增加，生物学焦域增大，且生物学焦域长短轴之比逐渐减小(图1-7-2)。绝大部分 HIFU 生物学焦域长短轴之比小于声焦域长短轴之比。调节声强与辐照时间,生物学焦域可以小于、等于、大于声焦域。

1. 治疗焦距:体外低能量超声波经聚焦超声换能器聚焦于生物组织形成生物焦域的最远距离。经大量临床试验,为保证生物学焦域的精准性,妇科聚焦超声设备的治疗焦距建议为 12 cm。

2. 声通道:治疗超声可能经过的组织范围。HIFU 治疗所选择的声通道是治疗超声能安全到达治疗区并能最大范围覆盖治疗区的最短的组织通道。

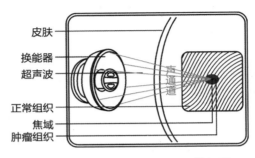

图 1-7-2 聚焦超声工作原理模拟图

选择合适治疗剂量布点治疗,通过超声和 MRI 实时监控,聚焦超声消融治疗后 B 超灰度增加或 MRI 温度图显示≥60 ℃,根据超声灰度增加区域或 MRI 信号特征变化以及增强的无灌注区精准估计消融体积。

3. 妇科适应证与禁忌证

(1) 妇科 FUAS 适应证

① 子宫肌瘤:机载超声可见、有安全声通道的直径≥1 cm 的子宫肌瘤。

② 子宫腺肌病和腹壁子宫内膜异位症。

③ 胎盘植入和子宫瘢痕妊娠。

④ 具有良好声通道的腹膜后或腹盆腔实体肿瘤。

(2) 妇科 FUAS 技术非适应症

① 治疗焦距不够。

② 声通道不够,声通道被遮挡 1/3 或以上。

(3) 妇科 FUAS 临床非适应证

① 肌瘤肉瘤变。

② 血管型平滑肌瘤。

③ 带蒂浆膜下肌瘤,蒂根部宽度小于 50% 肌瘤直径者。

(4) 妇科 FUAS 禁忌证

① 卵巢肿瘤。

② 宫颈非良性肿瘤。

③ 急性盆腔或生殖道炎症。

④ 子宫肉瘤。

⑤ 经期或阴道异常出血期。

⑥ 妊娠期、哺乳期。

⑦ 有重要脏器功能不全者。

⑧ 有严重凝血功能障碍者。

⑨ 不能耐受相应麻醉者。

⑩ 机载定位影像系统不能清晰显示肿瘤者。

⑪ 盆腔接受过放射性治疗者。

⑫ 治疗声通道区域存在皮肤破溃或感染者。

⑬ 治疗声通道严重皮肤瘢痕,宽度超过 1 cm 者。

二、HIFU 非消融技术

HIFU 非消融技术属于热疗(组织温升至 46～55 ℃),相较热消融,非消融治疗没有组织的不可逆凝固性坏死,而是细胞凋亡和修复并存,治疗后几乎无超声灰度增加,增强 MRI 显示部分组织出血或液化征象,损伤范围精准度估计困难。

超声治疗只有达到一定量以后才能发挥生物学效应,这个量以下不会产生治疗效果,这个量被称为生物物理量或有效阈值剂量。由于病变或增值旺盛的组织对超声更敏感,故超声可以通过控制治疗剂量选择性损伤病变组织细胞,并促进组织重建和微循环改善。但由于病变的范围、程度不同,且不同个体的组织对超声反应有一定差异,应根据组织对超声治疗的反应决定治疗量的增减,故治疗效果尤其依赖操作者的临床经验。目前市场上利用 HIFU 非消融技术治疗妇产科疾病的产品主要是重庆海扶医疗科技股份有限公司生产的海极星(图 1 - 7 - 3)。

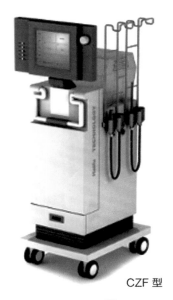
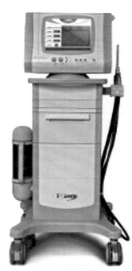

CZF 型   CZF300 型

图 1 - 7 - 3　海极星超声波妇科治疗仪

(一)治疗原理

采用特制的超声波换能器,使超声波在表皮下 3～6 mm 的靶区聚焦,通过空化效应、机械效应和热效应选择性破坏病变组织,改善循环,加强代谢,改善局部组织营养,增强酶的活力,增强细胞吞噬作用,促进炎症消除及组织再生修复,增强局部组织的免疫力。

(二)治疗特点

1. "由里向外"的治疗:不同于传统微波、激光等治疗,体外低能量超声穿过组织聚焦于靶区,从组织深面向浅面延伸治疗,不破坏表皮结构。

2. 选择性破坏治疗:利用不同组织对超声敏感性的差异,在同等强度超声波作用下,病变组织首先受到损伤,而正常组织可完整保留下来。

3. 提高局部免疫力:损伤病变的同时改善局部组织微循环,增强局部组织抵抗能力,利于愈合,减少复发。

4. 极少副作用:超声波是机械波,必须通过介质传导才能发挥生物学效应,不会产生空间电离辐射及烟雾,对邻近组织无影响。

(三)适应证与禁忌证

1. 适应证

(1)外阴色素减退性疾病。

(2)慢性宫颈炎。

(3)尖锐湿疣。

2. 临床拓展

(1)外阴鳞状上皮内病变。

(2)宫颈 HPV 感染及宫颈上皮内病变。

3. 禁忌证

(1)严重心、脑、血管、呼吸系统疾病及肝肾功能异常。

(2)全身胶原结缔组织疾病:系统性红斑狼疮、瘢痕体质。

(3)内外生殖器官或治疗局部合并急性、亚急性炎症。

(4)生殖系统恶性肿瘤。

(5)生殖系统结核。

(6)经期、妊娠期、哺乳期及疑有妊娠者。

(7)药物未能控制的糖尿病。

(8)有严重凝血功能障碍者。

(9)不能耐受相应麻醉或麻醉过敏者。

(10)2 期或以上梅毒、艾滋病者。

(11)盆腔接受过放射性治疗者。

文献报道,聚焦超声治疗有症状宫颈柱状上皮异位,治愈率、有效率明显高于微波,而治疗后阴道出血率、排液率明显低于微波。与射频、激光相比,治愈率、有效率无显著性差异,但阴道出血、排液等副反应明显降低。也有研究报道,聚焦超声明显改善宫颈炎患者宫颈黏液性状,提高精子在宫颈黏液中的穿透性,有助于受孕。而对外阴色素减退性疾病的有效率高达 95%,治愈率为 60%,1 年复发率<10%,为首选治疗方案。

超声的热效应可直接杀灭 HPV,非热效应和热效应可提高局部免疫力,通过抑制外阴/宫颈上皮内瘤变细胞增殖,促进细胞凋亡,使病变消退。近十年来,聚焦超声已拓展应用于外阴鳞状上皮内病变、持续高危型 HPV 感染及 CIN I-II 的治疗并取得满意疗效,有望在临床普及。

低强度聚焦超声（low intensity focused ultrasound，LIFU）技术是指将超声换能器声场设计为收敛形态的声场，声能在传播过程中有一定程度的汇聚，使得超声波在收敛区域的声强高于表面入射声强，但又不至于过度汇聚导致能量超过安全阈值。LIFU 采用特定工作频率的超声波形，形成一定长度和宽度的声场，控制治疗时间和超声波能量，使组织温度在 42～45 ℃之间，属于辅助性热疗。临床上应用的主要有超声波子宫复旧仪和超声波阿是治疗仪。

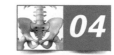

第四节
低强度聚焦超声技术在盆底-孕产康复的应用

一、超声波子宫复旧仪

超声波子宫复旧仪（图 1 - 7 - 4）可诱发子宫平滑肌节律性收缩，有效缓解产后疼痛，改变细胞代谢活动，促进子宫内膜修复。相较低频电刺激作用深度有限，平滑肌对电刺激相对不敏感，超声波用于子宫复旧有更好的临床效果。

（一）超声波促进子宫复旧的机理

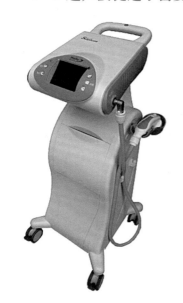

图 1 - 7 - 4　超声波子宫复旧仪

1. 超声波可激活电压依赖性钙离子通道，增强细胞外钙离子内流，使子宫平滑肌收缩。

2. 内皮素（ET）是一种主要由血管内皮细胞分泌的小分子物质，其受体主要表达于内皮细胞、血管平滑肌细胞，分为 ET-1、ET-2 和 ET-3。ET-1 为目前已知的最强血管平滑肌收缩剂。内皮素 A 受体在平滑肌细胞优势表达，B 受体在内皮细胞更丰富。ET-1 的平滑肌收缩作用通过 A 受体调节，B 受体通过释放 NO 松弛血管。超声波通过增强子宫组织 ET-1 的含量，调节 ET-1/NO 平衡。

3. 超声波增强子宫肌层和内膜缩宫素受体的表达，联合应用缩宫素，子宫收缩频率、张力、活动力比单纯应用缩宫素明显提高。

4. 超声波增强细胞膜的通透性，从而增强渗透，提高代谢，改善组织营养，提高再生机能，促进内膜修复。

（二）超声波缓解产后疼痛的机理

1. 超声波使人体产生内源性镇痛物质 β-内啡肽，并减少局部 PGE_2 含量，缓解局部痉挛性疼痛。

2. 超声波可加速局部血液和淋巴循环,改善细胞缺血缺氧状态,缓解疼痛。

(三) 适应证与禁忌证

1. 适应证

产后子宫复旧。

2. 禁忌证

(1) 局部皮肤有破溃、感染、大疱等皮肤病。

(2) 合并胶原结缔组织疾病,或瘢痕体质。

(3) 瘢痕子宫,宫腔填埋纱条,子宫背包式缝合。

(4) 腹部胀气严重或严重肥胖至不能触及宫底。

(5) 剖宫产术中并行子宫肌瘤摘除术。

(6) 剖宫产术式为纵切口。

(7) 胎盘植入等原因行介入治疗后。

(8) 医生确认不能治疗的其他情况。

超声波子宫复旧仪最长连续工作时间不超过 45 min,两次治疗间隔至少 30 min。通常一天 1～2 次。注意治疗头辐射表面的温度应不超过 41 ℃。

二、超声波阿是治疗仪

阿是穴是中医以病痛局部或敏感反应点作为针灸治疗部位的腧穴。临床上医生根据按压时病人有酸、麻、胀、痛、重等感觉和皮肤变化等而予以临时认定。与西医肌筋膜触发点(详见临床篇第二章肌筋膜疼痛综合征)有 70% 以上重合。

(一) 治疗原理

超声波阿是治疗仪(图 1 - 7 - 5)通过超声波改善受损软组织(阿是穴/肌筋膜触发点)的微循环,改善缺血缺氧状态,并刺激机体产生内源性镇痛物质 β-内啡肽,达到缓解产后各种肌筋膜疼痛的目的。

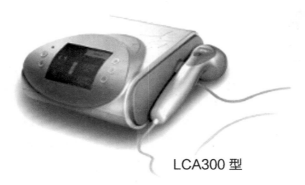

LCA300 型

图 1 - 7 - 5 超声波阿是治疗仪

(二) 适应证与禁忌证

1. 适应证

本治疗仪适用于人体的颈肩部、腰腹部和四肢部位慢性软组织损伤性疼痛的治疗。

2. 禁忌证

（1）硬膜囊或神经根受压的腰椎间盘突出症。

（2）合并神经根型颈椎病、脊髓型颈椎病或胸廓出口综合征。

（3）肿瘤、血栓、局部急性感染。

（4）局部皮肤有皮肤病。

（5）局部有严重手术或外伤性瘢痕。

（6）瘢痕体质的病人。

（7）合并全身严重的骨质疏松。

（8）局部皮肤有感觉障碍。

（9）有出血倾向或脓肿患者。

（10）使用心脏起搏器或心肺功能异常的患者。

（11）急性炎症和出血 48 h 内的患者。

（12）未控制的糖尿病患者。

（13）妊娠期的患者。

（14）眼部、睾丸部位。

注意：

（1）超声波阿是治疗仪工作时，治疗头超声波发射窗口与人体皮肤接触，因此在每次治疗前，必须用 75% 医用酒精喷洒治疗头超声波发射窗口一次后至少 3 min 才能使用，只要治疗头超声波发射窗口无破损就可重复使用。

（2）治疗头作用于人体时，停留在一个位置的时间不能超过 60 s，以免造成伤害。

（3）根据具体情况选择适当的治疗时间，单次最大设定时间为 300 s。

（4）每次治疗完成之后，已使用的治疗头超声波发射窗口表面要用海绵或棉纱沾 75% 酒精清洗残留的医用超声耦合剂。

三、技术研发——盆底私密超声

CO_2 激光和射频已广泛用于盆底功能障碍性疾病的治疗，原理为通过热效应使组织温度升高至 42～45 ℃，促进盆底疏松结缔组织中成纤维细胞分泌胶原蛋白，从而改善盆底筋膜、韧带的弹性和韧性。

超声波治疗原理及技术对治疗温度、深度的可控性，结合磁电刺激和生物反馈，必将在盆底功能障碍性疾病的物理无创治疗中占据一席之地。

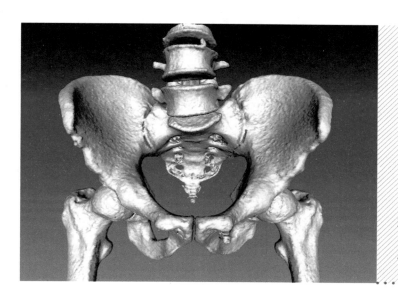

盆底功能障碍性疾病

肌筋膜疼痛综合征

第二部分
临 床 篇

第八章

盆底功能障碍性疾病

女性盆底功能障碍(female pelvic floor dysfunction，FPFD)是各种原因导致的盆底支持薄弱，进而导致盆腔脏器移位，连锁引发其他盆腔器官的位置和功能异常。FPFD 主要包括盆腔脏器脱垂、各类尿失禁、便秘及大便失禁、慢性盆腔痛和性功能障碍。

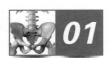

第一节
盆腔脏器脱垂

盆腔脏器脱垂(pelvic organ prolapse，POP)是盆底肌肉和筋膜组织异常造成的盆腔器官下降而引起的器官位置异常及功能障碍。既往观点认为 POP 是否需要治疗取决于是否影响患者生活质量。我国多中心横断面调查结果提示，症状性 POP 占成年女性的 9.6％。随着现阶段预防康复医学的发展，也有人主张发现盆底功能下降、盆底肌力异常，即可开始预防性治疗。

一、分类及临床表现

盆腔脏器脱垂包括阴道脱垂、膀胱尿道脱垂、子宫脱垂、直肠脱垂。

(一)阴道脱垂

阴道脱垂包括阴道前壁脱垂、阴道后壁脱垂和阴道穹隆部脱垂。分别是阴道前壁、后壁和阴道顶端的支持结构缺损所致。阴道前壁脱垂也称阴道前壁膨出，发生率最高，可以单独存在，但多合并其他器官的联合脱垂。阴道前壁脱垂常伴膀胱膨出和尿道膨出，以膀胱膨出居多。也常合并子宫脱垂和阴道后壁膨出。阴道后壁膨出常伴直肠膨出。

1. 病因:阴道前壁主要由耻骨、宫颈膀胱筋膜及泌尿生殖膈的深筋膜支持。当分娩时上述筋膜过度伸展或撕裂，产褥期又过早参加体力劳动，致使阴道支持组织不能恢复正常。而膀胱底部和尿道紧贴阴道前壁，失去阴道支持，膀胱及其邻近的阴道前壁上 2/3 段向下膨出，发生膀胱膨出。同时，当支持尿道的耻骨宫颈膀胱筋膜前段受损时，尿道及其紧邻的阴道前壁下 1/3 段以尿道口为固定点向后旋转及下降，形成尿道膨出。

阴道分娩的产妇第二产程延长时，直肠阴道筋膜与阴道两侧的耻骨尾骨肌纤维长时间受压过度伸展或撕裂，导致直肠前壁犹如盲袋凸向阴道后壁,并导致伴直肠膨出的阴道后壁膨出。长期便秘、排便时用力屏气及年迈体弱均可加重膨出程度。若损伤发生在较高部位的耻骨尾骨肌纤维,则可引起直肠子宫窝疝,疝囊内常有肠管,又名肠膨出。

阴道穹隆部膨出多为医源性原因所致,常见于子宫切除术后。故子宫切除术后常将阴道残端缝合于圆韧带,也有做阴道残端骶韧带圆韧带的联合悬吊,但较正常解剖结构仍存在支持薄弱。

随着年龄增长,雌激素水平降低,盆底组织变得薄弱松弛,这也是所有盆腔脏器脱垂的共同原因。

2. 临床表现:阴道前、后壁膨出轻症者往往无明显症状,重症者自觉下坠、腰痛。阴道前壁膨出仅合并膀胱膨出时,尿道膀胱后角变锐,常导致排尿困难而发生尿潴留,甚至继发尿路感染;若阴道前壁完全膨出,伴膀胱尿道同时膨出,尿道膀胱后角消失,咳嗽、喷嚏、大笑等加腹压的动作时有尿液漏出,发生压力性尿失禁。阴道没有足够的组织张力不能支持牵拉感受器。若不能维持尿液静水压,则在较低的膀胱容量时感受器也会被激活而引起排尿反射,表现为尿急、尿频或夜尿症状。阴道后壁膨出常伴发排便困难,有时需要用手推压膨出的阴道后壁方能排便。因阴道松弛,也会出现性交不适、性欲降低等症状。

(二) 子宫脱垂

子宫脱垂是指子宫从正常位置沿阴道下降,子宫颈外口达坐骨棘水平以下,甚至子宫全部脱出于阴道口外,常伴发阴道前、后壁膨出,且以阴道前壁膨出多见。

1. 病因:分娩损伤是子宫脱垂的主要原因。分娩时,特别是经阴道手术助产或第二产程延长时,盆底肌肉、筋膜及子宫韧带极度伸展,张力下降,甚至出现撕裂,导致盆底组织松弛,失去对子宫的支撑功能而造成子宫脱垂。

另外,多产、营养不良、衰老,可因子宫周围结缔组织松弛或雌激素水平低下、盆底组织失去支持力而发生子宫脱垂。长期使腹压增加的疾病,如慢性咳嗽、便秘、腹水、腹部巨大肿瘤及经常超重负荷的妇女,均可诱发和加重子宫脱垂。年轻未孕妇女发生子宫脱垂,多因结缔组织异常疾病(盆底肌肉筋膜先天发育不良)所致。

2. 临床表现:轻症患者一般无不适。重症子宫脱垂患者能感觉到膨大的组织器官脱出阴道口,因子宫韧带有牵拉,并可导致盆腔充血,使患者有不同程度的腰骶部酸痛或下坠感,站立过久或劳累后症状明显,卧床休息则症状减轻。重症子宫脱垂常伴有排便排尿困难、便秘,残余尿增加,部分患者可发生压力性尿失禁,但随着膨出的加重,其压力性尿失禁症状可缓解或消失,取而代之的是排尿困难、尿潴留等出口梗阻症状,甚至需要用手压迫阴道前壁帮助排尿,易并发尿路感染。外阴肿物脱出后经卧床休息,有的能自行回缩,严重时经手也不能还纳。暴露在外的宫颈和阴道黏膜长期与裤子摩擦,可致宫颈和阴道壁发生溃疡而出血,若继发感染则有脓性分泌物。

3. 临床分度:据我国 1981 年部分省、自治区、直辖市"两病"科研协作组的意见,检查时以患者平卧用力向下屏气时子宫下降的程度,将子宫脱垂分为三度。

Ⅰ度轻型:宫颈外口距处女膜缘<4 cm,未达处女膜缘;重型:宫颈已达处女膜缘,阴道口可见宫颈。

Ⅱ度轻型:宫颈脱出阴道口,宫体仍在阴道内;重型:宫颈及部分宫体脱出阴道口。

Ⅲ度:宫颈与宫体全部脱出阴道口外。

现阶段多用 POP-Q 评分进行分度(见基础篇第五章第二节,盆底结构评估)。

二、体格检查

对于盆腔脏器脱垂,包括全身检查、专科检查和神经肌肉检查。专科检查患者通常取膀胱截石位,观察外阴皮肤、尿道外口和阴道外口,观察放松及用力屏气状态下的脱垂情况。如检查结果与患者主诉不符,也可活动后站立位检查。窥阴器暴露阴道和子宫颈,注意有无黏膜萎缩、角化和溃疡。使用单叶窥阴器遮挡阴道前壁以评估阴道后壁和会阴体,反之,遮挡阴道后壁以评估阴道顶端和阴道前壁。三合诊检查鉴别是否有直肠膨出和肠疝。肛查肛门括约肌的完整性和肌力。有条件者可进行阴道旁缺陷的检查以及模拟顶端支持结构复位后的阴道前后壁检查。注意是否合并子宫颈延长,检查结果用 POP-Q 评分记录。神经系统要常规进行骶神经反射的检查和 A3 反射的检查。还应做手检盆底肌力的评估。

三、辅助检查

盆底四维彩超是 POP 患者的首选辅助检查,手术前建议常规进行尿流率检查。对于复杂病例,盆底四维彩超及 MRI 等影像学检查有助于诊断和治疗方式的选择。

另外,有关下尿路功能的检查要结合患者实际情况进行选择。对单纯 POP 无 SUI 患者,可进行脱垂复位后的隐匿性尿失禁试验;对于合并尿失禁者,建议术前常规进行尿动力学检查或尿失禁的临床检查,如排尿日记、尿垫试验等。

四、诊断

根据临床表现及体格检查、辅助检查,诊断多无困难。因盆腔脏器脱垂常为多部位的同时脱垂,应注意完善诊断。不仅是 PFPD 诊断的完善,还包括合并症、并发症的诊断。

五、鉴别诊断

1. 子宫黏膜下肌瘤:患者常有月经过多的病史,脱出物的表面找不到宫颈口,沿肿物向上检查可触及肿物的蒂部,在其周围或一侧可扪及被扩张变薄的宫颈边缘。

2. 阴道壁肿物:阴道壁肿物固定在阴道内,边界清楚。阴道壁、膀胱膨出常为阴道前壁的半球形块状物膨出,指诊于肿块上方触及宫颈和宫体。

3. 子宫颈延长:阴道部宫颈延长,屏气时无宫颈下降,双合诊检查时子宫体在盆腔内。

4. 慢性子宫内翻:罕见。阴道内见翻出的宫体,被覆暗红色绒样子宫内膜,两侧角可见输卵管开口。三合诊检查盆腔内无宫体。

六、治疗

POP 处理可分为随诊观察、非手术治疗和手术治疗。对于无自觉症状的轻中度脱垂(POP-Q 分度为Ⅰ~Ⅱ度),可随诊观察,也可辅以非手术治疗。治疗前应充分了解每位患者的症状及其对生命质量的影响,确定治疗目标。对于可以耐受症状且不愿接受治疗的患者,特别是重度脱垂(POP-Q 分度为Ⅲ~Ⅳ度)的患者,必须定期随访疾病进展情况以及有无排尿排便障碍,特别是泌尿系统梗阻问题。

（一）非手术疗法

非手术治疗为所有 POP 患者首选的一线治疗方法。通常非手术疗法适用于轻中度 POP 有症状的患者,但也适用于希望保留生育功能、不能耐受手术或不愿意手术的重症患者。非手术治疗的目标为缓解症状,增加盆底肌肉的强度、耐力和支持力,预防 POP 加重,避免或延缓手术干预。轻度患者多采用子宫托、药物等疗法,中、重症者则采用手术治疗。

1. 行为指导:即生活方式干预。对于所有诊断为 POP 的患者,都应积极改善其生活方式,包括避免一次性或慢性的腹压增高(如排便时过分用力、慢性咳嗽或经常负重),必须负重时应该采取的正确姿势(弯曲膝盖、背部挺直),保持足够的水分摄入,戒烟,排便费力者增加膳食纤维规律排便排尿,超重者鼓励减轻体重等。

2. 子宫托:是一种支持子宫和阴道壁的用具,使组织不致因松弛而下垂。利用耻骨尾骨肌将子宫托支撑于阴道穹窿部,维持子宫颈在坐骨棘水平,使子宫及阴道壁不致下垂,可以减轻或消除症状。绝经后阴道黏膜萎缩的患者,建议配合局部雌激素治疗。首选环形支撑型子宫托,如果失败再尝试填充型子宫托。

近年来由于物理治疗方法及手术技术的改进,使用子宫托者显著减少。子宫托主要用于:① 不愿手术或不耐受手术治疗者;② 妊娠期及未完成生育者;③ POP 术后复查患者症状缓解不满意者;④ POP 术前试验性治疗。但急性炎症、严重阴道溃疡和阴道异物、对子宫托的材料过敏及不能确保随访的患者禁用。

3. 药物治疗:常用药物为补中益气汤(丸),有促进盆底肌张力恢复,缓解局部症状的作用。有学者曾用雌激素替代疗法改善盆底支持力和增加阴道上皮组织的抵抗力,但短期效果好,半年后症状多有复发甚至加重,目前仅用外用雌激素软膏涂于阴道局部。

4. 盆底肌训练(PFMT):又称 KEGEL 训练。通过 KEGEL 训练,可加强薄弱的盆底肌肉力量和协调性,增强盆底支持力,改善盆底功能。盆底肌力的增强可提高尿道闭合压,从而改善控尿能力。

英国国家卫生和临床技术优化研究所(NICE)建议将 PFMT 作为对 SUI 患者的一线治疗,最短为期 3 个月。PFMT 只有达到相当的训练量,才可能有效。在训练 3 个月后门诊随访进行主客观治疗效果的评价。PFMT 可采用生物反馈方法,疗效优于单纯医师口头指导患者的 PFMT。文献报道,PFMT 的短期有效率可达 50%～75%。NICE 建议孕妇进行 PFMT 以预防产后尿失禁(A 级证据)。

5. 盆底肌肉物理治疗:对于不能主动收缩盆底肌的患者可辅助电刺激、生物反馈、功能性磁刺激,对于 POP 病史较长者可进行盆底激光、射频的治疗,后辅以 PFMT 训练。对于症状性 Ⅰ～Ⅲ 度 POP 患者,在专业人员辅导下 PFMT 能有效减轻症状,降低分度,延缓疾病进展。

（二）手术疗法

手术主要用于非手术治疗失败或不愿意非手术治疗的有症状的 POP 患者。并无证据表明手术能给无症状 POP 患者带来益处,反而存在手术风险。手术原则为修补缺陷组织,恢复解剖结构,适当、合理应用替代材料,体现微创化和个体化。

手术途径有经阴道、开腹和腹腔镜三种。阴式手术为首选,必要时可联合手术。手术分为重建手术和封闭性手术两种。重建手术以恢复盆底解剖结构为目的,封闭手术是部分或全部封闭阴道管腔,适合年老体弱且无性生活要求人群。对于重度POP,常存在多腔室、多水平缺陷,全面正确的诊断有助于选择最佳手术方式。目前,没有公认的最佳手术方式,每种手术都有各自优缺点。

1. 手术治疗要求

(1) 缩短已延长及松弛的主韧带。

(2) 改进肛提肌功能:修补阴道后壁时,将已松弛的肛提肌内缘及其筋膜缝合于直肠前方,以缩小肛提肌裂隙;修补阴道前壁时,将耻骨直肠肌部分内缘及其内侧的筋膜缝合于尿道与阴道之间,以缩小泌尿生殖裂隙。

(3) 加强筋膜的支持功能:手术时缩短耻骨膀胱筋膜,加强阴道前壁及膀胱的支持力。缝合耻骨尾骨肌裂隙及直肠筋膜,重新建立功能完好的会阴体,矫正直肠膨出。

(4) 将两侧子宫骶骨韧带向正中相对缝合,以矫正阴道子宫窝疝。

(5) 子宫颈肥大或延长时,应切除部分宫颈。

2. 适应证与禁忌证

(1) 适应证

① 严重生殖道脱垂而有显著症状者;

② 子宫脱垂伴有重度会阴裂伤者;

③ 曾经非手术治疗无效者;

④ 子宫脱垂并有明显子宫颈延长、肥大者。

(2) 禁忌证

① 有外阴炎、阴道炎、盆腔炎者,须先治炎症,然后手术;

② 子宫颈及阴道有溃疡者,治愈后再手术;

③ 有严重心脏病、高血压病、肾炎、糖尿病、肝功能损害、活动性肺结核、慢性支气管炎、恶性肿瘤及出血性疾病等,暂不宜手术,待病情好转后再考虑;

④ 子宫颈或子宫体有恶性病变者;

⑤ 月经期、妊娠期不宜手术。

3. 盆底重建手术

(1) 经阴道骶棘韧带固定术(SSLF):1958年由Sederl首次提出,经多次改良后,现已成为较常用的术式,成功率为85%～90%,略低于经腹骶骨阴道固定术,但安全性高。手术可切除或保留子宫,主要适用于以中盆腔缺陷为主的症状性POPⅡ度以上患者。可进行单侧或双侧缝合固定,但术后阴道前壁膨出的复发率达6%～21%。手术较为特异的并发症为疼痛和神经血管损伤,严重者建议及早拆除缝线。另据文献报道,骶棘韧带固定术后,由于阴道狭窄引起性交困难的患者可达10%。

与SSLF相似的手术有坐骨棘筋膜固定术和髂尾肌筋膜固定术。将阴道顶端宫骶韧带缝合固定于坐骨棘最突出点周围1 cm处的坐骨棘筋膜或坐骨棘下后方1～2 cm处的髂尾肌及其表面筋膜组织。效果与SSLF相仿,尤其适用于阴道长度偏短、操作困难无法完成SSLF的患者。

(2) 阴道骶骨固定术:阴道骶骨固定术是治疗顶端缺陷的标准术式之一,对阴道穹窿膨出的治愈率为90%～100%。1950年,Shuguier和Scali首次报道了经腹途径,随着腔镜外科的发展,开创了经腹腔镜途径。腹腔镜骶骨固定术满意率为 94.4%,网片暴露率为 2.7%,脱垂再手术率为 6.2%。对于要求保留子宫的患者也是有效的方法。主要并发症有骶前静脉出血,发生率为 1.12%～2.16%。尤其适合有复发高风险、经腹手术、经阴道 POP 修补术后失败、阴道长度偏短、POP-Q 分度Ⅲ度以上性生活活跃的患者。

(3) 宫骶韧带悬吊术(USLS):可经阴道或经腹完成,可切除或保留子宫。术后阴道轴向较 SSLF 更符合生理。手术时寻找阴道顶和宫骶韧带的近端,切开阴道顶上的腹膜,暴露前方的耻骨宫颈筋膜和后方的直肠阴道筋膜,将这两个筋膜互相靠拢缝合后,形成新的阴道顶,并将其悬吊于宫骶韧带上。为防止术后肠膨出或有肠疝者,可同时行 McCall 后穹隆成形术,即折叠缝合两侧宫骶韧带及其间的腹膜,关闭子宫直肠陷凹。经阴道 USLS 的顶端、前壁和后壁修复成功率分别为 98%、81% 和 87%。并发症为输尿管梗阻,发生率为 0～11%。经阴道路径完成的 USLS 术中应进行膀胱镜检查,发现输尿管开口喷尿不佳应立即拆除缝线。

(4) 经阴道后路悬吊带术(P-IVS):1997 年由澳大利亚医生 Petros 首次报道,并取得令人满意的效果。操作用 IVS 导杆经直肠旁隙进入,由阴道顶穿出,在会阴体和阴道穹窿间送入 8 mm 宽的聚丙烯吊带,形成新“韧带”以加强萎缩的宫骶韧带力量。该术式创伤少、安全、有效,总体治愈率为 91%,术后 24 h 就能出院,术中无须输血。并发症主要有直肠损伤、血肿、感染、悬吊带排异反应等,发生率很低。

(5) 改良的经后路阴道壁悬吊(PVWH):优点是利用聚丙烯吊带形成上下两个 U 字形,上 U 字形使子宫拉长的主骶韧带部分或全部得到恢复,后穹窿变深变宽;下 U 字形在宫骶韧带水平形成新的肛提肌筋膜和子宫骶骨韧带。但由于未对阴道前壁进行修复,阴道前壁相对薄弱,部分患者可再发阴道前壁脱垂或宫颈延长。

(6) 聚丙烯网片全盆底悬吊术:又称改良的全盆底悬吊术。目前推荐使用的是大孔(>75 μm)、轻型(≤19 g/m²)以及单股编织不可吸收聚丙烯网片。优势是能够同时纠正盆底各腔室的缺陷,使损伤的盆底组织连成整体,使承受压力的面积增大,从而使单位面积承受的压力减小。采用聚丙烯网片悬吊双侧子宫主韧带、宫骶韧带,将网片的体部放置在盆底前腔室(阴道膀胱间隙)和盆底后腔室(直肠阴道间隙)内,用牵引线将网片的翼部通过专用穿刺锥经过闭孔和坐骨直肠窝在适当的位置对这些腔室进行支撑,同时进行肛提肌及会阴体的修复。如伴 SUI 的患者则同时进行压力性尿失禁的治疗。

经阴道植入网片手术的主要适应证为 POP 术后复发的患者及 60 岁以上重度 POP(阴道前壁膨出为主)的初治患者,特别是不能耐受经腹手术的患者。对于年轻、性生活活跃的患者,应慎重选择;术前即有慢性盆腔痛或性交痛的患者也不宜选择该术式。其主要并发症为网片暴露、侵蚀和疼痛等,有时处理困难,甚至无法完全解除症状。对于出现严重并发症者建议尽早转诊给有经验的专家。因此,对于有应用网片适应证的患者,应该与其充分沟通,告知利弊及治疗结果,权衡手术的获益以及网片的花费和可能面临的并发症等问题慎重选择。

(7) Manchester 手术:传统的 Manchester 手术属于纠正中盆腔缺陷的手术。主要适应证为症状性 POP-Q Ⅱ度以上伴子宫颈延长、无子宫病变、不存在重度阴道前后壁膨出、要求保留子宫的患者。严重顶端脱垂的患者不适合该术式。并发症为子宫颈机能不全及子宫颈狭窄等。

4. 术后并发症

（1）出血或血肿形成：手术时血管残端结扎不牢固，术后 1～2 日内阴道内可发生渗血或血肿形成，如为少量阴道渗血，可用纱布卷填塞阴道加压止血。止血无效或出血严重时，应拆开阴道壁缝线，寻找出血部位，再次缝扎出血点。

（2）伤口感染、裂开：由于手术时消毒不严格，或术后外阴清洁不够，发生感染。轻症者伤口感染化脓；重症者可发热，局部伤口愈合不良或坏死。此时应给予引流，并使用抗生素治疗。

（3）排尿困难：手术后拔除导尿管后，有些患者不能自然排尿。这是由于术时分离膀胱过于广泛，使骨盆底的交感神经受到损伤，或由于尿道括约肌痉挛，致术后不能自然排尿。此时应协助患者坐起排尿，如仍不能排尿，可放留置导尿管，每 4 h 排尿一次，以避免膀胱过度膨胀。

（4）尿失禁：手术后尿失禁可能是尿道括约肌损伤或其周围瘢痕形成所致，或是分离膀胱膨出时神经受损害所致。主要应在手术时适当修复膀胱颈，避免尿失禁发生。

（5）膀胱炎：常因术时及术后多次导尿引起膀胱感染，应给予抗生素治疗。

（6）性交困难及性交疼痛：阴道修补术时切除过多阴道黏膜，或会阴修补过高使阴道口狭窄，或肛提肌缝合过紧过深，导致阴道过短或狭窄。手术时应避免以上过度修补，以适中为宜。

（7）网片的外露或侵蚀（erosion）：与个人反应、网片包埋的深浅及排异作用有关，多发生于术后半年。

5. 手术失败或复发的处理

手术后大部分患者疗效好，有少数患者手术失败或复发脱垂，原因主要有：① 重度 POP 盆底组织损伤严重，肛提肌萎缩；② 手术方式选择不当或手术未按解剖层次分离缝合或手术不彻底；③ 手术后未充分休息而过早进行重体力劳动；④ 手术后慢性咳嗽、便秘等增加了腹压；⑤ 手术后再度妊娠分娩。

术后复发的处理方法：① 手术后膀胱及直肠膨出程度轻，无明显症状者，可不必再手术。应避免重体力劳动，增强体力。② 术后子宫发生重度脱垂者，尤其伴有压力性尿失禁、阴道直肠陷窝疝时，可以考虑再次手术，手术方式有阴道前后壁修补术、阴道直肠陷窝疝修补术、阴道闭合术、外阴修补术等。

正常女性的控尿机制由参与控尿的器官组织(膀胱、尿道、盆底肌群、结缔组织)与神经系统相互作用完成。交感神经作用于尿道括约肌及膀胱颈,阴部神经作用于尿道外括约肌,副交感神经(起自骶2、3、4 神经,又称骨盆神经、起勃神经)作用于逼尿肌。

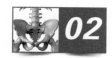

第二节 尿失禁

尿失禁是指客观上的不自主漏尿,可引起社会或卫生健康问题。液体流动的规律是从高压处流向低压处。排尿期膀胱压大于尿道压,尿液得以排出。同理,若储尿期出现膀胱压大于尿道压的现象,则将发生尿失禁,各种尿失禁都具有这一基本特征。

一、压力性尿失禁(stress urinary incontinence,SUI)

SUI 是指喷嚏、咳嗽、大笑或运动等腹压增高时出现不自主的尿液自尿道口漏出。尿动力学检查表现为充盈性膀胱测压时,在腹压增高而无逼尿肌收缩的情况下出现不随意的漏尿。中国成年女性SUI 的患病率为 18.9%,在 50~59 岁年龄段患病率达到 28.0%。

(一) 病因

1. 妊娠、分娩或手术损伤:妊娠分娩或手术损伤影响盆底组织复旧,致使尿道膨出,尿道内压力降低,膀胱颈下降,膀胱尿道后角消失,尿道变得短而宽。另外,由于泌尿生殖膈及浅层肌肉的损伤,外括约肌失去功能,发生尿失禁。生育的次数、初次生育年龄、分娩方式、胎儿大小、妊娠期间 SUI 发生率与产后 SUI 的发生显著相关。有文献报道,孕中晚期有 SUI 发生者围绝经期 SUI 复发率高达92%,而生育胎次与 SUI 发生呈正相关。

2. 盆腔脏器脱垂:POP 患者盆底支持组织平滑肌纤维变细、排列紊乱、结缔组织纤维化和肌纤维萎缩。同时,在子宫脱垂及阴道前壁膨出时,由于膀胱过度下垂,膀胱尿道角度消失,尿道内括约肌受牵拉而关闭不全,发生压力性尿失禁,如合并尿道膨出,则尿失禁症状更加明显。子宫脱垂患者中约 39%合并尿失禁。

3. 年龄:约 50%的老年妇女有尿失禁。雌激素对维持女性尿道平滑肌紧张度和尿道长度起重要作用,当雌激素缺乏时,尿道张力明显减退,尿道内压力下降,以致膀胱内压力远远超过尿道内压力,而出现尿失禁。此外由于泌尿道发生退行性改变,尿道黏膜萎缩,尿道长度变短,尿道阻力进一步减小而加剧尿失禁。一些老年常见疾病,如慢性肺部疾患、糖尿病等,也可加重尿失禁。

4. 肥胖:肥胖女性发生 SUI 的概率显著增高。

5. 会阴部及尿道损伤。

6. 盆腔内肿物压迫:腹压增高,膀胱颈位置降低。

7. 种族和遗传因素：遗传因素与压力性尿失禁有较明确的相关性。压力性尿失禁患者患病率与其直系亲属患病率显著相关。白种女性尿失禁的患病率高于黑人。

8. 其他：吸烟、重体力劳动、便秘、肠道功能紊乱。

（二）发病机制

女性的不自主（括约肌）排尿功能，由膀胱外下部与尿道上部肌肉相互作用而完成，在尿道膀胱连接处最明显，有其他盆底组织相互联合作用。正常静止时，不自主的膀胱肌与尿道环状肌关闭尿道膀胱口，阻止尿流，当不自主膀胱肌与尿道肌收缩时，尿道后部张开，尿道近端与膀胱呈漏斗状，尿液流入尿道。SUI 的发病机制存在以下几种。

1. 解剖位置改变，膀胱及近端尿道下移：膀胱底部下降，近端尿道也下降至腹内压作用范围以外，当腹内压增加时，压力只能传向膀胱，而不能传至尿道，使尿道阻力不足以对抗膀胱的压力而尿外流，90％的压力性尿失禁由此导致。

2. 膀胱尿道后角消失：正常尿道膀胱后角为 90°～100°，压力性尿失禁患者的膀胱底部向下向后移位，使尿道膀胱后角消失，尿道缩短，一旦腹压增加，即可诱发尿失禁。

3. 尿道轴发生旋转：尿道旋转使其倾斜角从正常的 10°～30°增至≥90°，导致尿失禁。

4. 尿道封闭功能减退。

5. 尿道固有括约肌功能减退。

6. 支配控尿组织结构的神经系统功能障碍。

（三）临床表现

几乎所有的下尿路症状及许多阴道症状都可见于压力性尿失禁。腹压增加下不自主溢尿是最典型的症状，而尿急、尿频、急迫性尿失禁和排尿后膀胱区胀满感亦是常见的症状。80％的压力性尿失禁患者伴有阴道膨出。

（四）诊断

1. 基本病史和检查

（1）病史：包括全身状况，SUI 症状，漏尿次数及严重程度，泌尿系统的其他症状，其他病史（既往病史、月经生育史、生活习惯、活动认知能力、并发疾病和使用药物情况、盆腔手术史和放疗史等），患者预期的治疗效果。

（2）查体：包括一般状态、全身检查、专科检查和神经系统检查。专科检查应了解外生殖器有无盆腔器官脱垂及脱垂程度；外阴部有无长期感染所引起的异味、皮疹；双合诊了解子宫位置、大小和盆底肌收缩力等；肛门指诊检查肛门括约肌肌力及有无直肠膨出。神经系统检查包括会阴感觉、球海绵体肌反射及肛门括约肌肌力的检查。

2. 初步评估

无单一的压力性尿失禁的诊断性试验。以患者的症状为主要依据，压力性尿失禁除进行常规体检、妇科及相关神经系统检查外，有时需要进行相关压力诱发试验、指压试验、尿常规检查和尿动力学检查、尿道膀胱镜检查和超声检查等辅助检查。初步评估还包括工作和休息状态的 3 天排尿日记（内容包括每次排尿的时间、排尿量、漏尿时间和类型）。测量残余尿，有条件者可进行棉签试验和尿垫试验。

（1）压力诱发试验：患者膀胱充盈时，取截石位检查。嘱患者咳嗽的同时，医师观察尿道口。如果每次咳嗽时均伴随着尿液的不自主溢出，那么可提示 SUI。延迟溢尿，或有大量的尿液溢出提示非抑制性的膀胱收缩。如果截石位状态下没有尿液溢出,那么应让患者站立位重复压力试验。

(2) 指压试验:检查者把中指、食指放入阴道前壁的尿道两侧,指尖位于膀胱与尿道交界处,向前上抬高膀胱颈,再行诱发压力试验,如压力性尿失禁现象消失,则为阳性。

(3) 尿动力学检查:包括膀胱内压测定和尿流率测定,膀胱内压测定主要观察逼尿肌的反射以及患者控制或抑制这种反射的能力,膀胱内压的测定可以区别患者是因为非抑制性逼尿肌收缩还是 SUI 而引起的尿失禁。尿流率测定可以了解膀胱排尿速度和排空能力。

(4) 棉签试验:患者仰卧位,将涂有利多卡因凝胶的棉签置入尿道,使棉签头处于尿道和膀胱交界处,分别测量患者在静息时及做 valsalva 动作(紧闭声门的屏气)时棉签棒与地面之间形成的角度。在静息及做 valsalva 动作时该角度差小于 15°为良好结果,说明有良好的解剖学支持;如角度差大于 30°,说明解剖学支持薄弱;角度差为 15°~30°时,结果不能确定。

非复杂性 SUI 不必在术前评估尿动力学。而复杂性 SUI 在施行手术前,建议进行尿动力学检查,必要时进行膀胱镜、泌尿系统造影等检查。手术前进行尿动力学等检查能避免误诊,并能除外急迫性尿失禁和混合性尿失禁,也能检测出尿道固有括约肌缺陷型 SUI,以提高手术的成功率。

3. 临床分度:有主观分度和客观分度,主观分度基于临床表现,客观分度主要基于尿垫试验。

(1) 主观分度:采用 Ingelman-Sundberg 分度法。轻度:尿失禁发生在咳嗽、喷嚏时,不需使用尿垫;中度:尿失禁发生在跑跳、快步行走等日常活动时,需要使用尿垫;重度:轻微活动、平卧体位改变时发生尿失禁。

(2) 客观分度:推荐 1 h 尿垫试验。试验时膀胱要充盈,持续 1 h,从试验开始患者不再排尿。预先放置经称重的尿垫。试验开始 15 min 内患者喝 500 mL 白开水;之后的 30 min,患者行走,上下 1 层楼的台阶。最后 15 min,患者应坐立 10 次,用力咳嗽 10 次,原地跑步 1 min,拾起地面物体 5 次,再用自来水洗手 1 min。试验结束时,称重尿垫,要求患者排尿并测量尿量(漏尿量≥2 g 为阳性。轻度:2 g≤漏尿量<5 g;中度:5 g≤漏尿量<10 g;重度:10 g≤漏尿量<50 g;极重度:漏尿量≥50 g)。

4. 分型诊断:分型诊断并非必须,但对于临床表现与体格检查不甚相符,以及经初步治疗效果不佳的患者,建议进行尿失禁的分型诊断。主要分为尿道高活动型 SUI 和尿道固有括约肌缺陷型 SUI。可以通过尿动力学检查结果进行分型。

表 2-1-1 压力型尿失禁分型

检查项目	测试值/cmH$_2$O	分型
腹部漏尿点压	≥90	I 型 SUI,尿道高活动性 SUI
	60~90	II 型 SUI,尿道高活动性 SUI
	≤60	III 型 SUI,尿道固有括约肌缺陷型 SUI
最大尿道闭合压	>20(或 30)	尿道高活动性 SUI
	≤20(或 30)	尿道固有括约肌缺陷型 SUI

5. 尿失禁对生命质量影响的问卷调查：国际上建议使用以患者为主导的调查问卷客观评价尿失禁对生命质量的影响。尿失禁对生命质量的影响建议使用中文验证的尿失禁影响问卷简表(incontinence impact questionnaire short form，ⅡQ-7)，ⅡQ-7为国际尿失禁专家咨询委员会(International Consultation on Incontinence，ICI)于2005年提出的，属A级证据。尿失禁对患者性生活的影响建议使用盆腔器官脱垂-尿失禁性生活问卷简表(pelvic organ prolapsed-urinary incontinence sexual questionnaire-12，PISQ-12)，PISQ-12为ICI于2005年提出的，属B级证据。

（五）治疗

1. 非手术治疗：ICI和NICE建议对尿失禁患者首先应进行非手术治疗，尤其是轻、中度SUI患者。非手术治疗也可用于手术前后的辅助治疗。非手术治疗具有并发症少、风险小的优点，尤其适合于老年患者，可减轻患者的尿失禁症状。

（1）生活方式干预：又称行为治疗，包括减轻体重，尤其是体质指数(BMI)＞30 kg/m²者，戒烟、减少饮用含咖啡因的饮料，避免和减少增加腹压的活动。

（2）治疗便秘等慢性腹压增高疾病。

（3）PFMT：NICE建议将PFMT作为对SUI患者的一线治疗，最短为期3个月。PFMT只有达到相当的训练量，才可能有效。在训练3个月后门诊随访进行主客观治疗效果的评价。PFMT可采用生物反馈方法，疗效优于单纯医师口头指导患者的PFMT。文献报道，PFMT的短期有效率可达50%～75%。NICE建议孕妇进行PFMT以预防产后尿失禁（A级证据）。

（4）盆底肌物理治疗：对于不能主动收缩盆底肌的患者可辅助电刺激、生物反馈、功能性磁刺激治疗，对于结缔组织弹性、韧性下降，盆底松弛者可增加盆底激光、射频的治疗。通过增强盆底肌肉的力量，提高尿道闭合压来改善控尿能力。可联合PFMT应用，效果更好。

（5）药物治疗：药物治疗可减少患者的漏尿次数，提高生命质量评分。

① 选择性α₁-肾上腺素受体激动剂：常用药物有盐酸米多君等。通过激活尿道平滑肌α₁-肾上腺素受体及躯体运动神经元，增加尿道阻力，有效率约为30%。用法：2.5～5 mg/次，每日2～3次。禁忌证：急迫性尿失禁、夜尿次数过多、高血压、青光眼。副作用：头皮麻木、头痛、立毛、肢端发冷，较少见的副作用有高血压、心悸，严重者可发生脑血管意外。因副作用较大不建议长期使用。

② 丙米嗪：通过抑制肾上腺素能神经末梢的去甲肾上腺素和5-羟色胺再吸收，增加尿道平滑肌的收缩力，并可以从脊髓水平影响尿道横纹肌的收缩能力；抑制膀胱平滑肌收缩，缓解急迫性尿失禁。用法：50～150 mg/d。禁忌证：心功能衰竭患者，老年人慎用。副作用：口干、视力模糊、便秘、尿潴留和体位性低血压等胆碱能受体阻断症状；组胺H₁受体阻断引起的镇静、嗜睡和定向力减退等；对心功能衰竭患者可引起心律失常。对于以上四种非手术治疗失败或不能进行手术的患者可以使用丙米嗪。

③ 阴道局部雌激素治疗：对绝经后妇女，阴道局部雌激素治疗可以缓解部分绝经后SUI症状及下尿路症状。

2. 手术治疗：美国泌尿学会（AUA）经过全面的文献检索及严格的分析认为，手术对于大多数 SUI 患者具有长期（＞48 个月）、确定的疗效。但手术对患者有一定的创伤，并且存在术后排尿困难、尿急、脏器损伤等风险，因此在制定手术方案时，应告知患者可选择的手术方式及每种方式的利弊和风险、手术所需时间、住院时间、可能发生的并发症及并发症的处理，同时，要考虑到患者的生育计划，由医师和患者共同决定手术方式。

（1）手术适应证

① 非手术治疗效果不佳或不能坚持、不能耐受的患者。

② 中、重度 SUI，严重影响生命质量的患者。

③ 盆腔器官脱垂伴有 SUI 需行盆底手术者，可同时行抗 SUI 手术。

NICE 不推荐将阴道前壁修补、阴道旁修补及针刺悬吊术作为 SUI 的术式。

存在以下情况时应慎重选择手术及手术方式：

① 如果患者存在以急迫性尿失禁为主的混合性尿失禁，应先采用药物治疗，如症状明显改善，患者满意，则可不手术治疗；抗急迫性尿失禁药物治疗效果不佳，提示患者为以 SUI 为主的混合性尿失禁，可进行手术治疗。

② 对于合并尿道阴道瘘、尿道侵蚀、术中尿道损伤和（或）尿道憩室的 SUI 患者，均不能使用合成吊带，建议这类患者可使用自体筋膜或生物吊带。

③ SUI 合并逼尿肌功能减退、尿潴留、膀胱容量小的患者慎重选择抗尿失禁手术。

（2）SUI 术式

① 阴道无张力尿道中段悬吊带术：主要分为经耻骨后路径和经闭孔路径两种方式完成。经耻骨后路径阴道无张力尿道中段悬吊带术有自下而上、自上而下路径完成吊带放置。该手术方法已成为一线的治疗 SUI 术式。抗 SUI 和治疗脱垂的手术可同时进行，但在吊带拉紧前应完成脱垂修补。对于合并重度脱垂的患者，未提示存在隐匿性尿失禁的患者，目前不建议进行预防性抗尿失禁手术。

a. 经耻骨后路径：NICE 建议将其作为 SUI 的首选治疗术式。穿刺方向多为"下→上"，也可以为"上→下"。

适应证：尿道高活动性 SUI；尿道固有括约肌缺陷型 SUI；以 SUI 为主的混合性尿失禁。

7～11 年随诊的治愈率为 80％～90％，对以 SUI 为主的混合性尿失禁的治愈率约为 80％。如同时进行盆腔器官脱垂的手术修复，尿失禁手术具有相似的效果。手术的主要并发症为膀胱损伤，需注意在吊带手术结束之前，进行膀胱镜检查。此外，手术并发症还有出血、排尿障碍、尿潴留、泌尿系统感染、吊带暴露和侵蚀等症状。

b. 经闭孔路径：穿刺方向分为"外→内"和"内→外"两种方式。经闭孔路径阴道无张力尿道中段悬吊带术治疗效果与经耻骨后路径相似。

适应证：尿道高活动性 SUI 和以 SUI 为主的混合性尿失禁。

由于手术路径的改变，降低了膀胱和髂血管损伤的风险，术中可酌情考虑施行膀胱镜检查。并发症与经耻骨后路径相似，但与经耻骨后路径相比，术后可发生下肢疼痛等并发症。

c. 阴道单切口微小吊带手术：为近年来在经耻骨后路径及经闭孔路径阴道无张力尿道中段悬吊带术的基础上，发展的一种更微创、体内放置吊带更少、无身体皮肤切口的治疗方法。短期随访的治愈率为 50%～90%,远期效果尚待验证。

② 耻骨后膀胱颈悬吊术:进行 Cooper 韧带悬吊的 Burch 手术为耻骨后膀胱颈悬吊术的代表,曾为治疗 SUI 的"金标准"术式。Burch 手术经耻骨后将膀胱颈及近端尿道两侧的阴道壁缝合悬吊于 Cooper 韧带,以上提膀胱颈及近端尿道,从而减少膀胱颈的活动度。术后治愈率为 80%左右,被认为是治疗有效的方法之一。有开腹及腹腔镜两种途径,腹腔镜进入耻骨后间隙的路径有腹膜内和腹膜外两种。腹腔镜与开腹的治愈率基本相似。NICE建议开腹耻骨后膀胱颈悬吊术可作为治疗 SUI 的方法之一,而采用腹腔镜耻骨后膀胱颈悬吊术治疗 SUI 应由有经验的内镜医师在综合医院施行。

适应证:尿道高活动性 SUI。常见并发症有发热、泌尿系统感染、膀胱损伤、术后排尿障碍、输尿管损伤、逼尿肌不稳定。

③ 经阴道膀胱颈悬吊术:自膀胱颈及近端尿道下方将膀胱颈向耻骨上方向悬吊并锚定,固定于腹直肌前鞘,以改变膀胱尿道角度,固定膀胱颈和近端尿道,并对尿道产生轻微的压迫作用。吊带材料主要为自身筋膜,也可为同种移植物、异体或异种移植物、合成材料及不可吸收悬吊线。初次手术的治愈率为 82%～85%。用于复发后再次手术的患者时治愈率约为 64%。

并发症包括尿潴留(高于其他术式)、急迫性尿失禁。合成吊带膀胱颈悬吊术的尿道侵蚀发生率很高。尸体吊带由于长期耐受性受到质疑,并未广泛使用。

④ 膀胱颈旁注射填充剂:膀胱颈旁注射明胶醛交叉连接牛胶原蛋白及碳珠等填充剂。填充剂注射应注意过敏反应。膀胱颈旁注射填充剂治疗有效率随时间延长而下降,远期疗效较差,患者通常每 1～2 年需要再次进行治疗。

适应证:尿道固有括约肌缺陷型 SUI 及不能耐受其他抗尿失禁手术的患者。

(六) 治疗后随访

1. 随访时间:推荐术后 6 周内至少进行 1 次随访,主要了解近期并发症。6 周以后主要了解远期并发症及手术疗效。

2. 手术疗效评价内容和指标:手术疗效评价分为:① 治愈:咳嗽等腹压增高情况下无漏尿;② 改善:咳嗽等腹压增高情况下有漏尿,1 h 尿垫试验漏尿量较治疗前减少≥50%;③ 无效:咳嗽等腹压增高情况下有漏尿,1 h 尿垫试验漏尿量较治疗前减少<50%。

(1) 主观指标:即患者使用问卷进行的自我评价,包括经中文验证的 IIQ-7 和 PISQ-12。

(2) 客观指标:当患者为改善和无效时建议记录排尿日记、进行 1 h 尿垫试验及尿动力学检查。

3. 并发症随访:对 SUI 的术后随访中必须观察和记录近期和远期并发症。近期并发症包括排尿困难、尿潴留、尿急、急迫性尿失禁(术前已存在或新发)、感染、发热、脏器损伤、死亡等。远期并发症包括吊带侵蚀、尿瘘、疼痛、性功能障碍等。

(七) 预防

正确处理分娩,临产时定时排尿,及时处理第二产程滞产,避免困难的或不适当的产时助产。产后进行保健运动锻炼,特别避免增加腹压的重体力劳动,治疗慢性咳嗽、便秘等。

二、急迫性尿失禁（urge urinary incontinence，UUI）

UUI 是指由于逼尿肌过度兴奋或反射亢进，出现不受意志控制的尿急、尿频、尿痛、夜尿等，排尿间隔<2 h。多由副交感神经过度兴奋引起，或由逼尿肌本身不稳定造成，少数患者病因不明。男女均可发生，女性高于男性。1997 年 Abrams 统计，急迫性尿失禁在女性人群中的发病率 20～30 岁为 15％，40～50 岁为 16％，60～70 岁为 20％。急迫性尿失禁中约 90％为运动急迫性尿失禁，只有少数为感觉急迫性尿失禁。

（一）分类及病因

1. 感觉急迫性尿失禁：仅有急迫性尿失禁，而无逼尿肌无抑制性收缩，没有不稳定膀胱，称为感觉急迫性尿失禁。见于各种原因引起的膀胱炎症刺激，如各种膀胱炎、膀胱肿瘤的浸润、膀胱结石、膀胱异物、尿道综合征等。中年女性感觉急迫性尿失禁较常见。

2. 运动急迫性尿失禁：尿失禁原发于逼尿肌无抑制性收缩，称为运动急迫性尿失禁。各种逼尿肌无抑制性收缩统称为不稳定膀胱。虽然并非所有的不稳定膀胱均发生尿失禁，但运动急迫性尿失禁的原因与不稳定膀胱的原因完全相同，故运动急迫性尿失禁是不稳定膀胱的一种特殊的临床表现。见于膀胱以下尿路梗阻、神经系统疾病、原因不明的原发性运动急迫性尿失禁。儿童及老人运动急迫性尿失禁较常见。

区分压力性尿失禁和急迫性尿失禁很重要，因为它们的治疗方法不同。急迫性尿失禁能成功地用抗胆碱能药物治疗，而压力性尿失禁，除了轻度可以通过骨盆底部肌肉锻炼或理疗得以改善外，通常需要外科手术。

（二）鉴别诊断

表 2-1-2　急迫性尿失禁与压力性尿失禁症状鉴别要点

症状	急迫性尿失禁	压力性尿失禁
尿急（强烈的、突然的排尿需求）	有	无
尿急的频次（>8 次/24 h）	有	无
体力活动（如咳嗽、喷嚏、举重物等）时漏尿	无	有
及时到达厕所的能力（伴随尿急）	无	有
夜间醒来排尿	经常	很少

（三）治疗

1. 原发病治疗

神经系统疾病引起者，应根据其不同病因和病变部位，采取不同的治疗方法。膀胱以下尿路梗阻有排尿困难、膀胱激惹和剩余尿，半数以上有不稳定膀胱。所以首先应解除梗阻，然后再对症治疗，否则会带来严重后果。感觉急迫性尿失禁为疾病的一种症状，在对症治疗的同时，应对原发病进行治疗。如各种膀胱炎、结石、肿瘤等，原发性疾病治愈后，感觉急迫性尿失禁亦随之消失。

2. 药物治疗

目的是抑制逼尿肌收缩，降低膀胱内压，增加膀胱容量，降低膀胱的敏感性。常用药物有如下几类：

（1）抗胆碱药如溴丙胺太林（普鲁本辛）等，注意若有下尿路梗阻，应先解除梗阻，否则不能应用此类药物；

（2）逼尿肌松弛药如黄酮哌酯（渡洛捷、津源灵）、托特罗定（舍尼亭）、奥昔布宁（奥宁）等；

（3）钙拮抗剂如维拉帕米（异搏定）、硝苯地平（心痛定）等；

（4）前列腺素合成抑制剂如吲哚美辛（消炎痛）等；

（5）α受体阻滞剂如特拉唑嗪（高特灵）等。

3. 膀胱训练

通过膀胱训练，抑制膀胱收缩，增加膀胱容量。方法是白天多饮水，尽量憋尿，逐渐延长排尿间隔时间至 2 h 以上。夜晚不再饮水，可适量服用镇静安眠药物，使能安静入睡。治疗期间应记录排尿日记，增强治愈信心。膀胱训练的疗效是肯定的，特别是对原因不明的原发性运动急迫性尿失禁的疗效更佳。

4. 生物反馈治疗

这是行为治疗的一种形式。方法是置入阴道内的反馈治疗仪以声、光、图像等形式，表达膀胱的活动，当患者出现逼尿肌无抑制性收缩或不稳定膀胱时，仪器即发出特定的声、光、图像等信号，使患者能直接感知膀胱活动并有意识地逐渐学会自我控制，达到抑制膀胱收缩的目的。

5. 电刺激或功能性磁刺激治疗

通过对储尿和排尿的各反射通路或效应器官（逼尿肌、盆底肌、括约肌）施以适当的电刺激或功能性磁刺激治疗达到治疗目的。神经根电刺激疗法已获美国食品药品管理局认证并应用于临床，主要用于治疗急迫性尿失禁、严重尿频尿急及非梗阻性尿潴留。通过脉冲电刺激骶 3 神经，调节与排尿相关的逼尿肌、括约肌和盆底肌的神经反射，能显著改善症状，提高生活质量。磁刺激因作用深度增加，更适合深处神经根部病变。

6. 手术治疗

对以上治疗无效，病情特别严重，有上尿路扩张导致肾脏损害的患者可慎重考虑手术治疗，如膀胱扩大术、选择性骶 2～4 神经根切除术、尿路改道术等。

三、混合型尿失禁（mixed urinary incontinence，MUI）

MUI 是指同时具有压力性尿失禁和急迫性尿失禁的症状，症状间具有相互影响、相互加重的倾向，是膀胱和尿道功能失调的综合结果。医生和患者应根据个体生活方式权衡决定治疗方案。对多数患者的治疗，目的并不在于延长生命，而主要是为了提高生活质量。

在治疗方面，MUI 比单纯 SUI 或 UUI 困难得多。由于同时具有两种类型症状，且两种症状严重程度可能很不一致，因此治疗更加复杂。如其他章节所述，膀胱和尿道作为贮存尿液的一个生理单元，反射性地相互作用，因此在治疗混合型尿失禁的压力性或急迫性症状时，实际上是在进行两种不同疾病的治疗。对混合型尿失禁的患者，施行压力性尿失禁的手术后常常能同时消除或改善急迫性尿失禁的症状，这也说明这两种类型的尿失禁是相互作用的，这种同时存在常常使确定膀胱控制失常的主要原因很困难。

与单纯 SUI 相比，对混合型尿失禁患者评估膀胱和尿道的功能及相互作用时常有必要进行尿动力学检查,尿动力学实验室的能力是诊断和治疗成功的关键。如果压力性和急迫性尿失禁程度相当,那么检查和治疗会相对容易。

（一）病史

询问尿失禁的病史对于治疗有重要意义。比如,一位仅有轻微的 SUI 的年轻女性患者,在其排尿史中没有其他合并因素,她很容易有轻微的 UUI。这种轻微的混合型尿失禁通过手术或非手术治疗就可以得到控制。另外一种严重的 MUI 是固有括约肌缺损合并重度 UUI。患者需每天多次更换尿垫,患者同时不知道尿失禁什么时候发生,其诱因是什么,有这样病史的女性有过尿失禁手术失败史。然而,无此类手术史的年轻女性也可能发生。如果检查不完全,很难确定固有括约肌缺损。传统的悬吊方法难以奏效。

伴有 SUI 的 UUI 治疗的作用还存有争议。许多临床研究表明,如果术前伴有 UUI,SUI 的手术效果并不好。也有学者报道,成功的 SUI 手术可以使 UUI 的症状得到较好的改善。而导致上述差异的原因可能在于选择的病例不同。目前认为要成功地治疗 MUI,关键是要能全面评价其中 UUI 所起的作用。另外,存在 UUI 时,储尿期是否有逼尿肌不稳定尚有争论。因为,有些 UUI 患者在储尿期其膀胱处于稳定状态,而某些无 UUI 患者进行尿动力学检查却有不稳定膀胱。目前较一致认为,不管尿动力学检查在储尿期是否表现逼尿肌不稳定,临床上出现 UUI 就会有膀胱的无抑制性收缩。

（二）体检

体检时应重点对 SUI 程度进行评估,尤其是要确定有无尿道高活动性。以前 SUI 手术失败者,如果考虑再手术应对尿道周围的瘢痕进行检查,确定有无膀胱出口梗阻,这是因为梗阻常常是导致 UUI 的原因之一。膀胱出口梗阻可以经压力-流率检查结果证实。

SUI 患者如果没有尿道高活动性,提示原因不是解剖方面的,很可能是内括约肌功能不全（ISD）,治疗应采取尿道周围注射或尿道悬带术（sling）。手术前应进行尿动力学检查,以确定是否存在 ISD。有尿道高活动性者应进行尿道功能检查以确定有无 ISD,两者长期治疗效果可能很不一样。

（三）尿动力学检查

MUI 患者膀胱内压测定重点在容量、顺应性和稳定性方面。术前膀胱功能性容量减少会引起 UUI,术后有可能存在持续性刺激症状。膀胱顺应性降低,多表明病情严重,如果漏诊有可能导致治疗失败及上尿路功能恶化。

MUI 患者的初始尿流率检查,尿流率常常正常,无残余尿。尿流率降低者常见于合并膀胱出口梗阻。膀胱出口梗阻是导致 UUI 的原因之一。残余尿增加也是导致 UUI 的原因,此时可合并充盈性尿失禁。

多数 UUI 的患者在进行常规尿动力学检查时未能发现逼尿肌不稳定（DI）,有些检查时发现逼尿肌不稳定,却无 UUI 的表现。因此,DI 在治疗 UUI 中的作用尚不能肯定。如果采用激发试验或连续动态观察,DI 的检出率会有所增加。当 MUI 患者以 UUI 为主时,进行治疗无 DI 者较有 DI 者容易些。

MUI 患者多有一定程度的尿道括约肌功能不良。有明显 UUI 的患者,在病史上可能看不出 SUI,可进行尿动力学检查尿道功能,通过测量尿道内压力分布及漏尿压对尿道功能进行评价,并确定括约肌功能不良的程度。必须认识到未经尿道功能检查证明患者尿道功能正常及不存在 MUI 的情况下,不能轻易认定患者只有 UUI。

（四）内镜检查

尿道内镜可检查静态和用力时尿道有无活动性。内镜检查中 SUI 最严重的一种即所谓的"铅管型"尿道,还有比"铅管型"更加微妙的尿道功能、黏膜外观等变化,对判断 ISD 的严重程度及选择治疗方案均有重要意义。MUI 中逼尿肌活动过度在老年人较常见,进行膀胱灌注时可能表现出来。

内镜下膀胱小梁化反应可能存在出口梗阻。膀胱黏膜上任何异常都应做活检,膀胱原位肿瘤也可导致膀胱激惹综合征。

（五）治疗

MUI 的治疗比单纯型尿失禁的治疗复杂。两种尿失禁的严重程度及复杂程度对治疗效果的影响,比所选择的治疗方案影响更大。轻度压力性和急迫性尿失禁无论是手术还是保守治疗多数都可能获得较好效果。而严重的 UUI 及Ⅲ型 SUI 患者治疗较困难。

通常首先应采用行为治疗、药物治疗、电刺激治疗或者联合治疗。对于 MUI,SUI 也是 UUI 的一个部分,有时难以判定手术的疗效,UUI 经非手术治疗通常会带来 SUI 的改善。

如果 MUI 中的 SUI 可通过手术治疗取得效果,那么有理由先手术治疗 SUI,术后再处理 UUI。因为大多数患者手术治愈 SUI 后 UUI 的症状可彻底消除或明显改善。不过一般不会术后立即消除,而是在维持 3～6 个月后。

Ⅲ型 SUI 保守治疗效果非常有限。MUI 如不合并尿道活动过度,可采用尿道充填剂注射治疗 SUI,其优点是不会产生长久的梗阻。如果合并尿道活动过度,那么施行尿道吊带悬吊术可能是长期疗效最好的方法。悬吊术的一个常见并发症是暂时性膀胱出口梗阻,症状多持续数个星期或 4～6 个月。医生和患者对术后可能出现的复杂病理需有思想准备,有些 MUI 患者术后还需要长期进行非手术治疗,以控制顽固的 UUI 症状。

慢性盆腔痛(chronic pelvic pain,CPP)是一种常见、症状明显且治疗烦琐的疾病,严重影响着女性的生殖健康及生活质量。但是因其病因复杂,诊治的证据有限,目前缺乏对 CPP 的共识。

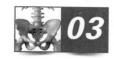

第三节
慢性盆腔痛

一、CPP 的定义

2007 年,Tettambel 在他的文章中将 CPP 描述为盆腔的周期性或非周期性疼痛,持续 6 个月或更长时间,严重到足以导致功能丧失,需要寻求医疗帮助。WHO 发现,非周期性疼痛的患病率为 2.1%～24%,性交困难的患病率为 8%～21.1%,而痛经的患病率约为 16.8%～81%。2014 年发布的最新综述使用了更为严格的定义(持续至少 6 个月的非周期性疼痛),发现患病率为 5.7%～26.6%。美国妇产科医师协会(ACOG)于 2020 年 3 月首次发表了《慢性盆腔痛指南》。建议将慢性盆腔痛定义为源自于盆腔器官/结构的疼痛,且持续时间超过 6 个月。它通常与负面的认知、行为、性和情感后果以及与下尿路、性、肠、盆底、肌筋膜或妇科功能障碍的症状有关。如果周期性盆腔痛也具有明显的认知、行为、性和情感后果,那么也被认为是慢性盆腔痛的一种形式。目前已把原发、继发性痛经正式纳入了慢性盆腔痛的范畴。

二、CPP 的分类

Lamvu 等人把 CPP 分为两类:一类为内脏性疼痛,一类为躯体性疼痛。内脏性疼痛来源于盆腔脏器,如泌尿、生殖、消化系统脏器病变。躯体性疼痛来源于躯体性结构,如盆腔骨骼、韧带、肌肉、筋膜。

三、CPP 的病因

基于 CPP 背景的可能病因按医学系统分为妇科疾病、泌尿系统疾病、胃肠道疾病、肌肉骨骼系统和结缔组织疾病及精神类疾病。

妇科疾病类包括:① 子宫内膜异位症/子宫腺肌病;② 盆腔炎性疾病及相关病症(如盆腔粘连);③ 妇科恶性肿瘤;④ 子宫平滑肌瘤;⑤ 盆腔静脉淤血综合征;⑥ 遗留卵巢综合征/残余卵巢综合征;⑦ 痛经;⑧ 排卵期疼痛;⑨ 宫颈狭窄伴血肿;⑩ 畸形(如副卵巢、双子宫)。

泌尿系统疾病类包括:① 间质性膀胱炎;② 尿道综合征;③ 泌尿系恶性疾病;④ 膀胱功能紊乱;⑤ 慢性炎症性尿路;⑥ 泌尿系结石。

胃肠道疾病类包括:① 肠易激综合征;② 慢性便秘;③ 慢性炎症性肠道疾病;④ 恶性肠道疾病;⑤ 小肠或大肠狭窄;⑥ 慢性假性肠梗阻。

肌肉骨骼系统和结缔组织疾病类包括:① 纤维肌瘤;② 肌筋膜

疼痛;③ 慢性背痛;④ 神经痛/神经性疼痛综合征;⑤ 盆底功能障碍;⑥ Sear 疼痛;⑦ 肌肉骨骼系统和结缔组织恶性疾病;⑧ 神经压迫综合征;⑨ 疝。

精神类疾病包括:① 躯体形式障碍;② 躯体性疼痛障碍;③ 适应障碍;④ 精神分裂症和妄想症。

四、CPP 的病理生理学

(一) 盆腔痛觉传入纤维

盆腔痛的神经感觉纤维包括有髓鞘神经纤维和无髓鞘神经纤维,既有快速传导的 Aδ 纤维,也有慢速传导的 C 纤维。来自盆腔的传入纤维,一部分随躯体神经(Aδ 纤维)行走,传递来自皮肤、黏膜、肌肉、筋膜韧带和腹部脏层的痛觉;另一部分通过内脏神经随交感神经或副交感神经(C 纤维)行走,传递内脏的痛觉。

躯体神经包括腰丛、骶丛和阴部神经丛。腰丛接受来自腹膜、下腹壁皮肤、阴阜、大阴唇前部和大腿上部内侧面的传入神经纤维;骶丛传递来自大腿内侧面后部皮肤的疼痛冲动;阴部神经丛主要传递来自肛门前区、大阴唇、阴道下段和阴蒂的疼痛。

内脏神经包括随交感神经行走的传入纤维和随副交感神经行走的传入纤维。前者主要传递子宫底、膀胱底、卵巢、回盲肠、输卵管、输尿管及其附近结缔组织的感觉,可能出现脐区的牵涉痛;后者主要传递子宫下部、宫骶韧带、主韧带、膀胱三角、尿道、阴道上部、乙状结肠及直肠的疼痛,可能出现臀部、骶部、下肢的牵涉痛。

(二) 盆腔疼痛的病理生理

疼痛是机体组织器官受到伤害性刺激引起的复杂的主观感受。常伴有自主神经反应、躯体防御运动及情感心理的行为反应。慢性疼痛发生时,机体内源性镇痛物质减少而致痛物质增加,球蛋白下降,免疫功能下降。

神经系统的基本结构是神经元和神经间质。神经元由突触和胞体构成,间质包括神经胶质、血管和结缔组织。当间质组织发生缺血、缺氧、渗出、水肿、生化物质析出时,会首先引起神经元功能障碍,随着组织损伤及局部压力的持续加重,可引起神经元变性,甚至轴索迂曲、膨胀,纤维断裂。解除压力或恢复血运后,周围神经纤维再生。完全断裂的神经纤维常形成瘤状增殖,它是持续、顽固性疼痛的痛源。

1. 躯体反应:轻度、短暂的急性疼痛只引起局部反应,如局部充血、瘙痒不适;疼痛强度增大时,出现肌肉收缩、强迫体位等,同时由于生化物质、血管活性物质增多,引起缺血、缺氧,使疼痛加剧。

2. 内脏反应:以自主神经异常活动为先导,出现一系列组织器官的反应,如心率加快、血压升高、恶心、呕吐、出汗、心律失常甚至心搏骤停等。

五、CPP 的发病机制

CPP 的发病机制目前尚不明确。本书仅对部分妇科疾病及肌肉骨骼系统和结缔组织疾病的可能机制做如下阐述。

1. 子宫内膜异位症/子宫腺肌病(EM/AM):EM 患者出现 CPP 症状概率高达 71%～87%的,临床症状多不典型。综合疼痛机制考虑以下几点:① 异位灶受卵巢分泌激素的影响周期性出血,组织内压增加;② 内异症患者病灶出血刺激腹膜,产生化学性腹膜炎;③ 病灶刺激周围组织发生非特异性炎症反应及纤维组织增生,脏器间粘连致牵涉痛;④ 在神经丛密集区域,深部子宫内膜种植浸润出现严重疼痛的百分比(特别是宫骶区域)比其他类型的种植引起的疼痛高得多,考虑长期的局部神经压迫,痛觉过敏;⑤ 前列腺素水平升高,使子宫、输卵管收缩频率增加,盆腹腔血管及内脏平滑肌舒缩功能失调。

2. 慢性盆腔炎(PID):PID 引起慢性盆腔痛的概率是 20%,而 3 次或多发 PID 引起慢性盆腔痛的可能性为 67%。PID 后引发 CPP 的原因尚不清楚,可能与炎症后输卵管与卵巢以及盆腔的形态结构异常、盆腔粘连有关。

3. 盆腔静脉淤血综合征(PVCS):PVCS 引起的慢性盆腔痛多为耻骨联合上区弥漫性疼痛或下腹两侧疼痛,呈慢性持续性坠痛。月经中期加重,性交时或性交后痛。应重视痛经和性交痛,其对诊断的敏感性和特异性分别为 67%~92%、69%~86%。疼痛机制考虑以下几点:① 个体血管壁组织薄弱,弹力纤维少,弹性差,血管扩张迂曲或结构缺陷;② 严重的后位子宫使输卵管卵巢静脉回流受阻;③ 本病多见于年轻生育期妇女,高雌激素水平使血管张力下降;④ 姿势、手术后粘连等原因导致盆腔局部血液循环不畅。

4. 遗留卵巢综合征及残余卵巢综合征:子宫切除术后遗留卵巢导致 CPP 的发生率为 3%。疼痛机制考虑以下几点:① 卵巢囊性增大,造成卵巢周围炎;② 增大卵巢压迫邻近组织;③ 遗留卵巢与周围组织粘连。

恶性肿瘤等原因导致手术无法完整切除卵巢,残余卵巢致 CPP。疼痛机制为:① 卵巢皮质中断血供后仍能存活且继续发挥内分泌功能;② 残余卵巢皮质可在促性腺激素的刺激下产生功能性变化,导致粘连部位的卵巢残余物体积增加,压迫邻近组织;③ 合并炎症、子宫内膜异位症等,加重疼痛。

5. 妇科恶性肿瘤:肿瘤本身引起的疼痛是癌性疼痛最普遍的原因,占癌性疼痛的 80%。类型包括躯体痛、内脏痛和牵涉痛。肿瘤未转移时,压迫周围组织脏器,产生炎症、水肿、缺血,表现为持续深部疼痛,范围不清,并可引起腰背部、大腿部、腹股沟等部位的牵涉痛;浸润神经组织时,呈麻木、酸胀、烧灼痛。考虑癌组织一般处于缺氧状态,糖酵解增强,pH 下降引起磷脂酸活性升高,溶酶体酶释放,导致组织胺、5-羟色胺、前列腺素等致痛物质增加。当肿瘤侵及肌肉、筋膜时,则表现出躯体痛的特点。肿瘤本身坏死、破溃、继发感染、增大等亦会导致疼痛。

6. 盆腔肌筋膜疼痛:盆腔肌筋膜疼痛的发病率约为 13.2%,其中 75% 的患者疼痛评分≥7 分,严重影响其生活质量。① 缺血性疼痛:肌肉收缩或过度活跃可能发生缺血缺氧性疼痛。缺血可导致中度、高度深部组织疼痛,常被描述为刺痛、烧灼痛。② 肌筋膜触发点介导的疼痛主要为过度运动、物理损伤及交感神经控制的紧张心理。这种疼痛的程度和范围取决于触发点的激活程度而不是肌肉的大小和位置,常伴牵涉痛。③ 反复慢性刺激促使脊髓背角细胞发生病理变化,增强外周痛觉信号向中枢传递,加重疼痛。长期疼痛刺激同时导致中枢致敏,造成疼痛加重与持续存在。

7. 不明原因或非器质性慢性盆腔痛:不明原因或非器质性慢性盆腔痛是存在的。① 与心理状态有关。多见于敏感型妇女、性格内向或浮躁者,对生殖器官疾病有潜在顾虑。② 盆腔内有隐性韧带或筋膜或肌肉撕裂伤。触及或受牵扯(如用力排便、咳嗽等腹压增加时)即感盆腔内剧痛。③ 盆腔生殖器官手术切除或计划生育术后,常因思想顾虑而发生盆腔幻痛。

六、CPP 的诊断

（一）病史采集

采集病史需注意病程的连续性、细致性和准确性。注意疼痛部位、程度、性质、发生时间、持续时间、伴随症状、与月经的关系、诱发因素、影响因素、主观感受等。也要了解有无不良性生活经历,有无精神病史。

（二）查体

包括站位、坐位、仰卧位及膀胱截石位的检查。

1. 站位检查:检查患者的外观、站姿、脊柱、腰骶部、下肢是否等长,肌肉筋膜有无压痛等,判断是否存在运动系统疾病。

2. 坐位检查:检查坐姿及神经,判断是否存在运动系统及外周神经病变。

3. 仰卧位检查:包括腹部视、触诊及神经检查。前者检查腹部瘢痕、包块、肌紧张、疝气、触发点、压痛、反跳痛。腹部触发点采用单指触诊,阳性提示可能为肌肉筋膜痛,耻骨上压痛提示可能为膀胱炎。后者通过搔抓、捏、轻触等方式进行浅表检查,判断髂腹下神经、髂腹股沟神经、生殖股神经分布区域是否存在感觉异常。

4. 膀胱截石位检查:包括外阴外观检查、外阴痛检查、单指检查、双合诊及直肠阴道检查。外阴痛的检查包括皮肤捏痛、棉签试验和牙签试验,用于前庭炎、外阴痛、阴部神经痛的判断。单指检查闭孔肌、梨状肌、耻尾肌等肌肉痛及肌张力、阴部神经管压痛、膀胱区压痛、子宫后壁触痛结节、骶韧带结节等。阴部神经管压痛提示可能为阴部神经痛,膀胱区压痛提示可能为间质性膀胱炎。

（三）辅助检查

1. 妇科 B 超:了解有无盆腔包块,如存在包块,了解包块的大小、位置、性质、活动度、血流情况等;了解有无盆腔静脉淤血、盆腔积液、输卵管积水等。

2. MRI:鉴于 MRI 对软组织良好的分辨力,常用于恶性肿瘤、腹膜后病变及复杂性病变的检查。

3. 腹腔镜:可疑盆腔异常的 CPP、确定疼痛来源。但腹腔镜不再是诊断 CPP 的金标准。

4. 其他:当基本排查为非妇科因素的 CPP,可行膀胱镜、肠镜、静脉肾盂造影、消化道造影、腹部平片、X 线、肌骨超声等检查。

七、CPP 的治疗

CPP 的病因复杂,也常有多个系统的共同发病,治疗可采用单独或联合治疗模式。对于复杂的 CPP,往往需要多学科会诊。2020 年 ACOG 发布的《慢性盆腔痛指南》对女性盆腔痛的建议如下。

A 级建议:不建议常规使用腹腔镜粘连松解术治疗慢性盆腔痛。

B 级建议:① 建议单独或联合进行盆底物理治疗、性治疗或认知行为治疗,以治疗肌筋膜和社会心理病因以及其导致的慢性盆腔疼痛和相关性交困难症。② 基于对其他神经性疼痛综合征的有效性,建议对患有神经性慢性盆腔痛的患者使用 5 羟色胺–去甲肾上腺素再摄取抑制剂(SNRIs)、加巴喷丁和普瑞巴林。③ 不建议使用阿片类药物治疗慢性盆腔痛。已经使用阿片类药物的患者应缓慢停药。④ 建议触发点注射盐水、麻醉剂、类固醇或阿片类药物或与其他治疗方式结合使用治疗肌筋膜慢性盆腔痛。

C 级建议:建议进行详细的病史采集和体格检查,尤其是腹部和盆腔神经肌肉骨骼检查,以评估慢性盆腔疼痛。对导致慢性盆腔痛的常见非生殖疾病的评估应包括筛查间质性膀胱炎或膀胱疼痛综合征、肠易激综合征、憩室炎以及并存的情绪障碍(抑郁、焦虑)。对于筛查上述任何一种疾病呈阳性的患者,可能需要进行额外的检查或转诊,以排除其他相关原因。

转诊给疼痛医学专家是女性慢性盆腔痛多学科治疗的一部分。应根据患者病情的复杂性、主要临床医生的专业知识和资源的可用性,确定个性化咨询或转诊多学科护理的时间。基于有益于非妇科慢性疼痛治疗的证据,可以考虑通过针灸和瑜伽治疗肌肉骨骼病因引起的慢性盆腔疼痛。

基于 ACOG 的建议,CPP 治疗主要包括:

1. 一般治疗:解除病因、注意保暖。

2. 心理治疗:对于没有明显器质性病变,但有心理障碍的患者,可以进行心理治疗。常用方法包括放松疗法、认知疗法、支持疗法等。

3. 物理治疗:包括短波、超短波、离子透入、热敷、按摩、电刺激、功能性磁刺激等,促进盆腔部位的血液循环,改善新陈代谢,解痉镇痛。

4. 药物治疗:在医生指导下应用止痛药(如布洛芬、萘普生、双氯芬酸钠、塞来昔布等)、持续性卵巢抑制药(如醋酸甲羟孕酮、左炔诺孕酮等)、抗抑郁药(如阿米替林、去甲替林)以及戊糖多硫酸钠等。

5. 手术治疗:CPP 首选物理治疗,对于病情严重或者反复发作的患者,可以采取针对病因的手术治疗。

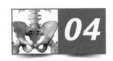

第四节
女性性功能障碍

临床女性学是研究有关女性性功能的生理与病理及相关的保健与诊治问题的一门新的临床医学分支学科。以妇女的性健康保健为中心，主要内容包括：① 妇女性健康的基本理论，如生物学、解剖学、生理学、心理学、社会学和文化人类学基础；② 妇女性健康失常的病因学、病理学及临床诊疗技术常规；③ 妇女一生各阶段的性健康保健理论与实践。

女性性健康在定义上除了生殖健康以外，现更强调其自身特定的内容。计划生育和人工辅助生殖技术的发展，使性交与生殖已经能够相互分离；对性愉悦功能的享有已成为人类超越其他生物的重要标志。性健康不仅关系到防治性病/艾滋病，避免非意愿妊娠，而且意味着能获得性欲满足后的幸福感。随着经济和文化水平的提高，性健康对个人身心乃至对社会的影响将更为深入和重要。高质量的性健康是一个有效的自稳机制，有助于增强婚姻的凝聚力。

女性性功能是指对性刺激的应答能力，即对恰当的性刺激能做出适宜的身心反应，顺利地完成性交过程，并从中获得愉悦与满足。性健康的失调将明显影响人们的生活质量，也关系到家庭与社会的稳定。在我国，家庭的性生活质量普遍不高，再加上社会转型的新形势导致意识观念与生活方式的显著改变，使近年来婚前及婚外性行为发生率显著增加，并成为性病、艾滋病传播的重要危险因素。因此，努力提高男女双方的性健康水平，有利于家庭与社会的安定；也为实施控制性病、艾滋病的系统工程提供了新的思路。

一、对女性性功能障碍的认识

女性性功能障碍（female sexual dysfunction，FSD）应在全社会得到应有的重视，它常常不同程度地影响妇女的身心健康和生活质量。一方面，由于生理和解剖上的原因以及传统观念的影响，在性行为中主动性本来就比男性差的女性性功能，更容易受到压抑，女性较男性就更容易发生性功能障碍；另一方面，尤其是在中国，夫妻间有性生理和性心理方面的不谐和苦恼，亦多羞于启齿，极少求医，女性的性功能障碍问题也就更加得不到应有的重视。

器质性因素与心因性因素在女性性功能障碍的发病中均占重要地位。尽管女性的固有特点以及消极保守的社会文化因素容易使女性对性刺激的身心感受发生钝化并妨碍其正常的性应答能力，但近年来的研究显示，在导致 FSD 的诸多病因中，器质性因素实际上占有很重要的地位，而并非过去认为的那样，主要是心理因素。因此，对主诉 FSD 的就诊妇女必须进行细致的鉴别诊断，而不应先入为主地将其一概归于心因性。

另外,尽管女性性功能被性激素所主导,但也不能将器质性因素简单化为仅仅是内分泌因素。女性的性功能有赖于生殖、内分泌、神经、心血管、肌肉、关节等器官系统的共同配合,并在适当的心理协调下才能正常发挥。FSD 的病因可能源自上述的任何一个基本环节。例如,继发于髂总动脉疾病的阴蒂和阴道供血不足综合征与 FSD 直接有关。骨盆骨折、外科手术、会阴部慢性受压(长期骑自行车),都可能导致阴道及阴蒂的血流减少诱发 FSD。

总之,并非所有的 FSD 都是心因性或仅仅是性激素的失调。当然,需要强调的是,女性所涉及的问题较男性更为复杂;由于心境、情绪、人际关系和社会文化因素对女性的固有影响,心理因素在 FSD 的发病机制中始终占有重要地位。而且,即使就诊女性存在器质性的病因,在其病理过程中,仍然可能存在与心理因素的交互作用,故在对 FSD 进行诊疗时,必须对就诊妇女的生理和心理状况进行全面的评估,并在诊疗过程中争取患者性伴侣的合作及参与。

二、女性性功能障碍的定义及流行病学

(一)女性性功能障碍的定义

根据 WHO 国际疾病分类法,性功能障碍的定义是指:任何一个个体不能以各种方式参加到他或她所希望的性关系中,包括性要求缺乏或丢失、性厌恶、生殖系统反应消失、性高潮障碍、非器质性阴道痉挛、非器质性性交困难。而女性性功能障碍则特指心理或器质性的原因所引起的女性在性反应周期中的一个环节或几个环节发生障碍,以及性交疼痛障碍,导致不能产生满意的性交所必需的性生理反应和性快感。其中,性欲异常包括性欲低下和性厌恶;性唤起异常包括主观激动不足或缺乏生殖器或其他躯体反应;性高潮异常包括高潮延迟或缺失;性疼痛异常包括性交痛、阴道痉挛和非性交性性活动导致的疼痛。近来有学者认为性疼痛异常是指相关疾病导致的疼痛反应综合征,应当独立于 FSD 之外,但未被广泛接受。

(二)女性性功能障碍的流行病学

目前国内外对 FSD 设计科学的大样本调查资料较少,1992 年美国健康及生活质量数据调查显示 FSD 的发病率约为 43%,其中 32% 是性欲缺乏,其次为高潮障碍和性疼痛。近来美国一项 1 550 名社区妇女的调查中约 50% 至少存在一种性问题,韩国一份 504 名妇女调查报告显示 43.1% 存在 FSD,以性唤起异常最多。由于缺乏标准的诊断方法,不同的问卷用于其流行率研究,可造成结果的差异性。总的来说,FSD 的发病率为 40%～50%,其中性欲异常和性高潮障碍最为常见,分别占 FSD 的 32%～44% 和 30%～49%。

三、女性性反应的解剖生理学基础及性反应周期

(一)女性性反应的解剖学基础

1. 女性外生殖器

女性外生殖器是指女性生殖器官的外露部分,又称外阴,包括耻骨联合至会阴及两股内侧之间的组织:阴阜、大阴唇、小阴唇、阴蒂及阴道前庭。在阴道前庭区域内尚有前庭球、前庭大腺、尿道口、阴道口及处女膜。阴蒂和前庭球类似于男性的阴茎和尿道海绵体,具有

勃起功能,在性唤起中具有重要作用。阴蒂和阴茎同源,分为阴蒂头、体和脚,在其内有海绵体,由血窦组成,血供来自阴部内动脉的分支阴蒂总动脉,其又分为阴蒂背动脉和海绵体动脉。前庭球有两个,与尿道海绵体同源,长约 3 cm,位于阴道口的两侧、小阴唇的皮下,但与阴蒂和尿道分开,性兴奋后阴蒂、前庭球和小阴唇血管怒张,体积增大2～3 倍,以致阴蒂勃起,小阴唇轻度外翻。阴蒂的发育不及阴茎,阴茎在白膜下有丰富的静脉丛,性兴奋时充血膨胀的海绵窦将这些静脉丛压向白膜,阻止血液回流,而使阴茎坚硬,阴蒂缺乏白膜下层及静脉丛,虽可勃起,但不坚硬。阴蒂有丰富的神经供给,对触摸、按压与温度感觉非常敏感,是重要的性欲发动器官之一。

2. 女性内生殖器

女性内生殖器包括卵巢、输卵管、子宫和阴道。阴道是外阴和子宫之间相连的肌肉管道,阴道壁薄而富于伸展性。在未受性刺激时阴道前后壁彼此贴近;而在性交时阴道的长度和宽度会扩展,使阴茎得以进入。阴道的下 1/3 有骨盆肌肉包绕,在性交过程中对阴茎产生"紧握"作用,促使阴茎与阴道相互吻合达到适宜的感官刺激。

(1) 腺体:各种腺体的分泌对顺利完成性交起着重要的作用。性兴奋时,生殖系统血供增加,子宫、阴道及其所附属的腺体分泌物增多。由于阴道壁内血管怒张,内压增加,血管内的液体可渗漏到血管外,再经阴道上皮间隙流到表面,先呈汗滴状,然后融合成片,覆盖与润滑阴道壁。子宫的腺体也可分泌液体流向阴道,在性兴奋过程中这些液体则可流出阴道。尿道旁腺分泌液体,润滑尿道外口;而前庭大腺的分泌液具有特殊气味,可润滑阴道口及前庭,使性交不致于干涩疼痛,欢快感得以增强。

(2) 盆底组织:盆底肌肉,特别是肛提肌和会阴部肌群参与女性性功能和性反应。会阴部肌群由球海绵体肌、坐骨海绵体肌和会阴浅横肌组成,其随意收缩能增强性唤起和性高潮,并参与高潮时非随意性节律性收缩。尤其是肛提肌能够调节阴道接受阴茎插入的顺应性,使阴茎的抽动能够有力地挤压阴道壁及通过阴蒂系带牵拉阴蒂,形成有效的性刺激。性高潮反应时所体验到的快感强度,亦取决于肛提肌的收缩能力。当肌肉张力高时,会发生阴道痉挛,并发展为性交痛或其他性活动疼痛;反之,当肌肉张力低时,出现阴道轻度感觉丧失、无性交高潮以及性交或高潮时尿失禁。故盆底组织对维持正常性功能有着重要的生物力学意义,尤其在女性的性反应过程中发挥重要作用。

(二) 女性性反应的生理学基础

女性性反应的生理学基础,主要表现在神经和内分泌调节两方面。神经调节又包括全身调节和局部调节。

1. 神经调节

(1) 全身调节:女性性中枢主要集中在下丘脑,最低级中枢则在 S_{2-4} 段侧角。这些部位兴奋后,电信号经交感神经的腹下丛(L_{1-3})、副交感神经的盆腔丛(S_{2-4})以及体神经的阴部神经传到生殖器官,造成阴蒂勃起,阴道的平滑肌松弛,阴道的长度和宽度扩展,便于性交。

(2) 局部调节:阴蒂勃起组织和阴道平滑肌局部调节机制的研究主要集中在神经递质方面。血管活性肠肽(VIP)和一氧化氮(NO)参与了阴道舒张和分泌过程的调控,Burnett等应用免疫组化定位,发现阴道和阴蒂的平滑肌内含有一氧化氮合酶(NOS),其所产生的非肾上腺素能/非胆碱能(NA-NC)神经递质 NO 在性刺激时由阴蒂海绵体神经及内皮细胞释放,并刺激鸟苷酸环化酶,使三磷酸鸟苷(GTP)转化为环磷酸鸟苷(cGMP),cGMP 的增加与积蓄作为第二信使则可使细胞内钙离子浓度下降,平滑肌舒张。大量试验证明了这一论断。硝普钠、左旋精氨酸(均为 NO 供体)可增强离体的兔阴蒂海绵体肌条的舒张作用,但可被 NOS 抑制剂左旋硝基精氨酸所抑制。

近来还发现,负责降解 cGMP 的 5 型磷酸二酯酶(PDE5)在体外培养的人阴蒂海绵体平滑肌有表达,其作用可被西地那非抑制。磷酸二酯酶(PDEs)构成了水解环核苷酸(cAMP 和 cGMP)的酶家族,在调制第二信使信号转导通路中起关键作用。西地那非是 5 型磷酸二酯酶的特异性抑制剂,它抑制该酶的 50% 活性浓度为 3.9 nmol/L,明显低于抑制其他 PDE 所需的活性浓度。试验表明西地那非可诱发雌兔阴蒂和阴道平滑肌的舒张,作用呈剂量依赖型。上述发现均提示功能性 NO-cGMP 通路参与女性性反应的生理机制。

具有与 NO 类似功能的其他 NANC 神经递质,如血管活性肠肽亦证明存在于人阴道组织内。与 NO 相似,VIP 可引起血管及非血管平滑肌舒张,增加盆腔和阴道的血流以及阴道的润滑和分泌。体外试验发现 VIP 也可诱发雌兔阴蒂和阴道平滑肌的舒张,其作用也呈剂量依赖型,故认为 VIP 也是介导阴蒂海绵体平滑肌及阴道平滑肌舒张的神经递质。

2. 内分泌调节

女性性功能主要受雌激素的调节,尤其是雌二醇的作用更为明显。对绝经期后的女性,补充雌激素可恢复阴蒂及阴道的功能特性,并接近于绝经期前的水平。雌激素还可通过血管舒张,改善阴道、阴蒂和尿道的动脉供血,雌激素的这些调节作用主要与其增加 NOS 表达有关。因停经或卵巢切除所致的雌激素锐减可引起阴道壁内 NO 降低,以致细胞凋亡增加,组织萎缩或纤维化,继而发生阴道干燥、性交疼痛等症状。一般认为雌二醇水平降至 50 pg/mL 以下,发生 FSD 的几率明显增高。雌激素还可促进中枢与周边神经的传导,增强阴部神经供应区的感觉。另外,研究表明,妇女血清睾酮降低也可引起性欲减退,性感觉及反应迟钝,所以治疗 FSD 时雌、雄激素结合应用比单用雌激素的疗效好。

(三)正常性反应周期

在性活动过程中,女性从性欲开始被唤起到性交结束的重新恢复,存在一个不同阶段的周期性规律,这个规律就是性反应周期。它包括兴奋期、持续期(平台期)、高潮期和消退期。

1. 兴奋期:指从女性性欲被唤起,身体开始呈现性紧张的阶段。在这一阶段里,首先看到爱抚刺激引起的乳头勃起和胀大,阴道血管充血扩张,有分泌物渗出,阴唇充血肿胀,向两侧分开,阴蒂勃起而增大,阴道内 2/3 扩张,子宫向上提升;心跳加快,血压有所上升,全身肌肉普遍紧张等。女性与男性相比,性唤起较慢,兴奋期时间较长。

2. 持续期:又称平台期,是指性高潮到来之前,性唤起或性紧张达到一个较高而稳定的水平,大约半分钟至几分钟。此阶段最显著的特点是阴道外 1/3 因明显充血和环绕其外的盆底肌收缩,从而形成这一区段的缩窄,被称为平台期特有的"阴道平台"。同时兴奋期的表现更加明显,面部等部位出现性红晕,呼吸加快,心跳加快和血压进一步升高,全身肌肉紧张度加强。此时期维持的时间长短不一。

3. 高潮期:指女性身心紧张的状态达到了顶峰和性发泄阶段,是性反应周期中最短暂的阶段,往往只有数秒钟。在此阶段,阴道和骨盆肌肉有节律性收缩是其特点,并表现出不同的强度。同时,全身的反应强烈,表现为全身的肌肉紧张收缩,呼吸急促,心跳加快和血压升高更加明显。部分女性可出现瞬间眩晕，从而出现非常短暂的意识丧失，伴有特殊的性快感。

4. 消退期：是指性紧张状态逐渐松弛和消散的阶段，往往持续 10～15 min。在这个阶段，性器官和全身的变化开始恢复，直至完全恢复到正常未受性刺激状态，通常伴随着一种松弛和欣快感。女性消退期持续时间较长。

四、女性性功能障碍的分类

1998 年 10 月，美国泌尿系统疾病基金会将女性性功能障碍分为性欲障碍、性唤起障碍、性高潮障碍、性交疼痛。其中，性欲异常包括性欲低下、性厌恶和性欲亢进；性唤起异常包括主观激动不足或缺乏生殖器或其他躯体反应；性高潮异常包括高潮延迟或缺失；性疼痛异常包括性交痛、阴道痉挛和非性交性性活动导致的疼痛。这些女性性功能障碍又可进一步分为终生的或获得的，非选择性的或境遇性的，器质性的、心理性的或混合性的。病因也是多方面的。目前，性唤起障碍是临床、基础研究和治疗的重点。

（一）性欲障碍

1. 性欲低下

性欲低下是经常或反复出现对性的反应下降而导致个人痛苦，拒绝性伴侣的性接触，可继发于其他的性功能障碍，也可源于心理/感情因素或疾病、药物、内分泌或手术的影响。性欲低下已成为性咨询门诊较为常见和严重的、治疗也较困难的一种性功能障碍，它可以单独存在，也可与其他性功能障碍同时存在。性欲低下有很高的发生率，据美国统计年龄在 18～59 岁的女性，33.4% 在一年中至少有几个月有性欲低下的经历，低等教育的女性发生率更高（44%），而且其与年龄有明显的相关性，年龄超过 60 岁发生率明显增加。社会心理因素往往是导致女性性欲低下最重要的原因。性欲低下的治疗以心理治疗和药物治疗为主。

2. 性厌恶

性厌恶是患者对几乎所有的与性伴侣的生殖器接触持续地或反复地感到极度憎恶或回避，患者一想到会与伴侣发生性关系，就产生强烈的负性情绪。由于极度的恐惧或焦虑，一般都极力回避所有的性活动。性厌恶及因恐惧而回避性接触是许多性功能障碍患者最主要的主诉。患者以女性为多，大都是精神心理因素所引起的。

典型的性厌恶患者在和他人的性接触中充满着对性的否定。表现为在性活动中出现反复的恐怖（焦虑）样发作。患者不仅在态度上与行为上排斥，有的甚至还会出现病态性躯体反应，如恶心、呕吐、心悸、气短及周身冷汗、颤抖、僵直、昏厥、逃避冲动等。常常在一次接吻、拥抱或抚摸后即可诱发这种反应。有时有关的想象比性活动本身引起的忧虑更为强烈。

性厌恶属精神心理障碍恐怖症的一种类型，至今尚无实验室检查手段，主要将临床表现作为诊断依据。多数性厌恶患者性欲正常，她们常常能在手淫时进行性幻想，享受性唤起和性高潮，然而却厌恶性伴侣的触摸。性厌恶可单独存在，也可与其他性功能障碍同时存在，少数患者合并阴道痉挛或性高潮障碍等。其治疗采取心理治疗和行为治疗，再配以抗恐惧药物的综合治疗。

3. 性欲亢进

性欲亢进发生率很低,在人群中约占 1%。性欲亢进是指妇女性兴奋出现过多、过快、过剧,由此出现频繁而强烈的性要求,而且是一种强迫性的需要,甚至达到不避亲疏或经常更换性伙伴的地步,否则就难以平息其性欲,以致烦躁、坐卧不安。有的在接吻、拥抱、触及外阴时即可产生强烈的性兴奋高潮。患者及其配偶均苦不堪言。新婚的性交频繁不在此列。病因以内分泌疾病和精神疾病为多见。

患者很少主动求医,一般是由她的配偶陪同前来并代替她提出主诉。患者性唤起、性要求高于正常人,甚至在无性刺激时,亦有性欲亢奋,性欲强烈不能自我控制,性交不择对象、时间及地点,严重影响正常生活、工作和学习就可诊断。继发于内分泌因素的有相应的临床症状体征,必要时需进行颅脑部 CT、妇科 B 超及内分泌检查等以确诊。治疗以病因治疗、镇静治疗和心理治疗为主。

(二) 性唤起障碍

女性性唤起障碍,与男性勃起功能障碍相对应,是指妇女对各种性刺激缺乏反应性,即女性阴道缺乏以湿润和扩张为生理特征的性唤起能力,表现为阴道干涩和快感消失。这一障碍可以引起显著的痛苦和人际关系的紧张。女性性唤起障碍可分为原发性和继发性,也可分为境遇性和完全性。原发性指患者从未获得过满意的性唤起生理反应,始终缺乏阴道润滑反应;继发性指过去曾有阴道润滑反应但目前丧失了这种性唤起生理反应的能力。完全性指妇女在任何情况下,与任何性伴侣都不能获得满意的性唤起生理反应;境遇性指患者在某些特殊的境况下或与某些伴侣能够获得满意的性唤起生理反应。

女性性唤起涉及血管、神经及平滑肌的一系列变化过程,包括阴蒂、阴唇和阴道壁充血,阴道内径及润滑作用增加。在此过程中,全身肌张力、呼吸频率及血压逐渐增加,直至性高潮时达到顶点。其间发生的各种变化既难测量,又难以观察和认识。所以临床工作中,女性性反应很难定量评价,目前主要以综合性评价的方法为主,包括详细的病史采集、全面的体格检查、内分泌检查等。治疗以行为治疗如性感集中训练、耻尾肌训练以及药物治疗为主。

(三) 性高潮障碍

性高潮障碍是指女性虽有性要求,性欲正常或较强,但在性活动时虽然受到足够强度和时间的有效性刺激,并出现正常的兴奋期反应(如生殖器肿胀和阴道充分润滑)之后,性高潮仍反复地或持续地延迟或缺乏,她们仅能获得低水平的性快感,因此很少或很难达到性满足。可分为原发性和继发性,也可分为境遇性和完全性。大多数具有性高潮障碍的妇女属于境遇性的而非完全性的性高潮障碍。完全性是指妇女在任何情况下,与任何性伴侣都不能达到性高潮或阴蒂刺激所诱导的高潮;境遇性则是指只在某些特殊的境况下如自我刺激、手淫、性梦等情况下能够达到高潮。

引起女性性高潮障碍的原因有很多,主要是心理社会性的因素。传统文化习俗、社会环境、封建意识及不恰当的性教育使妇女对性生活常有错误观念,使之害怕被视为"放纵",故对高潮反射过分控制,甚至恐惧;也有少数女性是全身性疾病导致的器质性性高潮障碍。如糖尿病、消耗性疾病、维生素缺乏等。其次需要排除男方的因素,要确定她们是否在性生活中受到足够强度和时间的有效刺激。一般来说,女性要达到性高潮需要 8~15 min 甚至更长的刺激时间。故如果这一时间上的矛盾造成的无法达到性高潮是不能随便做出"女性性高潮障碍"的诊断的。

治疗性高潮障碍的主要目的是削弱或消除对高潮反射的无意识的过分抑制。可以采取心理治疗和行为治疗相结合的方法，通过心理治疗促进患者意识到并且消除引起患者"控制"其性高潮的内心和人际间的冲突，同时，让她们完成医师指定的性活动，这些活动旨在通过教会她们如何不干扰高潮的自然出现，从而消除她们不恰当的抑制。

（四）性交疼痛

性交疼痛包括三类：① 性交痛，反复发作或持续性性交时阴道疼痛；② 阴道痉挛，反复发作或持续性阴道外 1/3 平滑肌的不自主痉挛，导致阴茎不能插入阴道；③ 其他性活动疼痛，反复或经常出现非性交引起的刺激导致的疼痛。可能与生殖器感染、外伤、内分泌激素改变有关。性交痛可继发于其他疾病，如阴道前庭炎、阴道萎缩或阴道感染，既可有生理基础又可有心理基础，或两者兼有。阴道痉挛通常由阴茎插入导致，或继发于心理及情感障碍。性交痛可与阴道痉挛互成因果。

1. 性交痛：是由于阴茎阴道内插入或在阴道内抽动或性交之后所引起的阴道局部或下腹部反复或持续的程度轻重不等的疼痛。疼痛和不适可以发生在外阴、阴道较表浅的部位，也可以发生在较深部位的盆腔并波及下腹部或腰骶部。疼痛部位集中固定或游走不定，时轻时重，往往性交后数小时消退。性交痛分为原发性和继发性、完全性和境遇性，是常见的性问题，发病率为 8%～35%。病因有器质性因素和心理因素。做性交疼痛的判断时，必须首先排除器质性疾患。其治疗必须及时，否则性交疼痛可以导致其他性功能障碍，如女性性唤起障碍、性交高潮障碍等。并且，应根据不同病因进行诊疗。

2. 阴道痉挛：又称性交恐惧综合征，其发病率占婚姻咨询的 8%，占女性性功能障碍患者的 12%～14%。阴道痉挛是指在想象、预感或事实上试图或实际性交之时，女性阴道外段 1/3 的肌肉群发生无意识的痉挛性收缩。由于这些肌肉强烈收缩成一个环状肌肉团块，于是把阴道口关闭，以致性交很难或根本无法进行，甚至连医师做常规的妇科检查也不能进行。大多数患者性欲正常，性唤起无困难，亦有正常的阴道润滑和性高潮反应，对非性交活动可能感到满意和愉快。阴道痉挛不是患者自己主动收缩的，而是反复会阴痛的条件化反应，患者自己无法控制。这是一种影响妇女性反应能力的心身疾病，严重影响其婚姻和谐。临床上根据痉挛的严重程度将其分为 3 度：Ⅰ度，痉挛仅限于会阴部和肛提肌肌群；Ⅱ度，痉挛包括整个骨盆肌群；Ⅲ度，除包括骨盆的肌群痉挛外，臀部肌群也发生不随意收缩使臀部提高，双腿内收肌痉挛致使整个躯干后退，甚至企图离开检查床来回避检查。

阴道痉挛的发病原因包括器质性因素和心理因素，心理因素为主要病因，包括错误的抑制性性教育，对性生活缺乏正确认识，或既往有乱伦、强奸、性骚扰等创伤性性经历，或初次性交时产生疼痛体验而形成了消极条件反射，久而久之引起阴道痉挛这种保护性反应。性交痛可与阴道痉挛同时存在，也可单独存在，两者可相互作用，互为因果。器质性因素包括处女膜厚韧、阴道狭窄、分娩所致的病理性损伤、子宫内膜异位或炎症、子宫切除术后阴道顶端的痛性瘢痕形成，阴道、子宫或盆腔损伤、肿瘤等。

阴道痉挛大多在性功能障碍的体检中就能确诊。性功能障碍的体检应遵循医学检查的一般原则，这就是说，对于异性，应有异性的医师或护士或其配偶在场的情况下，进行体检。性功能障碍的体检与一般的医学体检过程有所不同,从性治疗的角度看,体检的意义更为广泛,其在治疗中占据着更为重要的地位,它既是对患者性知识的考核过程,又是对患者进行性再教育的过程;体检过程还具有一定的治疗作用。如果成功地进行了患者毫无痛苦或不适的、完全能够耐受的盆腔检查,就能使妇女的重重顾虑和担忧开始解除,这样,在阴道痉挛的治疗中便已迈出成功的第一步。一般来说,阴道痉挛预后较好,治愈率较高。治疗的关键是消除条件反射性的阴道痉挛反应,积极治疗器质性疾病。

3. 其他性活动疼痛:包括反复或经常出现非性交引起的刺激导致的疼痛。可能与生殖器感染、外伤、内分泌改变有关。

五、女性性功能障碍的病因

任何打断女性性反应过程的因素均可引起 FSD,主要包括如下几个方面。

1. 神经性因素:女性心理性阴道润滑和性高潮要通过神经系统介导或反射来完成,许多中枢或外周神经系统疾病或损伤均可引起 FSD,如脊髓损伤、多发性硬化、糖尿病性神经病变等。以脊髓损伤为例,Sipski 等对不同水平和程度的脊髓损伤妇女的性反应周期进行了系统性的研究,结果显示,若高位脊髓完全损伤,则可致阴道干涩;若低位脊髓完全损伤,则不能获得性高潮;若损伤只是部分性的,则这两种功能可以保存或部分保留。

2. 内分泌性因素:激素在调节女性性功能方面起重要作用,女性随月经周期激素变化会表现出性功能的改变。雌、雄激素在调控女性性功能方面具有很重要的作用,任何引起这两种激素浓度降低的因素都可能引起 FSD。雌激素通过调节一氧化氮合酶(NOS)表达及儿茶酚胺释放影响血管的收缩和舒张,雌激素不足时阴道壁变薄,pH 上升,阴道环境干燥且易损伤,容易引起阴道干涩、性交疼痛。低水平的雄激素主要参与性行为中性欲、性唤起、性高潮的生理调节,孕激素在雌激素协助下发挥增强或抑制性功能,这主要取决于孕激素的浓度。下丘脑-垂体-性腺轴的功能失调,手术或药物去势,绝经、卵巢功能早衰及长期服用避孕药等均是 FSD 常见的内分泌原因。其主要表现是性欲减退、阴道干涩及性唤起困难。

3. 疾病相关因素:任何可能影响到神经、内分泌、心理、生殖器、血管等因素的疾病或药物,均可能导致 FSD。相关疾病中,糖尿病患者由于自主神经损伤、血管病变和泌尿系统反复感染等常表现为性高潮障碍。近来有研究发现,糖尿病患者的性激素水平紊乱可能是造成 FSD 的重要原因,给予性激素治疗可能有效。40%～60%的抑郁症患者经历 FSD,可影响性活动不同阶段,性欲低下最常见,据报道该类性欲低下患者可不引起性痛苦,这可能与抑郁症本身特点相关。甲状腺疾病主要影响卵巢轴的功能和靶器官的反应性,从而影响性功能。妇科疾病如盆底疾病、子宫肌瘤、膀胱过度活动症、尿失禁、生殖道感染、子宫脱垂等,常表现性欲低下、阴道干燥、性交困难症状;妇科内分泌疾病,如功能失调性子宫出血、多囊卵巢综合征、卵巢早衰等,会不同程度地导致下丘脑-垂体-性腺轴的功能失调,最终出现 FSD。

手术去势、子宫切除术后患者可有不同程度的 FSD,这与激素水平下降、局部血流减少等因素相关。产科分娩造成的阴道撕裂、会阴切开等,可导致 FSD 发生。生育后 3 个月内的女性 86%存在 FSD,这主要与产道损伤、哺乳等因素相关,多于 6 个月后恢复。

血管性因素是导致 FSD 的重要原因。性兴奋时女性生殖系统的血管扩张,血供增加,这就需要一套健全的血管床。全身性疾病或者局部损伤引起的阴道和阴蒂血流不足是

FSD 主要的血管原因,其中动脉血供减少是重要因素。全身性因素包括高血压、高血脂、糖尿病等,可导致动脉管腔狭窄,血流量下降,髂腹下、阴部动脉粥样硬化,生殖器血供营养减少,阴道、阴蒂平滑肌纤维化,最终导致性交痛。局部性因素包括任何导致髂腹下、阴部动脉损伤的骨盆骨折、骨盆钝性伤、手术伤及慢性的会阴部挤压伤等。性刺激时阴道或阴蒂的血流异常称为阴道充血和阴蒂勃起供血不足综合征。而且,慢性阴蒂海绵体缺血可明显增加海绵体组织纤维化和减少平滑肌含量。

4. 社会心理性因素:异常的心理状态常伴随 FSD,如伴侣间关系不佳、社会地位低下、不良生活事件、错误的教育观念、性虐待史、焦虑等,多表现为性欲异常。Richters 等对 8 280 名 16~59 岁女性进行调查,发现大多数绝经前女性报告过去 12 个月中至少存在 1 个月的性欲低下,同时 20~29 岁年龄组中只有不足 1/2 的女性报告性生活愉悦,故绝经前 FSD 主要为性欲异常,可能与心理问题密切相关。现发现某些治疗精神病的药物,如 5-羟色胺再摄取抑制剂也可影响女性性反应。同时,导致 FSD 的生理异常也可引起或加重精神上的变化,病因趋于多元化。

5. 药物性原因:任何能改变病人精神状态、神经传导、生殖系血流和性激素水平的药物都有可能导致性欲减退、性功能低下。典型的如镇静安眠药、抗癫药、三环类抗抑郁药、毒品等。另外,长期大量抽烟和饮酒可能也有负面的影响。欧洲最近一项调查显示,抗抑郁药物 5-HT 再摄取抑制剂(SSRls)等的服用者,其 FSD 的发病率为 67.2%~79.4%。降压药物有抗肾上腺素作用,精神病类药物有拮抗多巴胺作用,并可促进催乳素分泌。避孕药物是否与 FSD 相关目前仍存在争议。酒精、成瘾性毒品、吸烟可能造成生殖道缺血,垂体瘤或某些药物可导致催乳素升高。

总之,FSD 的病因比较复杂,可以是多种因素同时发生作用,称为混合型,即既有器质方面的原因,又有心理方面的影响,或在器质性病因中,既有血管方面的原因,又有神经方面的影响,糖尿病引起的性功能障碍就是如此。医师应查明病因,分清主次,采取综合治疗措施,才能获得满意的治疗效果。

六、女性性功能障碍的诊断

根据病人的主诉并不困难,但要进行具体评价以及查明其病因却非易事。因为女性性唤起涉及血管、神经及平滑肌的一系列变化过程,包括阴蒂、阴唇和阴道壁充血,阴道内径及润滑作用增加。在此过程中,全身肌张力、呼吸频率及血压逐渐增加,直至性高潮时达到极点。其间发生的各种变化既难测量,又难以观察和认识。所以临床工作中,FSD 很难定量评价。

以往主要通过测量阴道充血和内径胀大的程度来评价 FSD,最常用的是光学体积描记法。但该法易出现误差,很难用于性刺激及性高潮期,它只用于性唤起的初、中期的检测,而且不能得出测量的绝对值,也不能提供解剖信息。所以,这种方法已经被一种综合性评价的方法所取代,包括详细的病史采集、全面的体格检查、性激素(FSH、LH、睾酮及雌二醇)水平测定等。

(一)病史采集

诊断 FSD 主要靠病史采集和问卷报告。三个反映性功能的简要问题可用于临床初筛,即是否有性活动;性活动是否存在任何问题;是否存在性交痛。询问病史需包括一切影响神经、内分泌、血管和心理的疾病史、个人史及手术史。女性睾酮的正常值尚未确定,睾酮的检测对 FSD 诊断无意义。雌激素缺乏可引起 FSD,但测定雌激素水平对诊断 FSD 亦无意义。

(二)女性性功能评定量表

量表具有综合、规范、定量的特点,最重要的是可信、有效和敏感三个方面。评估女性性功能著名量表有如下几种。

1. 女性性功能障碍全面评价

(1)女性性功能障碍总体评价

① 性功能调查表(DSFI):245 项综合性量表,10 个自成体系分量表,45 min 完成,有效率达 70%,不仅反映性功能,而且反映继发于 FSD 的心理问题。各分量表鉴别效度男性优于女性,但 DSFI 无法区分 FSD 类型,性唤起障碍和性欲障碍得分相同,且问卷项目重复和解释工作复杂是其不足,未被推荐为标准量表。

② 性功能面谈表(DISF/DISF-SR):最初是在 19～64 岁 399 名男性和女性中抽样调查。包括性认知/幻想、性唤起、性行为/经历、性高潮和性冲动,25 项 5 个方面;除了面谈,还有自我评定量表 DISF-SR,15～20 min 完成,可靠性达 91%。此表缺乏流行病学统计,不能确保面试可信信息,缺乏开放交流,不能很好解决性功能最突出问题,也未作为可行的规范。

③ 女性性功能指数(FSFZ):针对 FSD 各方面设计,包括性欲、性唤起、阴道湿润、性高潮、性满意度和性疼痛 19 项 6 个方面问题,15 min 完成。该指数是最近 1 个月性活动总体评价,可信度、有效性和敏感性很高,能够区分出 FSD 不同类型,已被用于焦虑抑郁、尿路症状、饮食失调、激素紊乱、配偶等相关因素的绝经女性性功能评价,是 FSD 准确而迅速地筛选仪器,临床医师诊断 FSD 的有效辅助工具。

(2)性满意度评价:女性性满意度测量表(SSS-W)基于性满意度设计,已经证实具有良好的可靠性。包括满意度、沟通、包容、性担忧、性关系 5 个方面性生活质量,每一方面包含 6 项内容,总分累计评价性满意度,15 min 完成。各个分项衡量满意度,分数越高满意度越高;性担忧和性关系评价性抑郁,分数越高性抑郁程度越低。

研究认为 FSFI 和 SSS-W 在 FSD 诊断的运用中,可信度、有效性和敏感性均较好,而且,FSFI 更能区分出 FSD 不同方面的障碍。

2. 特定人群女性性功能障碍评价

(1)女性性功能曲线(PFSF):是针对手术和自然绝经妇女性欲低下,适合更年期女性心理,包含 6 项 37 个问题的多维问卷,评分说明清楚,每一分项具有内部一致性。与 DISF-SR 相比,PFSF 具有较好的相关比较性,体现不同女性性取向,但过长选项和缺乏评定标准限制了其临床应用。B-PFSF 整合了 PFSF 和个人抑郁表(PDS),是一种简化、易理解、可靠有效的自填式筛查工具,灵敏度和特异性高。7 项性功能细节问题,总分 35 分,涵盖性欲下降评估、性欲低下痛苦、性唤起和性高潮困难 4 个方面,筛查分数<20 分疑似性欲低下,>20 分性欲低下。

(2)亚利桑那州性功能测试表(ASEX):是精神科的综合心理测试,美国和欧洲已用于抗抑郁药相关的性功能障碍评价,分别定量涵盖男性和女性的性欲、性唤起、阴茎勃起/阴道润滑、达到性高潮能力、性高潮满意度 5 个性功能的核心内容。管理容易,得分 5～30 分,

>19分作为诊断FSD，分数越高FSD可能性越大。

（三）体格检查

1. 性反应评价

评价女性性反应最常用的生理检测方法是光体积描记图、检测阴道血流容量和搏动振幅（Vaginal pule amplitude，VPA），其中VPA被认为是更敏感、更可靠的检测指标，经常用于对治疗结果的观察研究。上述检测方法易受人为因素干扰，因此，不适于性高潮时测定，仅在低及中度性唤醒时适用。

其他评价生殖器血管充血的方法包括女性生殖道血流、阴道pH、阴道顺应性及生殖道震动感应阈值等，在施行性刺激的前后分别予以测量。用彩色超声测定阴蒂、阴唇、尿道、阴道和子宫血液流速（收缩期最大流速、舒张期最低流速）。阴道pH是阴道润滑的间接指标，可用数字式pH测量探头测量，阴道压力/流量变化可用顺应性测量仪测定。阴蒂和阴唇震动阈值可用标准的生物震感阈值测量器记录。在性刺激前及观看15 min色情录像和使用震动器后测量。

2. 器质性疾病诊断

已知神经、血管等方面的病变均可引起FSD，所以应该对病人进行详细的全身检查，判断有无血管供血不足和神经系统病变的存在。

3. 实验室检查

测定血中FSH、LH、睾酮及雌二醇水平，可以确诊有无内分泌性性功能障碍的存在。除上述检查外，患者还需接受性治疗专家有关情感及相关问题的评价。性治疗专家要对患者性活动中的表现做出评价，诸如形象、与性伴侣的关系及与性伴侣交流性需求的能力等。情感及相关问题的评价是女性性功能障碍诊断中的重要一环，需在治疗前进行。同时，还应注意一些影响性功能的药物，如β-肾上腺素能受体阻滞剂、中枢神经系统抑制剂及抗胆碱能制剂等均可抑制女性性功能。抗抑郁药，特别是选择性SSRIs，常伴发女性性功能障碍干扰下丘脑/垂体/性腺轴或继发于化疗和手术后的激素缺乏也可影响女性性功能障碍，这类患者对药物治疗敏感。

七、女性性功能障碍的治疗

随着基础研究的深入，FSD的治疗有很大的进步，主要分为药物治疗和心理治疗两方面。药物治疗方面，除激素补充或替代治疗外，其他药物治疗还处于早期试验阶段，但我们应该认识到，并非所有的女性性功能障碍均为心理性因素所致，有些药物治疗可以奏效。

（一）一般性教育

首先教育病人与性伴侣了解生殖系统解剖和性过程的正常生理反应是非常必要的，让病人了解年龄增长和血管功能不良所引起的性生理改变，强调一般健康状况与性功能的关系，并应向病人强调停止吸烟和饮酒对维持或恢复性功能的重要性。

（二）心理治疗

1. 心理分析：疗法利用分析性的知识与技术探索可能存在的心理因素，包括幼小时的创伤事件、潜意识境界的情结、幼小时的亲子关系、性心理的发展经过等，了解问题的性质，给予治疗或配合其他治疗方法。

2. 认知疗法:不合理信念和错误思维方法是患者 FSD 之源,摆事实、讲道理和布置作业,让患者纠正不合理的信念或错误思维方法,以达到治疗目的。

3. 人本主义疗法:它与心理分析和认知疗法不同,不是探究潜意识的性情结和改变反应形式来纠正不正常的性行为,而是着重调动人的主体内在的潜能进行自我治疗。对患者的性障碍采取非评判性的态度,建立朋友式的咨询关系,讲授性解剖、性生理、心理方面的知识,坚信人具有完善功能,促进患者自我调节治疗性障碍。

4. 家庭系统疗法:性生活是家庭整体生活的组成部分,应该相互交流性生活的感受、意见。FSD 的产生与夫妻双方均有关系,因而夫妻双方应加强交流,女方更应主动,提出自己的喜好,在性生活中积极参与,主动配合,夫妇双方作为一个整体需加强沟通,互相主动以治疗 FSD。

(三)物理治疗

1. 电刺激＋生物反馈治疗

利用神经肌肉电刺激治疗仪对盆底浅层及深层肌肉进行松弛的刺激治疗,使身心放松,解除阴道局部肌肉的痉挛和紧张。

2. 催眠疗法

利用催眠术使受术者进入催眠状态,然后运用心理分析,采取暗示、模拟、想象、年龄倒退、临摹等方法进行治疗,清醒后使 FSD 患者回归到自然的性反应状态。这种方法对歇斯底里性痉挛症状,如阴道痉挛和性交疼痛的效果最好,但对神经系统所引起的症状,效果不理想。

3. 行为疗法

(1) 放松训练:使用阴道扩张器逐步扩张阴道。方法是:夫妻共同参与,在妻子的监视和控制下,将涂有消毒润滑油的扩张器插入阴道。扩张器由最小号开始,逐步加大至相当于阴茎直径大小。一旦较大的扩张器能成功地插入,将其保留在阴道内几个小时。用这种方法就可以使阴道痉挛逐渐减轻直至消失,女方也在此过程中学会适应阴道内放置东西。此后转入进一步的治疗。临床上应用神经肌肉电刺激治疗仪进行盆底肌肉的放松治疗,对阴道痉挛也有很好的疗效。

(2) 性感集中训练:性感集中训练是一种依据系统脱敏理论设计的行为疗法。多数性唤起障碍患者均能改善。皮肤是最大的性器官,也是与生殖系统有别的人类性系统的中心器官,由爱抚而触发的身体感受是性的重要肉体因素,这是性感集中训练的最基本要素。它同时认为夫妇中任何一方的性功能障碍均会累及另一方,故夫妻共同参与是基本原则之一,因此将夫妇作为一个整体来处理,才可能取得疗效和巩固疗效。性感集中训练又称两周强化治疗法,让患者夫妇建立一种强化意识,在治疗中集中精力去体验愉快的性感受,而不是注意性表现的好坏,更不是追求某种难以达到的目的(如高潮的出现)。该疗法所谓的"集中"是指意念的集中,即抛开任何紧张或焦虑情绪,只集中意念去体会渐渐增强的性感受,并贯穿于整个治疗过程中。操作步骤:① 第一阶段为双方裸卧,互相触摸生殖器、乳房以外的皮肤,注意力集中在男方触摸时的舒适感觉上,持续 3～7 天,禁止此期性交。② 第二阶段为双方裸卧,互相触摸乳房、乳头、阴阜、阴唇、阴蒂,注意力集中在男方触摸生殖器和乳房的感觉上,每次 30 min 以上。男方也可伸入一个指头进入阴道,持续 3～7 天,此期禁止性交。③ 第三阶段双方裸卧，女上式骑跨在男仰卧的会阴处，在充分触摸各处，阴道有滑液分泌后，女方将勃起的阴茎插入阴道，女方主动掌握拔出、插入频率，女上式可有效刺激阴蒂、阴阜、阴唇等处感受器。经训练后，感觉便集中到性快感上。意识一定清醒，感觉一定集中是本疗法要点。训练过程要循序渐进，千万不要心急，一旦对某一阶段的练习不能适应或出现抵触，就应退回上一阶段的训练，直到能很好耐受为止。治疗必须持之以恒，锲而不舍，否则会前功尽弃。

（3）KEGEL 训练：女方将手指伸入阴道，使阴道肌肉收缩，并能自己感觉到收缩肌紧握手指，移开手指时肌肉收缩保持 3 s，放松，重复 10 次；女方不放入手指，自己有意识地收缩、放松阴道外口括约肌，重复 10～15 次；女方自己想象阴道内塞入东西时的感觉，主动收缩阴道肌，保持收缩 3 s，放松，重复 10 次。用以治疗阴道痉挛、阴道松弛。

（4）性高潮肌肉感觉训练：主动收缩阴道肌、尿道肌和肛门肌，可训练附着在会阴中心腱，围绕阴道周围和尿道周围的坐骨海绵体肌、球海绵体肌和会阴浅横肌的收缩感觉，以治疗性高潮障碍。也可用自慰或振荡器治疗。

（5）手淫治疗：FSD 妇女通过自我刺激阴蒂达高潮，手淫时最好伴有性幻想，同时安排在不受外界干扰的时间和地点，尽量采用自己喜欢的方式进行，还应对其进行技术上的指导。

（6）振荡器的治疗：手淫治疗失败的病人可利用振荡器来达到治疗的目的，振荡器是一种保健按摩器，通过机械振动产生低或高频率的刺激，从而使感受器获得足够的刺激，诱发性兴奋，促进性高潮。

（四）药物治疗

除了激素补充疗法外，主要是将治疗男性勃起功能障碍的药物用于妇女，且已经取得初步效果。

1. 性激素补充疗法：① 雌激素可以增加生殖器血流、改善阴道湿润，多数试验得出雌激素对性欲、阴道湿润及高潮频率有改善作用，但对性交频率无明显影响。Sarrel 等研究发现补充外源性的雌激素和雄激素比单用雌激素或安慰剂，可以提高绝经妇女的性欲和性交频率，但对性高潮没有明显影响。雌激素补充治疗的代表性药物是利维爱，其有效成分是7-甲异炔诺酮，每片含 2.5 mg，它具有雌、孕激素活性和弱的雄激素活性，因而能稳定任何原因引起的卵巢功能衰退所致的下丘脑垂体系统的功能。每天服利维爱 2.5 mg 可改善血管舒张异常症状如潮红、多汗，抑制骨质丢失，刺激阴道黏膜，对抗凋亡与萎缩；并可增加阴蒂的敏感性和性欲，减轻性交疼痛，对性欲与情绪有良好的作用，可作为全面性激素补充药物。② 雄激素补充疗法只能用于有明确雄激素缺乏的女性患者，如卵巢早衰和绝经期妇女及继发性唤起障碍者，月经正常的妇女不适合应用。常用甲基睾酮与雌激素来治疗阴道干燥、性欲降低以及阴道痉挛。这种治疗可以增加阴蒂的敏感度、阴道的润滑，增加性欲和性唤醒。睾酮贴片（每周 2 次、连续 24 周）对女性性欲和性唤起异常改善明显，同时无严重并发症报道。

2. 多巴胺受体激动剂：动物实验表明，性功能与下丘脑及附近神经核的传导物质多巴胺有明显关系，阿扑吗啡（脱水吗啡）是多巴胺受体（D_1 和 D_2）的激动剂，最初用于帕金森病，但发现用药后这些病人的性欲与性唤起得到增强。此药是短效制剂，毒副作用少，病人耐受性好,可与其他药物合用。

3. 作用于 NO-cGMP 通路的药物:主要包括 PDE5 抑制剂西地那非和左旋精氨酸。PDE5 存在于人的阴茎、阴蒂等外阴组织中,受抑制后 cGMP 分解减少,可致这些部位的平滑肌松弛,血管扩张,阴蒂勃起。西地那非是特异的 PDE5 抑制剂,服药后 60 min 内在性刺激下即可发挥作用,疗效与剂量有关。西地那非可改善 FSD 病人的主观症状,有利于性唤起,可增强阴道润滑和阴蒂敏感。西地那非能轻微降低收缩压与舒张压,引起临床低血压的情况则很少见,但不宜与降血压药物合用,尤其不能与含硝酸类扩张血管的药物合用,如果合用,有引起病人死亡的危险。左旋精氨酸是 NO 合成的前体物质,在 NOS 作用下分解为 NO 和左旋胍氨酸。左旋精氨酸在大鼠试验证实可改善勃起,在男性性功能障碍治疗的初步研究结果也令人鼓舞。该药对 FSD 治疗的研究工作在进行中。

4. 抗抑郁药:非三环类的三唑吡啶类抗抑郁药曲唑酮,可通过抑制 5-羟色胺重吸收等机制促进性行为,曾用于改善男性勃起功能障碍,但鉴于其副作用较大,目前较少研究。有报道其可用于改善女性性功能,剂量为 50～100 mg/d。当 FSD 患者是抑郁症状所致,可考虑给予曲唑酮或三环类抗抑郁药物治疗。

5. α_1-受体阻滞剂:酚妥拉明是非选择性 α_1-肾上腺素能受体阻滞剂,可引起阴茎及阴蒂海绵体和血管平滑肌舒张,能增加绝经后妇女阴道血流,改善性唤起功能,此药原为注射剂,常用于阴茎海绵体内注射以治疗男性勃起功能障碍,现已有口服剂供应,更为方便。其他 α_1-受体阻滞剂如哌唑嗪、特拉唑嗪等同样具有舒张平滑肌和动脉壁的作用,可用于治疗 FSD。

6. 前列腺素 E1:为一种尿道内使用、经尿道黏膜吸收的 0.01% 凝胶制剂。药物经黏膜吸收后可致阴茎勃起,自 1995 年起用于男性病人。阴道内使用的类似制剂正在临床观察中,研究的目的是确定其对 FSD 治疗的有效性。

7. 中药:有研究发现用含银杏树叶的草药合剂治疗 202 例性欲低下的女性病人,其中 31 例服药后自述性欲、性交、性幻想及对性交的满意度等均显著提高。可见中医在治疗 FSD 方面有广泛的前景。

(五)手术治疗

1. 阴道松弛会导致 POP、SUI、排尿困难、反复泌尿系统感染及夫妻性生活不协调等后果,阴道缩紧术可修复阴道中损伤变松弛的肌肉和筋膜,术后阴道弹性增强,夫妻生活质量提高,夫妻关系更加协调。

2. 阴唇整形术通过手术切除部分阴唇皮肤及软组织,将软组织推向内后,然后用细丝线缝合切口。术后新形成的阴唇色泽恢复自然,大小适度。

3. 其他:处女膜修复术、大阴唇填充术可部分消除 FSD 心理因素,凸显阴道内性敏感点与显露阴蒂受刺激区域等改善性功能的手术可提升敏感度,达到提高性生活质量的目的。

(六)基因治疗

近年来,随着人体基因工程的开展,基因疗法在临床应用取得了长足的进展。基因疗法是指在基因水平上对疾病进行人工干预,也就是说将特异基因转入宿主,从而达到改善、治疗或根治某种疾病或病理状态的目的。性器官位于体表且血液循环也较慢,所以 FSD 是适于进行基因治疗的。与平滑肌松弛有关的神经递质或酶等生化物质都将成为基因治疗的对象，如 NOS。

（七）计算机辅助治疗

将先进的计算机辅助的虚拟技术引入性治疗领域。虚拟技术的使用是让病人戴上一个特定的头盔，穿上特定的布满传感器的治疗衣，在特定的治疗场所中按计算机所编定的程序去体验各种性的感受，病人的问题也就得到相应的解决。随着电子技术的发展，这一疗法将有光明的前景。

综上所述，FSD 是一种年龄相关性性疾病，呈进行性发展，发病率较高，严重影响着妇女的生活质量。FSD 的治疗是一个综合的过程，对病人的性反应进行综合评估，给予持续的性教育，改变可逆病因，并通过心理和行为治疗，建立起良好的正反馈效应。不同治疗方法可产生相同的疗效，对于单一病因的 FSD 患者可采用具体理论指导下的治疗方法；对于多病因的 FSD 患者则采用综合治疗方法。心理治疗的进展发生在三个相互关联的连续阶段中：首先患者体验到较多的幸福感，然后症状缓解，最后社会生活能力（性生活能力）得到提高。

第九章
肌筋膜疼痛综合征

现代社会快节奏的生活方式，促生了疼痛的高发病率，其中，慢性疼痛对于生活质量的影响更为深远。肌筋膜触发点（myofascial trigger points，MTrPs）又称激痛点，是骨骼肌能够激惹疼痛的某一特定位置，可触及一个疼痛的结节或是紧绷的肌纤维痉挛带，局部有压痛或有远处牵涉痛。肌筋膜触发点是肌骨骼系统疼痛的主要原因，分为活跃触发点和隐性触发点。前者可自动产生疼痛或运动时产生疼痛，后者在按压时方有疼痛或不舒服感觉。触发点部位并不在肌筋膜上，而是在骨骼肌的运动终板（分布在骨骼肌内，是运动神经元轴突末梢与骨骼肌纤维共同形成的效应器）。

肌筋膜疼痛综合征（myofascial pain syndrome，MPS）是 2014 年公布的物理医学与康复名词，是一种反复发作的慢性疼痛综合征。引起疼痛的触发点存在于两块或两块以上肌肉或肌群，以肌筋膜组织的局部疼痛、固定压痛和肌肉紧张僵硬等症状为特征。以枕、颈、肩、背、腰臀部以及股部受累较为多见。

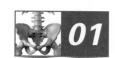

第一节
肌筋膜疼痛
综合征

（一）发病因素

1. 创伤、挫伤、扭伤及劳损可能引起急性肌筋膜痛，如果未及时治疗、反复损伤或过度使用肌肉，会发展为局部的慢性炎症损害。慢性肌肉过度紧张会促使触发点产生，并持续存在难以消除。

2. 不良姿势、久站、久坐、久躺，Ⅰ型肌纤维长期处于紧张状态，易导致肌力平衡失调。

3. 妊娠期随着子宫增大，重力轴线前移，腹肌力量减弱，腰背肌代偿其功能而负荷增加，同时下肢肌负重增加，易产生产后肌筋膜疼痛。

4. 随着年龄增长，骨骼及骨骼肌退行性改变或肌肉长期失用导致肌肉缺氧性改变和肌筋膜触发点形成，或激活隐性肌筋膜触发点。

5. 神经受到刺激可能导致脊髓节段敏感性增强，相应神经支配肌肉出现肌筋膜疼痛。

6. 情绪及心理因素:焦虑、失眠、烦躁使交感神经兴奋,都可以导致肌肉紧张。

7. 内分泌失调、营养不良、慢性感染是肌筋膜疼痛的易发和维持因素。

(二)发病机制

关于 MPS 的发病机制,目前主要存在三种学说。

1. 能量代谢危机学说

1980 年,Simons 等人首先提出此学说,认为肌肉损伤或反复微损伤,导致局部运动终板功能异常,出现乙酰胆碱于终板处漏出现象,使终板处的肌细胞膜持续去极化,肌质网释放大量钙离子,肌纤维持续收缩,增加机体局部能量消耗以及抑制局部血液循环,局部缺血缺氧刺激血管反应物质 5-羟色胺、组织胺、缓激肽、P 物质释放,刺激传入神经末梢引发局部疼痛并进一步损害局部血液循环,降低肌纤维组织耐氧量(图 2-2-1)。如此恶性循环,最终造成能量代谢危机,形成紧张性肌纤维,多个紧张性肌纤维形成紧张性条索,即触发点。用肌电图可记录到自发电位的变化。

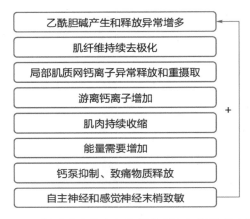

图 2-2-1 肌筋膜疼痛综合征能量代谢危机学说发病机制图示

2. 肌梭异常电位学说

1993 年,Bames 等人通过研究触发点电位活动,提出"肌梭异常电位学说",认为触发点的出现是交感神经兴奋刺激了肌梭内纤维导致其收缩所致,这个学说解释了 MPS 病人具有放射痛和自主神经功能紊乱的现象,如皮肤滚动疼痛、对触摸和温度高敏感、异常出汗、反应性充血和烧灼感、皮肤划痕症等。但有些学者对其存在怀疑态度,他们认为肌电图检查使用的银针很难穿入肌梭被膜,因此记录的电位是否为肌梭电位值得怀疑。

3. 中枢敏化学说

1998 年,Hong 等人认为触发点可能与脊髓对易化的感觉神经纤维与功能障碍的终板在脊髓内的整合有关。当肌筋膜疼痛综合征长期得不到治疗时,早期来自软组织或外周神经的损伤持续地伤害性输入,导致神经递质在脊髓中释放增强,造成脊髓后角神经元池的致敏,改变骨骼肌张力和慢性的局部生物力学不平衡,出现局部痛觉敏感和特征性的触发点局部抽搐反应,进而导致中枢敏化。2012 年,国际疼痛研究组织(IASP)对中枢敏化做了最新定义,即中枢神经系统中伤害性感觉神经元对正常或阈下的初级传入信息的反应增强。

（三）临床表现

患者自觉弥漫性酸胀痛或钝痛，多为深部位，尤以两侧腰肌及髂嵴上方更为明显。表现为局部疼痛、肌肉痉挛和局部关节活动受限，有时会产生特异性放射痛。晨起痛，日间轻，傍晚复重，常伴交感现象，情绪和气候变化会使疼痛加重，易疲劳、睡眠障碍。长时间不治疗的患者，邻近肌肉可能也会出现触发点，进一步阻碍关节正常活动，导致关节功能紊乱和退变。

（四）诊断

MPS 的诊断标准分为主要标准和次要标准。主要标准：① 主诉区域性疼痛；② 触发点放射性疼痛的预期分布区域的感觉异常；③ 紧绷肌带；④ 紧绷肌带内的某一点呈剧烈点状触痛；⑤ 存在某种程度的运动受限。次要标准：① 压痛点重复出现，主诉临床疼痛或感觉异常；② 横向抓触或针刺入带状区触发点诱发局部抽搐反应；③ 伸展肌肉或注射激痛点缓解疼痛。若满足 5 个主要和至少 1 个次要标准，才能确诊为 MPS。

美国 MPS 的诊断标准：① 肌腱的附着点或肌腹上有固定疼痛区和压痛点。按压痛点可引发区域性的不按神经根感觉分布的分散痛。② 气温降低或疲劳时疼痛加重。③ 增加肌肉血流的治疗可使疼痛减轻。④ 排除局部占位性或破坏性病变。

2015 年，David 等人提出 MPS 的诊断标准，即当满足下列标准时，可诊断为 MPS，具体包括：① 触诊确定触发点，表现为有或无放射性疼痛；② 触诊病人的触发点，可表现出疼痛的临床症状。并且需至少符合下列条件中的 3 个：① 肌肉僵硬或痉挛；② 相关关节活动受限；③ 按压后疼痛加剧；④ 紧绷肌带或压痛小结。

注意事项：① 排除其他局部肌肉压痛的疾病，并考虑到这些疾病可能与 MPS 同时存在；② 存在局限性或放射性疼痛；③ MPS 的症状需至少存在 3 个月。

（五）临床治疗

由于肌筋膜疼痛综合征与触发点的特殊对应关系，肌筋膜疼痛综合征治疗的关键在于对触发点的处理。激痛点的治疗原则为：① 对受累肌肉或肌群进行牵伸训练；② 破坏激痛点；③ 轧断挛缩肌筋膜。MPS 治疗的短期目标是缓解临床症状，长期目标是恢复肌肉弹性，消除发病因素，降低复发率。临床上对患者的宣教包括让患者了解本质，改正不良姿势和习惯，对疲劳的自我调节以及对疼痛的适当处理。治疗后的功能锻炼是巩固疗效和恢复机体功能的重要手段。

1. 物理治疗：在临床工作中，发现热疗具有较好疗效，经皮神经电刺激可缓解局部疼痛，直流电疗法能够改变局部离子浓度，从而改善其循环、营养情况。近年来，动态立体中低周波干扰电、冲击波、射频、超声疗法可直接影响 MPS 的病变深部组织，通过诱导组织微创伤，间接刺激其重新修复、改善局部微循环、提高痛阈、改善炎性介质等，进而最终达到缓解疼痛的目的。

2. 针刺治疗：包括干针、火针和湿针针刺治疗。干针治疗直接用针灸针刺于触发点，火针同干针，效果更佳，湿针一般选用局麻药、糖皮质激素、肉毒素、臭氧等药物注射治疗。

3. 药物治疗：在药物治疗方面，主要应用非甾体抗炎药、抗抑郁药、肌松药等进行对症治疗。非甾体抗炎药虽能减轻疼痛，但长期应用有胃肠道副作用，且停药易复发，因此临床中不建议应用时间过长。肌松药可以缓解肌肉紧张。必要时增加促进睡眠、抗焦虑等药物,辅助 MPS 治疗。

4. 运动训练:对紧张肌肉或肌群的牵伸训练和弱化肌肉的极力训练可促进肌肉正常功能的恢复。

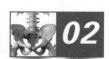

第二节 产后常见肌筋膜疼痛综合征

妊娠期间特殊体态和产后生活方式的改变,造成孕产妇颈肩、腰背、手腕、腹部和下肢的各种肌筋膜疼痛。

一、髂腰肌综合征

髂腰肌由髂肌和腰大肌组成,有时也包含腰小肌。髂腰肌综合征指髂腰肌肌腱或周围的软组织发炎疼痛症状的总称,临床包含的诊断可能为髂腰肌肌腱炎、髂腰肌筋膜炎、髂腰肌滑囊炎、弹响髋等。

(一)病因

髂腰肌综合征最常发生的原因是急性受伤和反复髋部屈曲所致的过度使用。任何年纪都可能发生,年轻人、女性较多。

髋部反复屈曲或是长时间髋部屈曲可导致髂腰肌缩短,如脚踏车或划船运动员、司机或办公室久坐办公人员。产后坐床过久(哺乳、玩手机等)会使髂腰肌长时间处于收缩状态,另外,孕期、产褥期腹直肌分离,髂腰肌代偿性紧张,这些都造成产后髂腰肌疼痛综合征发病率较高。

(二)症状

患者通常会有髋关节前侧或是腹股沟部位的疼痛,从一开始的隐隐作痛到后期明显疼痛,从一开始活动时疼痛但休息不痛,到后来活动或休息都会痛。有些是坐位屈曲髋部一段时间,站立时发生疼痛,有些是上下楼诱发疼痛。腹股沟部的疼痛有时会放射到膝盖的内侧,伴同侧腰部酸软疼痛,少数人同时会有腹部隐痛。有些人在由坐姿变为站姿的时候,会听到髋关节前侧有弹响声,称为弹响髋,常合并髂腰肌滑囊炎。

(三)临床检查与鉴别诊断

不是所有的腹股沟的疼痛都是髂腰肌综合征,因此需要详细的检查与鉴别诊断。排除疝气、股骨头缺血性坏死、髋关节退行性关节炎、腰椎退化或椎间盘疾患合并神经压迫症状、肿瘤转移或病理性骨折等情况。如果患者伴有发热畏寒,或是腹股沟部灼热发红,实验室检查是有必要的,目的是排除不明原因的髂腰肌脓疡。

髂腰肌综合征患者在膝关节弯曲下做髋关节外转的动作时会有紧绷、疼痛的感觉。另外在腹股沟三角的外侧缘可摸到条索状物,会有压痛感。

（四）治疗

1. 一般治疗：停止增加髂腰肌张力的运动或活动，并改正不良坐姿。急性期局部冰敷有助于缓解疼痛，一般建议每 1～2 h 冰敷 15～20 min。

2. 药物治疗：口服消炎止痛药（NSAIDs）和肌肉松弛剂，必要时局部注射低剂量类固醇加局部麻醉剂。

3. 触发点处理：局部对触发点进行针刺、电刺激、超声治疗等。髂腰肌触发点及疼痛区见图 2 - 2 - 2。

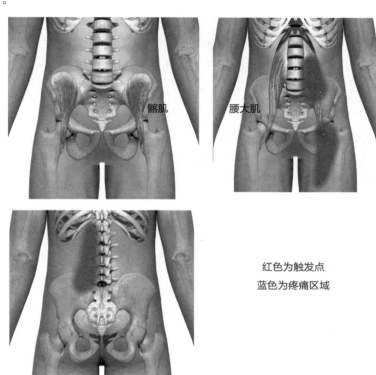

图 2 - 2 - 2　髂腰肌触发点及疼痛区
（图片来源：3D body）

4. 运动疗法：疼痛缓解后，可以加强髂腰肌的伸展运动，并恢复髋关节的所有活动范围。恢复原有运动强度需循序渐进，运动前后需加强髂腰肌的伸展。完全不痛后，应加强髂腰肌的肌力训练。

5. 自我康复

① 将硬一点的枕头垫在腰和骨盆的交界处，弯曲不痛的那只脚到胸前，然后伸展患肢。
② 躺在床沿，患肢垂落伸展髂腰肌，保持呼吸平顺。每次伸展持续 20 s，之后休息 30 s，反复做 5 次。切记勿在冰敷后做，以免过度伸展。

二、闭孔内肌综合征

闭孔内肌是 7 块臀肌之一，包括肌腹和肌腱两部分。处于盆侧壁的前部，起自闭孔膜内面及其周围骨面，肌束向后集中成为肌腱，穿坐骨小孔出骨盆后，呈直角转折向外侧，并与其上下方的上孖肌和下孖肌部分融合，止于转子窝。

闭孔内肌受骶丛分支神经支配,闭孔内肌借助肌腱附着于髋关节,与梨状肌、股方肌、上孖肌、下孖肌和闭孔外肌共同使髋关节外展、旋外,参与下肢活动,使肢体可完成行走、蹲起、跑跳等活动。闭孔内肌综合征是指闭孔内肌损伤引起的会阴部、肛门周围、同侧下肢股内侧痛及以髋关节外旋障碍为主的一组症状和体征。

（一）病因

多次妊娠分娩史、习惯性便秘、盘腿坐、盆腔肿瘤、骨性病变或闭孔膜周围的软组织病变等可能是闭孔内肌综合征的主要致病因素。

闭孔内肌经过耻骨和坐骨间隙的闭孔,因闭孔是骨性结构,耻骨和坐骨之间的软组织肿胀或者炎症会压迫神经,出现闭孔内肌的损伤症状。孕期由于腹部增大,重心前下移位,常出现身体略后仰、双下肢外旋的"大腹便便"的体态,闭孔内肌(及梨状肌)处于长时间收缩的状态,发生局部疼痛。

（二）症状

闭孔内肌损伤的症状,主要包括感觉症状和运动症状。感觉症状表现为闭孔处有深压痛,伴有会阴部、肛门周围疼痛,并向下肢内侧呈放射性分布;运动症状出现在疼痛持续未缓解时,表现为大腿内侧肌肉肌力下降、萎缩无力、大腿外旋受限,同时会诱发疼痛。随着病情的进展,可能会出现下肢间歇性跛行。

（三）临床检查与鉴别诊断

闭孔内肌综合征手检闭孔处有深压痛,但应与高位腰椎间盘突出、股神经受压、闭孔疝等妇科、外科疾病引起的闭孔神经受压相鉴别。可进行肌电图检查、X线、B超、局部CT、磁共振检查等。

（四）治疗

1. 一般治疗:改正不良坐姿。

2. 药物治疗:口服消炎止痛药(NSAIDs)和肌肉松弛剂,也可以应用神经生长因子、B族维生素等营养神经药物进行治疗。

3. 触发点处理:局部对触发点进行手法按摩、低频镇痛电刺激(阴道电极)、射频疼痛电极治疗。闭孔内肌触发点及疼痛区见图2-2-3。

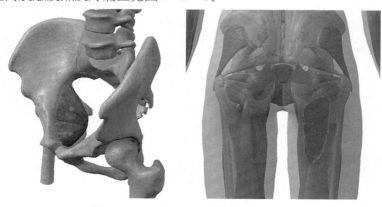

图 2 - 2 - 3　闭孔内肌触发点及疼痛区
（图片来源:3D body）

三、梨状肌综合征

梨状肌是一种扁平的带状肌肉,起自第2、3、4骶椎前面,止于股骨大转子,位于髋关节外旋肌的最上层。坐骨神经是人体最粗大的神经,控制下肢的感觉和运动。约85%的坐骨神经从梨状肌下方穿出骨盆,另有少数结构变异者的坐骨神经直接从梨状肌中穿出。当梨状肌由于各种原因受到损伤,出现炎症、水肿或持续紧张痉挛时,可压迫和刺激坐骨神经,形成梨状肌综合征,表现为坐骨神经痛和行动困难。

(一)病因

长期过度行走或跑步,孕期梨状肌(及闭孔肌)持续收紧,梨状肌长期劳损;坐姿不良、爱跷脚、桌椅的高度与人体不相符;髋关节动作过度拉伤梨状肌,导致肌肉痉挛;注射药物使梨状肌发生变性,纤维挛缩等这些都是梨状肌综合征的发病原因。臀部重度外伤、髋关节部位骨折移位或先天性发育解剖异位也可能导致梨状肌综合征。

(二)症状

臀部疼痛为本病的典型症状,表现为患侧臀部疼痛,久坐或久站后加重,活动后可部分缓解。疼痛可从臀部经大腿后侧和外侧,向小腿和脚部延伸,同时伴有下肢麻木、乏力、跛行等。部分患者可出现胸、腹、腹股沟、盆腔等部位的疼痛。慢性患者可出现臀肌萎缩、患肢短缩。

(三)临床检查与鉴别诊断

体检臀部触发点部位压痛或触及条索状硬物。梨状肌紧张试验阳性:患者仰卧于检查床上,将患肢伸直,做内收内旋动作,如坐骨神经有放射性疼痛,再迅速将患肢外展外旋,疼痛随即缓解。

影像学检查:X线检查了解腰椎、髋关节、骶髂关节等结构有无病变。B超和MRI直接观察梨状肌有无异常增厚、粗大,坐骨神经有无受到压迫。

(四)治疗

1. 一般治疗:多休息,避免跷二郎腿、盘腿坐等不良坐姿。

2. 药物治疗:口服非甾体类抗炎药布洛芬、双氯芬酸等。局部注射糖皮质激素(地塞米松、泼尼松龙等)或肌松剂(肉毒杆菌毒素等)。糖皮质激素可与局麻药利多卡因、普鲁卡因等联合使用。

3. 物理治疗:促进局部血液循环,减轻炎症水肿,放松肌肉。包括低频电刺激、红外热疗、冲击波等。

4. 触发点处理:针刺、手法按摩、电刺激、超声等处理触发点。梨状肌触发点及疼痛区见图2-2-4。

5. 手术治疗:非手术治疗效果不好的少数重症患者可采用手术治疗。施行梨状肌肌腱切断术和坐骨神经减压术,切断梨状肌或分离瘢痕组织粘连,解除神经压迫,缓解症状。

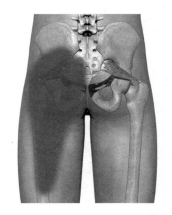

图 2 - 2 - 4 梨状肌触发点及疼痛区
(图片来源:3D body)

不及时接受治疗，疼痛持续得不到缓解，甚至影响日常行走活动。采取正规治疗多数患者能够治愈或明显改善症状，提高生活质量。

四、腕管综合征

腕管综合征俗称鼠标手、妈妈手，是正中神经在腕管内遭到挤压而引起的一种周围神经卡压综合征。主要症状表现为腕前部疼痛及手部麻木无力，常见于正中神经分布的拇指、食指、中指和无名指桡侧半区域。中老年女性多见，有劳损病史者高发。

（一）病因

外源性的压力通过腕横韧带直接传导到腕管，手腕部受到长期压迫时容易引起腕管内正中神经受压，从而引起腕管综合征。频繁、反复、用力的手及腕部活动可诱发该病，如程序员、画家、音乐家、司机、木工、厨师等职业以及孕期雌激素水平增高导致组织水肿，产妇经常性抱孩子、哺乳，长期过度使用腕部，腕管内压力反复出现变化，将引起正中神经慢性损伤。

另外，任何影响正中神经在腕管内必需空间的因素都有可能成为腕管综合征的病因。腕横韧带可因肢端肥大症、黏液性水肿等内分泌病变或伤后疤痕形成而增厚，使管腔变小。桡骨、腕骨骨折或脱位畸形愈合，可使腕管后壁或侧壁凸向管腔，使腕管狭窄。腱鞘囊肿、神经鞘膜瘤、脂肪瘤及伤后血肿等，将占据管腔内容积，使腕管内组织结构相互挤压、摩擦，从而刺激或压迫正中神经导致腕管综合征。

糖尿病患者血糖控制不佳时易引发微循环障碍，是腕管综合征的高危因素。

（二）症状

患者主要症状为手、腕部感觉异常，常见于拇指、食指、中指和无名指桡侧正中神经分布区域的指端麻木或疼痛，持物无力。

夜间手指麻木很多时候是腕管综合征的首发症状，许多患者均有夜间手指麻醒的经历。很多患者手指麻木的不适可通过改变上肢的姿势或甩手而得到一定程度的缓解。患者白天从事某些活动也会引起手指麻木的加重，如做针线活、驾车、长时间手持电话或长时间手持书本阅读。部分患者早期只感到中指或中环指指尖麻木不适，后期才感觉拇指、食指、中指及无名指桡侧半出现麻木不适。某些患者也会有前臂甚至整个上肢的麻木或感觉异常。随着病情加重，患者可出现明确的手指感觉减退或散失，拇短展肌和拇对掌肌萎缩或力弱。患者可出现大鱼际桡侧肌肉萎缩，拇指不灵活，与其他手指对捏的力量下降甚至不能完成对捏动作。

（三）临床检查及鉴别诊断

最重要的诊断依据是患者存在典型的临床症状，即正中神经分布区的麻木不适，夜间加重。医师询问患者职业、工作情况及是否以前出现过手腕疼痛、麻木等症状。根据疼痛的部位、性质（刺痛、钝痛、隐痛、跳痛、肿痛）、疼痛严重程度、疼痛的时间、加重或缓解疼痛的因素、是否伴有其他症状（麻木、乏力、感觉迟钝）及以前有没有接受过治疗做基础判断。体检包括：

Tinel 征：沿正中神经走行从前臂向远端叩击，如果在腕管区域叩击时出现正中神经支配区域的麻木不适感，那么为 Tinel 征阳性。但由于该检查的敏感度和特异度不高，不能单独作为诊断的依据。

Phalen 试验:患者手腕保持于最大屈曲位,60 s 内出现桡侧三个手指的麻木不适感为阳性。66%～88%的腕管综合征患者可出现 Phalen 试验阳性,但 10%～20%的正常人也会出现 Phalen 试验阳性。

正中神经压迫试验:检查者用拇指压迫腕管部位,30 s 内出现正中神经支配区域皮肤的麻木不适为阳性。Durkan 报道 87%的腕管综合征患者正中神经压迫试验呈阳性,还有作者报道了更高的阳性率。

神经传导检查和肌电图结果可以帮助确定诊断,排除其他神经性疾患,还可反映压迫的严重程度,对于拟定恰当的治疗策略有重要参考价值。但由于电诊断检查存在假阴性和假阳性结果,不能单一依靠电诊断检查来确诊。X 线及 CT 检查结果多为阴性,多作为手腕部骨折、脱位、肿瘤以及风湿性关节炎、类风湿性关节炎、腕管狭窄等疾病的鉴别手段。MRI 可以观察正中神经的粗细、压迫等情况,并且确定腕部关节周围组织结构是否正常,作为确定病变部位和鉴别诊断的有效方法。B 超可以观察正中神经的粗细、压迫等情况,并确定腕部关节周围组织结构是否正常。

(四) 治疗

1. 支具制动:白天不固定,晚上用支具将腕关节固定在中立位。

2. 药物治疗:口服消炎药和局部注射皮质类固醇药物。

3. 触发点处理:针刺、手法按摩、电刺激、超声等处理触发点。腕管综合征涉及的触发点及疼痛区见图 2-2-5。

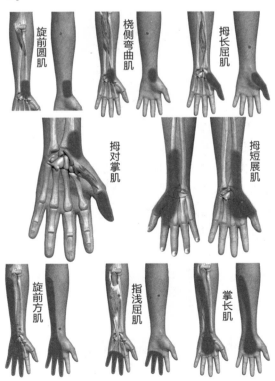

旋前圆肌　桡侧弯曲肌　拇长屈肌

拇对掌肌　拇短展肌

旋前方肌　指浅屈肌　掌长肌

图 2-2-5　腕管综合征涉及的触发点及疼痛区
(图片来源:3D body)

4. **手术治疗**:保守治疗不能缓解患者症状时考虑手术治疗,如各种切开手术、小切口减压及内窥镜手术等。以充分显露正中神经为前提,以免伤及神经。术后疏松包扎,术后2天内限制腕关节活动。2天后换药,患者开始肩、肘、腕、手和手指功能练习。术后3周内,可在夜间使用支具固定腕关节于中立位。术后12～14天拆除缝线。1个月后恢复工作,但限制负重。术后6～8周完全恢复活动。

五、肩颈综合征

颈肩综合征是以颈椎急慢性受损、退变为基础,颈脊神经受压迫,导致神经所支配的颈肩附近肌肉痉挛,从而引起颈肩部酸痛和麻木的疾病。21～83岁均可患病,30～50岁为高发年龄,70岁以上患病率达90%。

(一)病因

不良坐姿,长期低头工作或学习,或使用过高(6 cm以上)的枕头等,容易使颈部肌肉长期处于紧张状态,即使抬头或平躺,也无法完全放松。工作环境压抑、精神高度紧张、过度疲劳等也会导致即使没有低头,肌肉也会不由自主的紧张。另外,外伤可能会损伤颈肩部的神经及颈椎,导致骨骼变形,直接压迫神经肌肉。产后经常性低头哺乳、精神紧张和疲劳导致这一人群患病率增高。

(二)症状

主要表现为颈肩部疼痛、僵硬。颈肩附近有酸痛的感觉,触摸时有僵硬感。疼痛多为阵发性,可从锁骨上窝扩至肩、臂等部位。咳嗽、深呼吸以及上肢运动幅度加大可加重疼痛。有些患者有头晕或头部、脑后的疼痛。严重时,上肢也会出现疼痛、刺痒和酸胀的感觉,上肢活动受限甚至无法举臂。

(三)临床检查

① 患者取站立位或坐位,观察其颈椎是否变形,发生侧弯;② 逐个按压颈椎棘突以及椎旁的肌肉,了解有无压痛;③ 受检者端正坐姿,医生将左手掌面放其头顶,右手半握拳以小鱼际肌部轻轻叩击手背,出现叩击痛提示脊椎存在病变。

检查患者颈椎及支配颈肩部的相关神经是否病变可通过压头试验和上肢牵拉试验或X线拍片。压头试验:患者坐直,头偏向患侧,轻压或轻叩头顶部时,若无疼痛或微微酸痛则为正常,若出现放射痛则可提示颈椎病存在。上肢牵拉试验:患者坐直,头偏向健侧,医生一手抵住患侧的头,一手握患侧手腕,向相反方向牵拉,若出现放射痛或麻木等异常症状,则提示颈椎病存在。

大多产后患者如无颈椎基础疾病,其颈肩综合征仅表现为相关肌肉的肌筋膜疼痛而尚无颈椎骨性改变。

(四)治疗

1. **一般治疗**:注意休息,改正不良坐姿。

2. **药物治疗**:口服非甾体抗炎药,如阿司匹林、吲哚美辛、布洛芬等,可以起到缓解疼痛等症状的作用。

3. **触发点处理**:肩颈综合征触发点常涉及斜方肌、胸锁乳突肌、斜角肌、胸大肌、胸小肌、冈上肌、冈下肌、三角肌(图 2 - 2 - 6),对触发点进行局部针刺、低频电刺激、超声、磁振热等治疗。

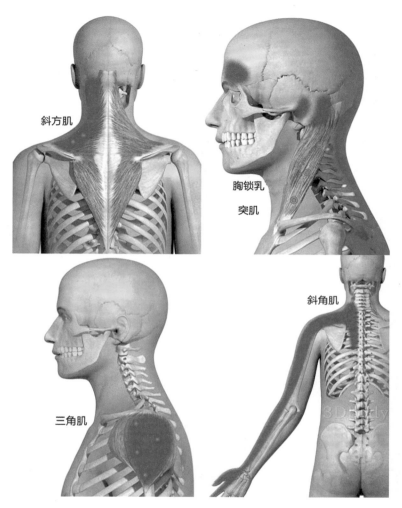

斜方肌

胸锁乳
突肌

斜角肌

三角肌

图 2 - 2 - 6　肩颈综合征涉及的触发点及疼痛区
(图片来源:3D body)

4. 手术治疗:清除颈肩部接触粘连等障碍,可以改善颈肩部的血液运行,促进代谢,使症状得到改善,颈椎活动功能逐渐恢复。

若不接受正规治疗,颈椎病变可能会加重,患者会感到颈背酸痛、麻木,进而出现上肢活动受限,严重时甚至无法抬臂,外伤导致的颈肩综合征患者可出现神经症状,甚至出现疼痛晕厥,生活质量会受到较大影响。经过正规治疗后,大部分患者可以治愈。年纪越大、病程越长的患者则恢复越差。

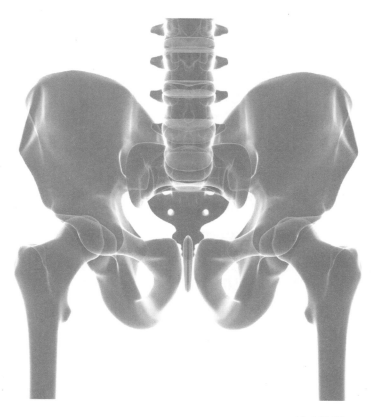

核心肌群

体态评估

运动康复治疗原则及操作规范

孕产功能性训练

第三部分
运 动 篇

第十章
核心肌群

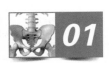

01

第一节
核心肌群的组成及功能

核心肌群指的是腹部前后环绕着身躯，负责保护脊柱稳定的重要肌肉群，包括背部、腰臀部、腹部及骨盆底肌群共计29块。核心肌群分为深层核心肌群与表层核心肌群。深层核心肌群又称局部稳定肌群，慢肌纤维占比较大，为机体内核心，表层核心肌群又称整体稳定肌群，以快肌纤维为主，为机体外核心。

一、深层核心肌群

深层核心肌群包括膈肌、腰大肌、腹横肌、腹内斜肌后部、横突间肌、棘间肌和回旋肌、多裂肌(深层)及盆底肌等，或与椎体连接，通过肌肉的收缩直接固定相邻椎体，或通过肌肉的协同收缩调节腹内压来维持各椎体间的稳定，并使腰椎维持在正中区域。

1. 膈肌：位于胸腹腔之间，构成胸腔的底和腹腔的顶，封闭胸廓下口(图3-1-1)。膈肌上有三个裂孔，为主动脉裂孔、食管裂孔和腔静脉孔，分别有主动脉和胸导管、食管和迷走神经、下腔静脉通过。

中央为肌腱部分，由厚约5 mm的结缔组织腱膜构成中心腱。周边是肌肉部分，分为胸骨部、肋部和腰部。胸骨部是两块小的附着于剑突的肌束；肋部肌束起自下6根肋骨，连于中心腱，两侧与肋骨之间的间隙为胸肋三角；腰部肌束起自上3个腰椎，包括弓状韧带、膈肌角，止于中心腱。邻近外侧弓状韧带可见一缺少肌肉的膜性三角区，为腰肋三角。

膈肌为主要呼吸肌，主要的生理作用是辅助呼吸和增加腹压。收缩时，膈肌穹窿下降，胸腔容积扩大，以助吸气；松弛时，膈肌穹隆上升复位，胸腔容积减小，以助呼气。有利于人体进行呼吸、咳嗽等活动。膈肌与腹横肌同时收缩，拉紧胸腹筋膜，增加腹内压促进脊椎稳定，协助排便、呕吐、咳嗽、喷嚏及分娩等活动。

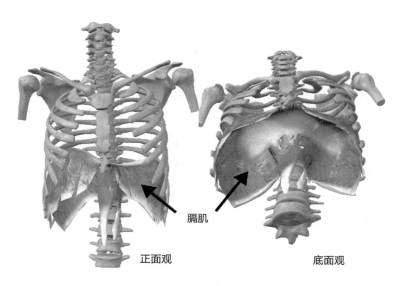

图 3-1-1 膈肌正面观、底面观
（图片来源：3D body）

2. 腰大肌：位于脊柱腰部两侧，借助肌腱附着于骨骼（图 3-1-2）。整块肌外面覆有致密结缔组织形成肌外膜，肌外膜结缔组织伸入肌内将其分隔为肌束，包裹肌束的为肌束膜，包裹每条肌纤维的为肌内膜。结缔组织对骨骼肌具有支持、连接、营养和功能调整作用。

腰大肌起自 T12 胸椎、L1~L5 腰椎横突，止于股骨小转子。主要作用为使髋关节前屈和外旋，下肢固定时使躯干和骨盆前屈，并协助下肢维持直立姿势、支持体重和行走。

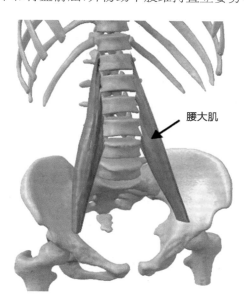

图 3-1-2 腰大肌
（图片来源：3D body）

3. 腹横肌：位于腹内斜肌深面，是腹壁最深层的扁肌，包括肌腹和肌腱两部分（图3-1-3）。肌腹为肌性部分，主要由骨骼肌纤维组成，有主动收缩能力。肌腱主要由平行致密的胶原纤维束构成，色白、强韧而无收缩功能。

腹横肌起自下6对肋软骨的内面、胸腰筋膜、髂嵴和腹股沟韧带外侧1/3，肌束横行向前内侧，移行为腱膜，行于腹直肌后面（上2/3）或前面（下1/3），参与构成腹直肌鞘后层或前层，止于白线。

腹横肌的主要作用是保护腹腔脏器，维持腹内压。收缩时，增加腹压，协助排便、呕吐、咳嗽及分娩等活动，另外，腹横肌协助脊柱前屈、侧屈和旋转。

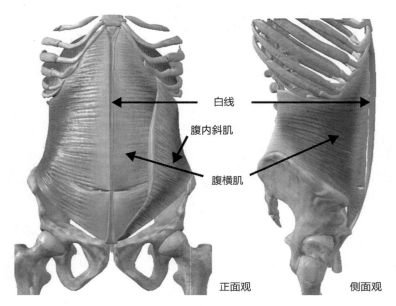

正面观　　　　侧面观

图3-1-3　腹横肌正面观、侧面观
（图片来源：3D body）

4. 多裂肌：起自骶骨背面、胸腰椎横突及第4到第7颈椎关节突（C4～S5），止于第2颈椎以下全部椎骨棘突。负责身体对侧的转体运动，保持脊柱稳定。稳定腰椎的全部力量有2/3来自多裂肌。

5. 棘间肌、横突间肌和回旋肌：棘间肌位于第2颈椎至第3胸椎（C2～T3）及第12胸椎至第5腰椎（T12～L5）棘突之间，并未覆盖所有胸椎棘突；起自上位棘突，止于下位棘突。调节脊柱伸展。当身体抗重力直立时，监控脊柱相关节段的肌张力和姿势，有利于精细的控制。

横突间肌位于棘肌的深面，起止于相邻椎骨的横突之间，调节脊柱侧屈。

回旋肌位于多裂肌深层，是横突肌群最深的肌肉，起自第1颈椎至第5腰椎（C1～L5）横突，止于上位椎骨棘突。脊柱活动时，协同稳定和控制各个椎体。回旋肌更利于脊柱旋转，但背伸较差。多裂肌与棘间肌、横突间肌和回旋肌位置关系图见图3-1-4。

6. 盆底肌：封闭骨盆出口的三层肌肉（见基础篇第二章），主要维持盆腔脏器正常位置与功能。可与腹横肌共同收缩，使邻近的内脏筋膜和胸腰筋膜产生张力，提升腹压。

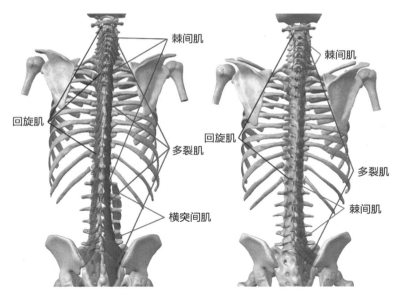

图 3 - 1 - 4　多裂肌与棘间肌、横突间肌和回旋肌位置关系图
（图片来源：3D body）

二、表层核心肌群

表层核心肌群包括腹直肌、腹内斜肌、腹外斜肌、竖脊肌、腰方肌及臀部肌群等，控制脊柱的运动方向，并产生较大的动作力矩，因此可对抗施加在躯干上的外来负荷，维持整个脊柱的姿势。

1. **腹直肌**：腹前外侧壁 3 层扁肌由外向内依次为腹外斜肌、腹内斜肌、腹直肌（图 3 - 1 - 5），其中腹直肌位于腹前壁正中线两侧，居腹直肌鞘中，上宽下窄。起自耻骨联合和耻骨嵴，

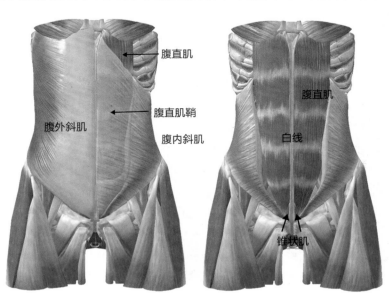

图 3 - 1 - 5　腹前外侧壁肌肉
（图片来源：3D body）

向上止于胸骨剑突和第5～7肋软骨的前面。全长被3～4条横行的腱划分成多个肌腹。腱划与腹直肌鞘的前层紧密结合,腹直肌后面腱划不明显,故腹直肌后面游离。腹前外侧壁3层扁肌的腱膜在腹前正中线相互交织形成白线,坚韧而少血管。锥状肌又称黄金三角肌,位于耻骨联合上方,腹直肌鞘后方,在腹直肌前面向上插入白线,拉紧腹白线使其牢固。

腹直肌的基本功能是保护腹腔脏器、维持身体直立、平衡竖脊肌的力量,收缩时向前屈曲躯干和协助排便,在脊椎稳定上只有较小的贡献。另外,腹直肌能保持前倾的骨盆向上,有助于协助女性分娩。走路时稳定骨盆,维持矢状面上的动态平衡。

2. 腹外斜肌与腹内斜肌:腹外斜肌位于腹前外侧部的浅层,起自第5～12肋骨及背阔肌下方,由胸腔沿外侧向下连接到髂骨的前部,深入腹肌腱膜,止于腹白线、腹股沟韧带及髂骨棘前1/2。腹内斜肌位于腹外斜肌的深面,肌纤维方向与腹外斜肌相反,起于髂骨、侧面2/3的腹股沟韧带和胸腰筋膜,止于腹白线及第9～12肋骨。

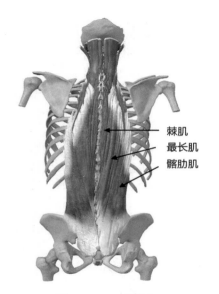

图3-1-6 竖脊肌
（图片来源:3D body）

腹内、外斜肌互为拮抗肌,也同为协同肌。协同表现为:双侧收缩时骨盆后倾,同时弯曲躯干,避免骨盆过度前倾并向内压缩腹腔一起维持腹内压,可辅助呼吸及支撑腹腔脏器对抗重力。拮抗表现为:腹外斜肌单侧收缩可以转动同侧的肩膀向前,躯干向同侧侧屈并向对侧旋转;腹内斜肌单侧收缩可以转动另外一侧的肩膀使之向前,躯干侧屈并向同侧旋转。

3. 竖脊肌:由骶骨背面延伸至枕骨后方的一群肌肉,包含外侧的髂肋肌、中间的最长肌和内侧的棘肌(图3-1-6)。

髂肋肌分为腰髂肋肌、胸髂肋肌和颈髂肋肌。双侧收缩时,后伸脊柱,维持人体的直立躯体姿势,在脊柱屈曲时起稳定作用;单侧收缩时,使脊柱同侧侧屈、同侧旋转。最长肌分为胸最长肌、颈最长肌和头最长肌。可使骨盆前倾,双侧收缩时,使脊柱伸展并仰头,单侧收缩时,使脊柱同侧侧屈。棘肌起自枕颈部,止于骶尾部,是竖脊肌最内侧的部分,主要功能是有助于脊柱背伸活动。

竖脊肌的主要作用是伸展躯干,使脊柱维持在稳定的状态下。当躯干做屈曲动作时,竖脊肌担任缓冲的角色,利用离心收缩避免脊椎被突然弯曲。

4. 腰方肌:位于腹后壁、腰部脊柱两侧,内侧有腰大肌,后方有竖脊肌,两者之间隔有胸腰筋膜的中层,起自第12肋骨下缘和L1～L4椎体横突的后部,止于髂嵴上缘(图3-1-7)。

腰方肌在运动中稳定腰椎。双侧收缩使脊柱伸展,单侧收缩使脊柱侧屈。腰方肌与对侧臀中肌、臀小肌共同维持骨盆稳定,防止骨盆侧移。另外,腰方肌在吸气和被动呼气时固定第12肋骨,协助稳定膈肌下部,辅助呼吸。

图中标注:棘肌、最长肌、髂肋肌

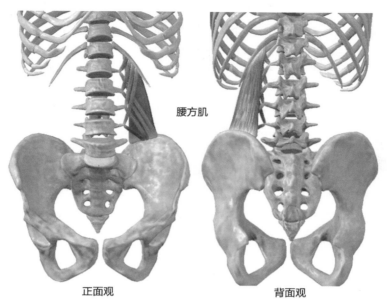

图 3 - 1 - 7　腰方肌正面、背面观
（图片来源：3D body）

　　5. 臀部肌群：包括臀大肌、臀中肌、臀小肌及梨状肌（图 3 - 1 - 8）；三块臀肌位于臀区，臀大肌在臀部浅层，大而肥厚；臀中肌小部分位于臀部浅层，大部分位于臀大肌深层；臀小肌位于臀中肌的深层。梨状肌位于臀中肌下方，起自 S2～S4 前面，止于股骨大转子尖端。

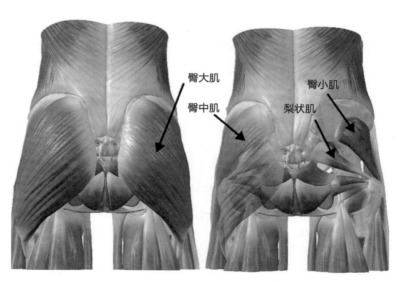

图 3 - 1 - 8　臀部肌群
（图片来源：3D body）

　　臀大肌使髋关节后伸及外旋。臀中肌和臀小肌外展髋关节，前部肌束内旋髋关节，后部肌束外旋髋关节。臀部肌肉在一些较激烈的躯干伸张动作和下肢伸张、外展和外转动作中，有明显的肌肉激发状态，站立位时负责静态调节。

梨状肌协同骨盆和周边肌肉,如臀大肌、臀中肌、臀小肌、闭孔内肌等,可以使髋关节完成伸展和外旋等运动。协同臀大肌等肌肉保持下肢固定,伸直躯干防止前倾。行动中,梨状肌及周围肌群为骶骨和骶髂关节提供稳定性。只有骶髂关节正常放松时,骨盆才能在行走和跑步中自由移动,同时又足够稳固以支撑脊柱。

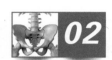

第二节
核心失衡与肌筋膜链

传统的解剖理念中,每一条肌肉都有特定的起止点。但其实肌肉只有一部分起于或止于骨膜,还有一部分以筋膜的形式与相邻的特定肌肉相连,如胸大肌和腹直肌就会以筋膜的形式在腹直肌鞘前壁处相连。整个人体的筋膜网络构成人体功能的整体性,所有骨骼肌肉通过连续的筋膜连接在一起,形成肌筋膜链,控制体内结构的稳定性、张力和姿势的补偿。

结构与功能之间的关系是:结构刺激功能,功能依赖于结构。结构在适应功能的同时也能使功能发生改变,而功能紊乱30天就会导致结构发生改变。机体内肌肉以链式组织互相配合,一个运动单元可以支持另外一个运动单元。当某些肌肉出现损伤时,会出现体态或姿势异常,其他肌肉会代偿它的功能满足机体需要,但久而久之也造成了代偿肌肉负荷增加而出现酸痛、劳损,进而出现一系列功能紊乱。例如随着妊娠子宫增大,身体重力方向向前下倾斜,同时腹内压增加使腹直肌弱化分离,为维护身体新的平衡,腰背肌代偿其功能持续收紧,腰肌劳损又造成腰椎间盘膨出、突出。肌筋膜链理论能够解释和探究人体代偿的规律,我们可以循着这些路径找到代偿的引发原因,从而从根本上解决疼痛、劳损等问题。

不同学者对肌筋膜链有不同的分类法,基本分为前浅表链、前深表链、后浅表链、外侧链、对角链等。肌筋膜链参与人体所有运动模式,前表链影响身体前屈,过紧无法弯腰;后表链影响躯干伸直,过紧造成驼背;侧表链紧张影响身体向对侧倾斜侧偏;前对角链固定骨骼形态,使身体向前弯曲;后对角链使身体做伸直、伸展、后弯动作。各种对角链相互作用使身体做出各种扭转、旋转的动作。

核心区的稳定取决于健全的静态部分和动态部分。静态部分指脊椎、筋膜韧带、椎间盘,属于脊柱的被动稳定;动态部分指腹内压及附着在脊椎上各拮抗肌群的协同运动,属于神经调控下的主动稳定。事实上,肌筋膜结构对人体的所有功能都会产生影响,肌筋膜链紧张会造成组织器官位置改变,从而影响其功能。运动、呼吸、循环、消化等系统所有疾病和功能紊乱都伴有脊柱运动受限,而运动损伤和运动系统的疼痛通常是肌筋膜链某些部分功能异常的结果。

一、上交叉综合征

上交叉综合征（upper-crossed syndrome，UCS），也被称作近端或肩带综合征，是一系列胸部以上以肩颈为主的不良体态的综合症状，包括圆肩、驼背、颈前伸等（图3-1-9）。严重的上交叉综合征颈椎过度前伸，会压迫椎-基底动脉导致颈椎病。

长时间伏案工作、距离电脑屏幕过近、低头玩手机、过度胸部肌肉锻炼而忽视背部肌肉练习等都会造成身体前后侧的肌肉不均衡。有些肌肉过于紧张，有些肌肉过于薄弱，紧张的肌肉短缩把薄弱的肌肉拉长，引起各类不良体态，导致UCS发生。

紧张的肌肉主要有：胸大肌、胸小肌、肩胛下肌、肩胛提肌、上斜方肌、大圆肌、胸锁乳突肌和斜角肌等；无力的肌肉主要有：菱形肌、中下斜方肌、小圆肌、冈下肌、前锯肌和颈深屈肌等。将薄弱的肌肉和紧张的肌肉分别连线，从侧面看，两条直线正好呈X形交叉，上交叉综合征因此得名。

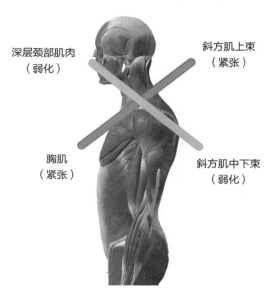

深层颈部肌肉（弱化）　　斜方肌上束（紧张）　　胸肌（紧张）　　斜方肌中下束（弱化）

图3-1-9　上交叉综合征
（图片来源：3D body）

二、下交叉综合征

下交叉综合征（lower-crossed syndrome，LCS）也称为骨盆交叉综合征或远端交叉综合征，是肢体下段肌肉力量不平衡的结果（图3-1-10）。LCS的特征是身体背侧和腹侧之间肌肉无力和紧张的特定模式，表现为：骨盆前倾、髋关节屈曲增加和腰椎代偿性过度前凸、腰椎侧移、髋关节外旋和膝关节过伸。它还可能导致身体其他部位的姿势发生变化，例如胸椎后凸增加和颈椎前凸增加。

下交叉综合征有两种已知的类型A和B。这两种类型相似并且具有相同的主要肌肉失衡特征。A型不平衡主要表现在臀部，表现为轻微的髋关节屈曲、轻微的膝关节屈曲、骨盆前倾、腰椎前凸增加；B型不平衡主要表现在腰部及下背部和胸腰椎部分，腰椎前凸极少，从而产生代偿，使胸椎过度后凸、驼背，头部过

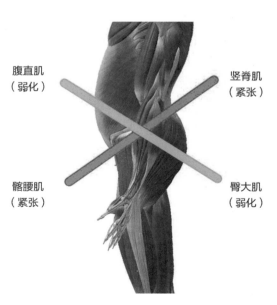

腹直肌（弱化）　　竖脊肌（紧张）　　髂腰肌（紧张）　　臀大肌（弱化）

图3-1-10　下交叉综合征
（图片来源：3D body）

度向前牵引,膝关节过度伸展,以维持身体重心。

紧张的肌群有屈髋肌群(主要是髂腰肌、阔筋膜张肌等)、胸腰椎伸肌群(竖脊肌、多裂肌、腰方肌和背阔肌);无力的肌群有腹肌群(腹直肌、腹内斜肌、腹外斜肌和腹横肌)、臀部肌群(臀大肌、臀中肌和臀小肌)。

妊娠、肥胖、久坐、常穿高跟鞋的人、不正确的起桥卧推健身者都容易发生下交叉综合征。

三、脊柱侧弯

脊柱侧弯(scoliosis)是指脊柱横向弯曲的脊柱畸形,即脊柱的一个或数个节段向侧方弯曲形成带有弧度的脊柱畸形,或伴有椎体旋转。可由炎症、椎间盘突出、肿瘤等原因引起。机体两侧核心肌群力量不平衡,紧张侧肌肉的收紧可导致脊柱弯向被拉长弱化的一侧。脊柱侧弯可分为非结构性脊柱侧弯和结构性脊柱侧弯。

非结构性脊柱侧弯是指脊柱及其支持组织无内在的固有改变,在侧方弯曲畸形,可矫正。主要原因是:姿势性脊柱侧弯、癔症性脊柱侧弯、椎间盘突出、肿瘤、炎症、下肢不等长、髋关节挛缩等。

结构性脊柱侧弯是指伴有旋转的、结构固定的侧方弯曲,即侧弯不能通过平卧或侧方弯曲自行矫正,或虽矫正但无法维持,受累的椎体被固定于旋转位。结构性脊柱侧弯根据病因可分为:特发性脊柱侧弯、先天性脊柱侧弯、神经肌肉型脊柱侧弯、神经纤维瘤病合并脊柱侧弯、间充质病变合并脊柱侧弯、骨软骨营养不良合并脊柱侧弯、代谢性障碍合并脊柱侧弯等。

四、骨盆旋转及骨盆上下移位

骨盆旋转是指髂骨在纵轴上相对于脊柱的左或右旋转,骨盆上下移位则是指额状面骨盆不在正常水平位。主要原因为外伤、慢性劳损、长期坐卧姿势不当、妊娠分娩或围绝经期、绝经期骨盆韧带松弛等导致肌肉与结缔组织力量失衡及关节移位。

骨盆旋转时,腹外斜肌收缩使骨盆向后方移动,同侧多裂肌、臀大肌、腘绳肌及对侧髂腰肌进行协同。

骨盆上下移位抬升的主要肌肉为腹内外斜肌和腰方肌,同时腰大肌、竖脊肌群协同运动,同侧骨盆上拉,对侧下降,臀中肌以及臀小肌发力保持躯干稳定。

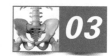

核心稳定性是指运动中控制骨盆与躯干部位肌肉的稳定姿态,为上下肢运动创造支点,并协调上下肢发力,使力量的产生、传递与控制达到最佳化。核心不稳是造成运动损伤的重要原因。核心肌力检测是对神经、肌肉功能状态的一种检查方法,首先针对性了解核心肌群肌力大小及对称性,然后对核心肌群进行稳定、力量、平衡等能力训练,建立强大的核心肌群,完善和(或)维持身体动态链功能。

核心肌群肌力评定分为徒手评估和器械评估。

一、徒手肌力检查(manual muscle test,MMT)

MMT 是根据受检肌肉和肌群的功能,让受试者处于不同的检查体位,然后嘱其分别在去除重力、抗重力和抗阻力的条件下做一定的动作,按照动作的活动范围及抗重力和抗阻力的情况将肌力进行分级。特点是:① 简便不需要特殊的检查器具。② 以自身各肢体的重量作为肌力评定标准能够反映出与个人体格相对应的力量,比器械肌力测得数值更具有实用价值。③ 定量分级标准较粗略。④ 只能表明肌力的大小不能表明肌肉收缩耐力。

1. 肌力分级:国际上普遍应用的徒手肌力检查是 1916 年美国哈佛大学 Lovett 教授提出的 6 级分级法(表 3 - 1 - 1)。

表 3 - 1 - 1　徒手肌力检查分级法

级别	名称	判定标准	与正常肌力的百分比
0	零	完全瘫痪,不能做任何自由运动	0
1	极差	可见肌肉轻微收缩	10%
2	差	肢体能在床上平行移动(消除重力)	25%
3	尚可	对抗重力下可全关节范围活动,但不能抗阻	50%
4	良好	能对抗重力,并能抗一定阻力	75%
5	正常	肌力正常,运动自如	100%

2. 主要核心相关肌群手法检查

表 3 - 1 - 2　核心肌群手法检查肌力评定方法及标准

运动	主动肌	评定方法
颈屈	斜角肌、颈长肌、头长肌、胸锁乳突肌	仰卧做抬头动作:5 级能抗较大阻力;4 级能抗中等阻力;3 级能抬头,不能抗阻力;2 级侧卧托住头部可屈颈;1 级无法屈颈,仅可扪及肌肉活动

运动	主动肌	评定方法
颈伸	斜方肌、颈部竖脊肌	仰卧做抬头动作:5级能抗较大阻力;4级能抗中等阻力;3级能抬头,不能抗阻力;2级侧卧托住头部可屈颈;1级无法屈颈,仅可扪及肌肉活动
躯干屈	腹直肌	仰卧位,5级屈髋屈膝,双手抱头后能坐起;4级双手前平举能坐起;3级能抬起头及肩胛部,2级仅能抬起头部;1级能触及上腹肌活动
躯干伸	竖脊肌、腰方肌	仰卧,胸以上在桌缘外,固定下肢,5级抬起上身时能抗较大阻力;4级能抗中等阻力;3级能抬起上身,不能抗阻力;2级能做头后仰动作;1级能触及背肌收缩
躯干旋转	腹内斜肌、腹外斜肌	仰卧,5级下肢屈曲固定,抱头能坐起并向一侧转体;4级双手前平举坐起及转体;3级仰卧能旋转上体使一侧肩离床;2级坐位能大幅度转体;1级坐位能触及腹外斜肌收缩
骨盆侧向倾斜	腰方肌	仰卧,5级向头侧提拉一侧腿能抗较大阻力;4级能抗中等阻力;3级能抗较小阻力;2级能拉一侧腿不能抗阻;1级腰部触及腰方肌收缩
髋屈	髂腰肌	仰卧,小腿在桌缘外做屈髋动作,阻力加于膝上,5级能抗较大阻力;4级能抗中等阻力;3级能抗阻力做屈髋动作;2级侧卧位可主动屈髋;1级于腹股沟上缘可触及肌肉收缩
髋伸	臀大肌、腘绳肌	俯卧,做伸髋动作,测臀大肌时屈膝,测腘绳肌时伸膝,阻力加于股远端,5级能抗较大阻力;4级能抗中等阻力;3级:俯卧,可抗重力做伸展动作;2、1级:侧卧,可伸展或触及肌肉收缩
髋内收	内收肌群、股薄肌、耻骨肌	5、4级:侧卧,托起上侧下肢,做髋内收动作,阻力加于股下端;3级:侧卧,可抗重力做髋内收动作;2、1级:仰卧,在滑板上做髋内收动作或触及肌肉收缩
髋外展	臀中肌、臀小肌、阔筋膜张肌	5、4级:向对侧侧卧,做外展动作,阻力加于股下段外侧;3级:坐位,可抗重力做外展动作;2、1级:仰卧,可在滑板上做髋外展动作或触及肌肉收缩
髋外旋	臀大肌、梨状肌、闭孔肌、股方肌	5、4级:仰卧,小腿在桌外下垂,做髋内、外旋动作,使小腿向内、外摆,阻力加于小腿下端;3级:仰卧,可做全范围髋内、外旋动作;2、1级:仰卧伸腿,可做部分范围内外旋动作,或触及大转子上方肌肉收缩

注意事项:

(1) 用正确的测试姿势,注意防止某些肌肉对受试肌肉的替代作用;

(2) 选择适当测试时机,疲劳、运动后或饱餐后不易测试;

(3) 测试时应左右侧比较,尤其是在4、5级肌力难以鉴别时,做健侧对比观察;

(4) 对4级以上肌力所做抗阻需连续施加,并保持与运动相反的方向;

(5) 中枢神经系统疾病所致的痉挛性瘫痪患者不宜做MMT。

二、器械评估

核心肌力的器械评估可通过两类设备完成。

1. 核心评估训练系统：对核心肌群进行站立位和坐立位的前屈、背伸、侧屈、旋转评估与训练(图3-1-11)。现在已开发出等速、等长、等张肌力测试与训练模式。根据患者年龄、身高、体重计算出个体化参考值与测试值，并对前后或左右肌肉力量的平衡性做对比分析，生成个体化训练方案。

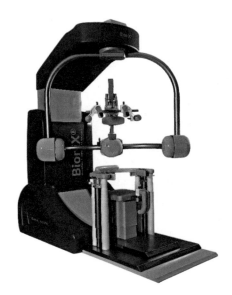

图3-1-11 核心评估训练系统

2. 悬吊运动训练(SET)系统：是基于现代康复理论最新成果的训练技术，包括诊断和治疗系统(图3-1-12)。其中诊断系统的核心是弱链测试。患者首先在闭链运动中接受测查，负荷逐渐增大直至不能正确做动作或者感到疼痛为止。如果发生上述情况或者左右两侧的负荷量有明显差别时，说明存在一个或多个"薄弱环节"。用开链运动检测各块肌肉以确定薄弱处。肌肉耐力的测定通过不断增加开链和闭链运动的负荷来实现。

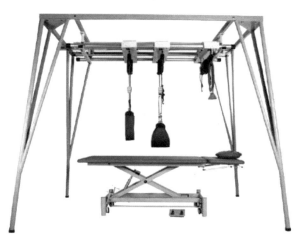

图3-1-12 悬吊运动训练系统

第十一章
体态评估

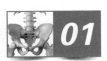

01

第一节
体态评估的
方法及
记录表

体态评估是指通过站位、坐位和卧位查体了解患者有无运动系统疾病和外周神经病变。评估前了解患者主诉及既往史、孕产史和运动史。

一、常规评估

1. 站立位查体：患者靠墙站立，治疗师从身体前、后、侧面观察，检查患者的外观、站姿、下肢是否等长、肌肉筋膜有无触发点压痛、有无疝气，判断患者有无颈前伸、圆肩、驼背、高低肩、骨盆前倾与后倾、膝过伸、足内翻与外翻等问题。呼吸评估，判断是否耸肩、腹部松弛和评估横膈膜功能。

髋关节承重机能试验（Trendelenburg 试验）：检查时患者取直立位，背向医者，单腿站立，并保持身体直立，当一腿离开地面时，负重侧的臀中肌立即收缩，将对侧的骨盆抬起，表明负重侧的臀中肌功能正常，本试验为阴性。如不负重一侧的骨盆不抬高，甚至下降，则本试验为阳性。见于髋关节脱位、臀中肌麻痹、股骨颈骨折。

2. 坐位查体：患者端坐于检查凳上，膝关节屈曲 90°，检查坐姿，判断有无高低肩、脊柱侧弯、骨盆移位等。

压头试验：颈肩部疼痛患者端坐，头后仰并偏向患侧，术者用手掌在其头顶加压。出现颈痛并向患手放射者，称为压头试验阳性。常见于神经根型颈椎病患者。

3. 卧位查体：患者取仰卧位，检查有无肋骨外翻、腹部瘢痕、包块、疝气、触发点压痛、腹直肌分离。腹直肌分离评估分为脐上、脐中和脐下部，腹直肌分离两指以上者建议治疗。

直腿抬高试验、"4"字试验、托马斯试验、梨状肌紧张试验等是否存在阳性体征，判断有无腰椎间盘膨出、突出，髋关节、骶髂关节病变，梨状肌综合征等。

二、悬吊评估

患者仰卧位躺在悬吊床上,通过仰卧搭桥、侧卧外展、侧卧内收、俯卧搭桥等四个动作,观察患者动作完成情况并打分,找到患者的弱链,并进行后续针对性训练。

1. 仰卧搭桥:患者取仰卧位,主要测试腰背部肌群力量,吊带悬挂于脚踝,左右两边分别测试,观察左右两边力量及其是否有差异。

2. 侧卧外展:患者取侧卧位,主要测试侧腰部肌肉力量及髋关节外展肌群情况,吊带悬挂于脚踝,左右两边分别测试,观察左右两边力量及其是否有差异。

3. 侧卧内收:患者取侧卧位,主要测试侧腰部肌肉力量及髋关节内收肌群情况,吊带悬挂于脚踝,左右两边分别测试,观察左右两边力量及其是否有差异。

4. 俯卧搭桥:患者取俯卧位,主要测试腹部肌群肌肉力量,吊带悬挂于脚踝,左右两边分别测试,观察左右两边力量及其是否有差异。

临床上一般通过体态评估记录表反映患者总体状况,包括一般情况、病史、呼吸评估、腹直肌分离评估、体态姿势评估、悬吊核心肌力评估及身体围度测量等,根据患者主要问题和产后康复目标制订相应个体化训练计划。

体态评估记录表
姓名:_____ 性别:_____ 年龄:_____ 联系电话:_____
身高:____ cm 体重:____kg 孕前体重:____kg 孕期增加体重:____ kg
主 诉:_____
现病史:_____
既往史:_____
个人史:_____
孕产史:孕_____产_____ 分娩方式:顺产□ 剖宫产□ 分娩日期:_____
运动史:_____ 瑜伽□ 普拉提□ 健身房器械□ 舞蹈□ 其他□
体重滞留(经产妇):是□ 否□(指顺产 2 个月/剖宫产 3 个月后,现体重超过孕前体重 5 kg 以上)
BMI 体质指数(kg/cm²):18.5~23.9□ 23.9~27.9□ >27.9 □
一、呼吸评估
耸肩□ 腹部松弛□ 横膈膜功能弱□
二、腹直肌分离评估
正常(2 cm 以内)□ 分离(2 cm 以上)□
腹直肌分离 脐上 脐中 脐下
三、体态姿势评估
1. 颈前伸□ 反弓□ 2. 圆肩□ 3. 驼背□ 4. 肋骨外翻□
5. 胸椎曲度偏大□ 偏小□ 6. 腰椎区度偏大□ 偏小□

7. X型腿□　　O型腿□　　8. 膝超伸□　　9. 扁平足□　　高弓足□　　10. 足外翻□　　内翻□

四、体格检查

直腿抬高试验阳性□　　　　　　　　"4"字试验阳性□

托马斯试验阳性□　　　　　　　　梨状肌紧张试验阳性□

五、悬吊核心肌力评估

评估时间	治疗前期		治疗中期		治疗后期	
基础动作	左侧	右侧	左侧	右侧	左侧	右侧
仰卧搭桥						
侧卧外展						
侧卧内收						
俯卧搭桥						

六、身体围度测量

	治疗前期	治疗中期	治疗后期
腰围			
肚脐水平周径			
臀围			
体重 / BMI			

七、主要问题

肩颈痛□　　　　　　腰背痛□　　　　　　耻骨联合分离痛□　　　　　性交痛□

臀部疼痛□　　　　　骶髂关节疼痛□　　　膝关节疼痛□　　　　　　睡眠障碍□

漏尿□　　　　　　　胸下垂□　　　　　　便秘□　　　　　　　　　湿寒体质□

八、产后康复目标

改善疼痛□　　　　　改善体态姿势□　　　减脂□　　　　　　　　　改善体质□

腿型调整□　　　　　骨盆调整□　　　　　腹直肌修复□　　　　　　盆底肌修复□

腰腹塑形□　　　　　臀腿塑形□

九、康复计划

红外体态评估系统由传感器发射红外光源遥测感知及激光测距,结合深度智能图像计算,分别从正面、背面、左侧面、右侧面4个方向自动追踪身体25个标识点,精确度达到毫米级。模拟人体骨骼位置结构,分析肌肉功能状态,检测动态步态功能。同时,系统可进行骨骼、肌肉呈现图像切换,三维模拟肌肉紧张和被拉伸状态,模拟未来5~10年发展趋势。

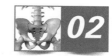

第二节
红外体态
评估系统

系统自动生成:① 体态结构分析报告;② 骨盆检测报告;③ 肌肉受力均衡分析报告;④ 脊柱(易劳损点)分析报告;⑤ 步态测试报告,可评估各项健康风险,并由此生成个体化运动处方。

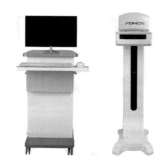
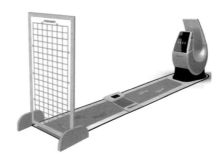

图3-2-1　红外体态评估系统　　图3-2-2　足底压力及身体姿态评估系统

1. 体态结构分析报告:头部(头侧歪、头前倾)、肩背(高低肩、胸椎后突)、躯干(重心偏移)、骨盆(骨盆前后倾、骨盆侧倾)、腿部(X型腿、O型腿、Q角),包括具体偏移的数值和正常范围、结果分析、风险提示,供医生参考和测评。

2. 骨盆检测报告:骨盆髂前上棘高度、髂后上棘高度、骨盆平移、骨盆旋移,包括具体偏移的角度与距离,根据检测结果生成对身体的影响,供医生参考和测评。

3. 肌肉受力均衡分析报告:颈肩部、胸背部、腰臀部、腿部核心肌肉的拉伸应力和收缩应力。

4. 脊柱(易劳损点)分析报告:测试颈、胸、腰椎易发生劳损的节段,分析脊柱健康状态并说明影响。

5. 步态测试报告:重心移动、核心稳定性、足踝运动(内旋不足或过度)、膝关节运动(内翻或外翻)、肌肉发力(腿部屈伸力量)、骨盆运动(上下移位),根据检测结果给予运动建议。

传统体态评估测量速度较慢,不适合大面积筛查,视觉上有感官理解,且缺少测量数据的自动化分析,红外体态评估系统可快速、精准、全面评估,已在临床上较多应用。

第十二章
运动康复治疗原则及操作规范

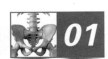

**第一节
运动康复
治疗原则**

运动分为有氧运动、无氧运动及屈曲和伸展运动三大类。有氧运动又称耐力运动，特点是运动中能够保证充足的氧气供给；无氧运动又称力量运动或阻力运动，特点是强度比较大；屈曲和伸展运动又称准备运动或放松运动，这是一种缓慢、柔软、有节奏的运动，可以增加肌肉柔韧性，预防肌肉和关节损伤。

运动康复治疗三大原则

运动治疗并非大汗淋漓才能达到目的，也不是动作越多、难度越大才越有效。根据患者自身的身体条件和训练目标制订个体化运动处方，总体遵循运动训练的三大原则。

1. 适量、适度：运动训练应循序渐进。核心训练是力量训练的基础。开普敦大学锻炼科学和体育医疗研究部主任蒂姆·诺克斯是《跑步受伤》（*Running Injuries*）这本书的著者之一，他曾明确指出：以前并不积极锻炼的人如果一直强忍着坚持训练的话，他们中的大部分在开始的3～6个月会非常容易遭遇应力性骨折。换句话说，你的心肺可能会催促你继续跑下去，但是你的骨骼、韧带、肌腱和肌肉却想让你缓和下来。另外，当核心肌群肌力下降，机体在平衡失稳条件下进行剧烈的力量（燃脂）训练也极易造成运动损伤。最后，运动的难度应与身体条件相匹配，不少肌筋膜疼痛就诊的患者都是练习瑜伽时为追求所谓的完美动作导致的肌筋膜拉伤，身体能承受的才是最适合的。

2. 持之以恒：运动训练应持之以恒。一定时间的锻炼，身体便可达到更好的条件不断适应新的训练强度和难度，而较久停滞的训练重新开始则需要弥补从头来过的时间以达到停止前的身体素质。健身的人通常把训练当成生活中的一部分。当身体和意识开始从训练中受益，就会发现自己渴求训练与强迫自己去训练不同。

3. 休息：持之以恒并不是说每天坚持高强度训练，休息也并不是完全避免运动这么简单，机体需要一个能够让它从疲劳中恢复过来的合理周期。给身体休息的时间适应训练量的一些变化，一旦适应了便会变得更强壮、更有效率。

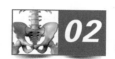

一、屈曲和伸展训练

分为主动训练和被动训练。通过拉伸完成屈曲和伸展训练，可使韧带肌肉和关节之间的配合更加柔和，减少受伤的可能性。同时，增加了动作的柔韧性和收缩肌肉的力量。

1. 适应证：主要用于预防骨骼肌肉系统损伤。① 激烈运动前后；② 减轻劳累后的肌肉酸痛；③ 孕期、产褥期核心肌群肌力下降。

2. 禁忌证：① 骨性的关节活动受限，新发骨折或骨折未完全愈合；② 急性炎症或感染；③ 关节活动或肌肉伸展时有剧痛、血肿。

3. 操作方法

（1）根据体态评估和核心肌力评估结果制订相应运动处方。

（2）治疗师通过电刺激、冲击波、针刺、手法按摩或牵伸（对患者来说是被动牵伸）对肌筋膜疼痛触发点进行松解。

（3）在治疗师的监督和指导下，由患者自己完成主动拉伸训练。如弓步拉伸，拉伸大腿前侧和内侧等。

二、力量训练

力量训练由治疗师施加阻力或患者利用自身重力提供阻力，进行动态或静态的主动抗阻训练。训练强度超过拉伸训练，包括强度递进的核心肌群肌力训练和燃脂训练。

1. 适应证：① 肌力较弱、核心肌力差的患者；② 一定运动基础的瘦身人群；③ 健身爱好者。

2. 禁忌证：① 关节不稳，新发骨折或骨折未完全愈合；② 急性炎症或感染；③ 关节活动或肌肉延展时有剧痛、血肿；④ 关节肿瘤；⑤ 全身情况较差、病情不稳定者。

3. 操作方法

（1）根据患者功能受限程度，确定适宜的运动形式和运动量。

（2）在治疗师监督和指导下完成训练项目。如髂腰肌紧张，托马斯试验阳性患者，患者取仰卧位，双手抱一条腿，治疗师施加阻力于另一条腿，嘱患者膝关节伸直，做髋关节前屈动作，提高髂腰肌收缩能力；如梨状肌压痛，梨状肌紧张试验阳性，患者取侧卧位，屈髋屈膝，治疗师施加阻力于上方腿膝关节处，嘱患者做膝关节开合运动，锻炼臀部肌肉力量，缓解梨状肌不适。治疗师在治疗过程中观察患者的呼吸模式、发力肌肉的运动方式是否正确。

（3）对于家庭训练的患者，复查患者训练动作的准确性和效果，制订下一步训练计划。

三、悬吊训练

悬吊训练(SET)包括如下部分:肌肉放松训练、关节活动度训练、牵引、关节稳定性训练、感觉运动的协调训练、肌肉势能训练等。可以不断修改调整训练计划,使训练和治疗更明确更具体。通过牵引、减重和放松技术使紧张的肌肉松弛,通过关节活动度训练扩大关节活动范围,再进行以局部稳定肌为目标的关节稳定性训练和运动感觉综合训练,后期则通过巧妙的悬吊技术利用自身体重进行渐进的肌肉力量训练。悬吊训练是一种运动感觉综合训练,强调在不平稳状态下进行闭链运动以达到对感觉运动器官的最佳诱发效果。可加强中央躯干、骨盆和髋部深层肌肉力量,这种在不稳定状态下进行的力量训练能够激发躯干肌肉和身体各大肌群之间的神经肌肉协调收缩能力,提高身体在运动中的平衡、控制能力和稳定状态,从而达到康复的目的。

1. 适应证:① 慢性肌骨疼痛;② 孕产康复,如产后下腰痛、肩背酸困不适、腹直肌分离、改善形体、激活核心肌群等。

2. 禁忌证:① 肿瘤;② 骨折未愈合、脱位;③ 严重的心脑肾疾病患者。

3. 操作方法

(1)患者取仰卧位,治疗师根据患者悬吊评估结果制订悬吊训练方案。

(2)针对颈部、腰部、腹部问题分别设置训练动作。

① 颈部:患者仰卧,使用宽吊带悬吊枕部。每次训练可进行四阶段训练。

第一阶段:开链运动,指导患者做颈部侧屈、旋转等动作,如发现患者颈部活动受限,可轻轻予以适当牵伸。可用手指触摸颈部,往往在斜方肌肌腹可触及条索或包块样组织,临床称为"激痛点",在颈部向对侧牵伸的状态下对"激痛点"实施强力按摩,可迅速消除肌肉紧张、疼痛等现象。

第二阶段:静态闭链训练,主要目的为激活局部稳定肌。使用弹性吊带支持背部以减轻训练负荷,将患者背部托起,保持下颌轻度内收,指导患者枕部用力下压,以枕部为支点,承担背部、颈部、头部的体重(背部离开床面)。保持此姿势,直到患者感受到疼痛或疲劳,记录维持的时间。休息半分钟,重复同一姿势,记录时间。如患者在训练中每次维持的时间呈逐渐增加趋势,则继续训练;如最后一次的维持时间较上一次明显减少,则提示患者疲劳,可停止训练。此训练一般进行三到四次,一般情况下,如患者单次维持时间超过 3 min,可视为正常。

第三阶段:动态闭链训练,主要目的为提高局部稳定肌和整体运动肌的协同工作能力。姿势同第二阶段,指导患者在悬吊状态下在三个维度(冠状面、矢状面、水平面)进行运动,即侧屈、前屈后伸、旋转。每组动作做 15 次左右。

第四阶段:开链运动,动作同第一阶段,但要告诉患者努力记住在第三阶段获得的运动感觉,并应用在开链运动中。

② 腰部:包括仰卧、侧卧、俯卧等体位,可适当结合静态闭链、动态闭链等运动。主要有六组动作训练多裂肌、臀中肌等肌群。

动作一:仰卧单腿悬挂并维持。注意腰部的弹性悬吊支持带的减重作用。

动作二:仰卧单腿悬挂,动态训练。每组 5 次,3～4 组。每组的负荷应逐渐增加。

动作三：侧卧单腿悬挂并维持。

动作四：侧卧单腿悬挂，动态训练。

动作五：俯卧双腿悬挂并维持，注意患者应保持处于腰前凸消失的位置，即腰椎应处于中立位而不是出于生理前凸的位置。

动作六：俯卧单腿悬挂、另一侧下肢水平外展。通过单轨滑动悬挂点下连接的各种配件，给予患者不稳定支撑面，以及弱势肌肉的减重支持，调整生物力学平衡，从本质上预防疼痛、缓解疼痛以及恢复患者的运动功能。

③ 腹部：如患者评估结果为腹部力量弱，腹直肌分离严重，可嘱患者取俯卧位，吊带挂于双腿，悬吊床下移，治疗师发出口令使患者腹部收缩，锻炼其腹部核心肌群力量，帮助腹直肌恢复。

④ 其他：如患者评估结果为腰两侧核心力量差，盆底肌肌力弱，可嘱患者取侧卧位，吊带挂于上方腿脚踝处，悬吊床下移，治疗师发出口令使患者大腿内侧、盆底肌和核心发力，锻炼整体核心力量，帮助盆底肌恢复。

第十三章
孕产功能性训练

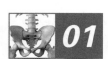

01

**第一节
孕期及产后
常见异常
体态**

标准体态呈对称、水平、垂直的特点,重力线通过大部分关节承重的中心。多数体态问题是日常不良坐姿习惯、缺乏锻炼导致的肌肉力量不平衡所致。孕期随着胎儿的增大,重力方向由垂直向下转为向身体前下偏移,腹肌弱化,带来一系列核心肌群问题;为适应分娩,孕妇血清松弛素水平升高,骨盆两侧阔筋膜张肌增厚强化;产后哺乳、抱孩子,前壁屈肌很多时候处于紧张状态等,这些都会导致孕期和产后各种体态异常。

一、腹直肌分离

正常腹直肌间距离小于 10 mm,腹直肌分离是指腹直肌间绝对距离＞27 mm。羊水过多、胎儿过大或多胎妊娠、悬垂腹及肥胖等均会导致腹直肌分离。

需要强调的是,腹直肌分离并非肌肉撕裂,也不是左右两侧腹直肌的简单分开,腹直肌分离的距离由腹白线的宽度决定。腹白线是一种纤维结构,不仅是腹部三层扁肌腱膜的交织部,还连接胸腰筋膜、胸廓和骨盆,故妊娠期的血清松弛素水平升高、Ⅰ/Ⅲ型胶原减少、腹部内容物增多(胎儿或腹部脂肪)、腹压上升和向前下的重力会导致腰肌及胸腰筋膜紧张而腹白线弹性、韧性下降。附在腹白线上的腹内外斜肌和腹横肌过度紧张,也是腹白线变形的重要原因。而锥状肌产生的低张力被认为有助于稳定腹白线。

产后腹内压下降,但腹白线弱化增宽,故腹直肌分离治疗关键是松解胸腰筋膜,激活腹横肌,保持正常腹内压,刺激锥状肌拉紧腹白线。

二、假胯宽

假胯宽的科学定义是 Q 角增大,即股四头肌角度增大。股四头肌角度是股四头肌力线(从髂前上棘至髌骨中点连线)与髌腱力线(髌骨中点至胫骨结节)的夹角,反映大腿力线与小腿力线之间的协同性和匹配度(图 3－4－1)。国内外研究者得出的正常值略有差异,站立位测量值比仰卧位略大。女性 Q 角一般大于男性,通常认为,站立位男性 Q 角为 11°～20°,女性 Q 角为 15°～23°;仰卧位男性为 Q 角为 8°～16°,女性 Q 角为 15°～19°。

Q 角增大,会导致肌肉失衡,股四头肌和紧绷的髂胫束产生更大的向外的拉力,而能够提供向内拉力的股内侧肌则较为薄弱,导致髌骨向上向外移位。进一步改变运动模式,包括膝外翻(X 型腿)、足部的过度旋前(扁平足或足外翻)。过大的 Q 角代偿的运动模式又会进一步促进 Q 角增大,形成恶性循环。膝关节外翻和扭转会过度拉伸关节内的结缔组织,包括关节囊、韧带和软骨,因此会损害膝关节的稳定性,髌骨后方的软骨磨损或退化,从而引起疼痛。

髂胫束是阔筋膜在大腿外侧部增厚形成的纵行带状腱膜,是全身最厚的腱膜(图 3-4-1)。起自髂嵴,向下止于胫骨外侧髁。上 1/3 分成两层,夹有阔筋膜张肌,髂胫束前部纤维为阔筋膜张肌的腱膜,后部纤维是臀大肌肌腱延续部分,内层纵行纤维位于阔筋膜张肌与髌骨上缘之间。

孕期血清松弛素水平升高,骨盆韧带、骨连接松弛,为适应后期分娩需求,骨盆外侧肌肉阔筋膜张肌代偿性增厚紧张以维持骨盆相对平衡,加之孕期、产褥期活动减少,坐位增多,导致髋部脂肪堆积而臀大肌无力。另外,人行走时需要做屈髋动作。正常情况下屈髋 80% 的工作由髂腰肌、股直肌完成,阔筋膜张肌、缝匠肌等只协助完成 20% 左右的工作。而髂腰肌、股直肌产后通常是紧张的,工作量

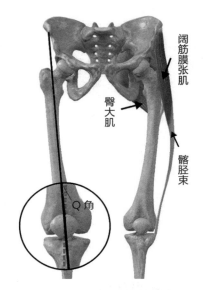

图 3-4-1　Q 角与髂胫束
(图片来源:3D body)

阔筋膜张肌

臀大肌

髂胫束

减少(也是产后常见的骨盆前倾、髂腰肌综合征的重要原因),阔筋膜张肌等代偿强壮替补屈髋动作,于是形成视觉上骨盆两侧增宽,臀部下垂。阔筋膜张肌、髂胫束紧张会进一步加大 Q 角,导致膝关节功能紊乱、X 型腿、足外翻及扁平足等。因此,治疗假胯宽并不仅仅只为美观。

脂肪是"可以移动的固体",外力挤压推揉可使骨盆及周边脂肪软组织暂时推移到别处,且随着血清松弛素回归正常水平,耻骨联合分离会自然恢复,臀围会一定程度减小。但真正改善假胯宽还需要松解紧张的肌肉,激活、强化无力的肌肉。臀大肌的作用是使髋关节伸展、外旋,所以对于臀大肌无力、臀部下垂,就做臀桥训练、侧躺蛙式练习;阔筋膜张肌紧张,就借助泡沫轴来回搓滚髋部及大腿外侧,拉伸松解髋外侧肌群;髂腰肌紧张,就做弓步练习拉伸髂腰肌,减少阔筋膜张肌的代偿。

三、骨盆前倾

人体直立时,骨盆向前倾斜,骨盆两侧髂前上棘和耻骨结节处于一个冠状面上,尾骨尖和耻骨联合上缘则处于一个水平面上。骨盆入口平面与水平面之间 50°～55°的夹角称为骨

盆倾斜度,妊娠晚期可增加 3°～5°(图 3-4-2)。超过这个角度为骨盆前倾,小于这个角度为骨盆后倾。

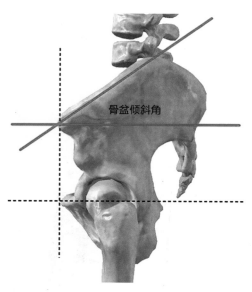

图 3-4-2　骨盆倾斜角
(图片来源:3D body)

骨盆前倾有先天性的,主要是因为在母体内的胎位不当。导致骨盆前倾的主要原因是平时站姿(单腿用力)、坐姿(跷二郎腿)、睡姿(长期单边侧卧)不正确,长期的锻炼不当(不正确的起桥卧推),穿高跟鞋,扁平足等。产后经常出现骨盆前倾主要是孕期腹直肌力量不足、重力线偏移、臀大肌薄弱,而髂腰肌,竖脊肌代偿性紧张(下交叉综合征)所致,常伴随颈椎、腰椎前凸增加,胸椎后凸增加。

骨盆前倾的矫正措施为改正不良的站姿、坐姿,尽量仰卧位睡眠,穿平底鞋或矫正鞋,避免久站、久坐、久躺,减少弯腰次数,同时进行腹部肌肉、臀大肌的力量训练,脊柱伸展拉伸髂腰肌。

并不是所有骨盆前倾都需要整骨,轻症时,良好生活习惯的养成和运动训练是最好的解决办法。伴随腰痛时可联合针刺和镇痛电刺激、冲击波等。

四、颈前伸、圆肩、驼背

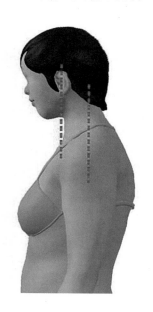

图 3-4-3　颈前伸、圆肩、驼背体态
(图片来源:3D body)

颈前伸、圆肩、驼背几乎是伴发的不良体态。颈前伸指站立位时侧面观察,耳垂在肩峰前方;圆肩是通常意义所说的含胸,指肩膀的位置超过躯干中线。因双侧肩膀向前,从而肩膀的走行形成一个半圆形,故而称之为圆肩。驼背是胸椎的后凸畸形(图 3-4-3)。

颈前伸、圆肩、驼背的发生可能是脊椎疾病、先天骨骼发育异常、姿势不良导致肌肉不平衡等原因引起的。如长期伏案等不良姿势,背过重双肩包,过度练习胸部肌群而缺少肩颈、背部肌肉拉伸等,通常斜方肌上束紧张,而斜方肌中下束、菱形肌松弛。

根据病因采取相应治疗措施,矫正不良习惯,减少或避免弯腰及负重活动,佩戴矫正器,加强肩背肌锻炼,如高位下拉、引体向上、小燕飞、哑铃侧平举等,严重者应手术治疗。

孕期及产后运动训练可增强体质,促进胎儿更好地发育,避免早产,提高顺产率,减少产伤,促进产后恢复和修复产伤。对于孕产妇,在排除运动训练禁忌后,不同时期应配合不同强度和项目的运动训练以缓解身体的各种不适。

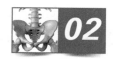

第二节
孕期及产后
运动训练

一、孕期运动禁忌证

如果孕妇存在严重的妊娠期合并症或者并发症,就不适合进行运动。

1. 如果孕妇合并严重心脏病、高血压、Ⅰ型糖尿病、限制性肺病,尤其是合并微血管病变、甲状腺疾病等,就不适合进行运动。

2. 如果妊娠期出现先兆早产,宫颈管已经明显缩短,就需要卧床休息,不建议再进行运动。

3. 如果妊娠期发现前置胎盘,尤其是出现阴道出血,也不建议进行运动。

4. 如果孕妇患有轻中度心脏病,或者出现不规律宫缩,或者是双胎妊娠等,需要由产科医生进行评估,判断是否可以进行运动。

5. 胎膜破裂。

6. 其他:双胎、羊水过多/过少、有早期/晚期习惯性流产史等不建议运动。

二、停止训练的信号

如果患者在训练过程中发现以下几种情况,应立刻停止训练。

1. 阴道出血;

2. 用力之前呼吸困难;

3. 眩晕;

4. 胸部疼痛;

5. 肌肉无力;

6. 小腿疼痛或水肿;

7. 胎动减少或明显增加;

8. 先兆早产。

三、不同时期的运动训练

"体适能(physical fitness)"这个词近年来被越来越多的人提起,其概念于1971年由美国总统体育与竞技委员会提出:指个人能力足以胜任日常工作(学习)而不感疲劳,同时还能有余力享受休闲,及能够应付突如其来的变化及压力的身体适应能力。世界卫生组织的定义是:身体有足够的活力和精神进行日常事务,而不会感到过度疲倦,还有足够的精力享受余暇活动和应付突发的紧急事件的能力。

在全球范围内，各国对 physical fitness 的认知略有不同。德国称之为"工作能力"，法国称之为"身体适应性"，美国运动医学会认为 physical fitness 是指机体在不过度疲劳的状态下，能以旺盛的精力愉快地从事日常工作和休闲运动。而我国把 physical fitness 翻译成"体适能"，是指"每个人在各种不同状况下，应该选择最适合最需要的运动方式和运动量来增强自己的体能，以保持最佳的健康状态，因人而异、因时而异、因地而异地获取康"。体适能训练是包含瑜伽、普拉提在内的更广义的运动训练。

妊娠是一种特殊的生理状态而不是疾病。自怀孕初始至产后 3 个月内机体会产生一系列激素和体态的变化，因此应在不同时期根据自身情况选择合适的运动训练以增强身体素质，适应分娩，减缓产后肌筋膜疼痛及预防盆底功能障碍性疾病的发生。

1. 孕 0～12 周：孕早期不建议进行中高强度的运动训练，避免性生活，但可适当散步。有利于孕期增强体质，缓解孕期疲劳，放松心情，快速适应孕期反应；促进胎儿大脑和身体发育。

2. 孕 12～28 周：孕中期孕妇身体相对轻松，在产检正常的前提下，可以有适度性生活，并在专业孕产或医护人员的建议下进行温和的运动，可以帮助孕妇控制孕期体重，同时帮助顺产。① 散步（增强孕妇的心血管功能）；② 游泳（在水浮力的作用下，游泳能锻炼孕妇的全身肌肉，缓解自身的疲劳感）；③ 孕期有氧操（增强孕妇的心血管功能）；④ 骨盆舞蹈（舒缓身心，促进孕妇的血液循环，增强骨盆的灵活性，帮助顺产）；⑤ 孕期瑜伽（建立良好的呼吸模式，加强肢体的柔韧性，缓解肢体压力，改善孕期肩颈、腰背、臀部等疼痛，帮助顺产）；⑥ 孕期普拉提（改善孕期由于重心改变带来的不良体态，改善孕期肩颈、腰背、臀部等疼痛，增强核心力量，帮助顺产）；⑦ 孕 16 周后开始 KEGEL 训练，增强盆底肌收缩力，提高产力。

3. 孕 28～40 周：孕晚期孕妇身体负担日渐增加，在产检正常的前提下，适当地进行比较舒缓的运动，如孕期瑜伽（呼吸练习，适当加强手臂、臀腿部、盆底肌的练习，为分娩做准备，增加顺产几率）。另外，要养成健康的生活习惯。① 保持正确的活动姿势：日常走动时，应抬头、挺直后背、伸直脖子、收紧臀部，保持全身平衡，稳步行走；坐下时，最好选择直背座椅（不要坐低矮的沙发），保持背部挺直，然后用腿部肌肉的力量支持身体坐下，使背部和臀部能舒适地靠在椅背上，双脚平放在地上；起立时，要先将上身向前移到椅子的前沿，然后双手撑在桌面上，并用腿部肌肉支撑、抬起身体，使背部始终保持挺直，以免身体向前倾斜，牵拉背部肌肉；站立时，背部要舒展、挺直，使胎儿的重量集中到大腿、臀部、腹部的肌肉，并受到这些部位的支撑，这样可以防止背痛。② 保持正确的睡眠姿势：避免长时间的仰卧，以免增大的子宫压迫下腔静脉，影响胎儿的发育。左侧卧位是准妈妈的最佳睡眠姿势。当准妈妈起床时，要缓慢有序，以避免腹部肌肉紧张。如果发现睡姿是仰卧，先要在床上转动身体变为侧身，肩部前倾、屈膝，然后用肘关节、手臂支撑起身体，移向床边并坐起来。

4. 产后 0～1 周：月子期间需要静养，但不代表可以不运动，适当运动可以促进恶露排出和子宫恢复，缓解产后下肢水肿，缓解产后肩颈、腰背、臀部、手臂疼痛等，缓解产后抑郁情绪，改善孕期由于重心改变遗留的不良体态。产后一周内，可以卧床做腹式呼吸练习，适当地做抬腿、抬胳膊等产褥操，适当下床走动，时间不宜过长，感觉累了再卧床休息。

5. 产后 1～2 周：产后 2 周内，可以有计划地进行产褥期瑜伽（改良部分瑜伽体式的舒缓练习)练习,建议在专业孕产或医护人员的指导下进行,如呼吸、胸椎活动度练习等,注意强度不宜过大,时间不宜过长(10～15 min),累了及时休息。分娩时有胎盘胎膜问题的产妇必要时在产后 10～14 天做 B 超检查,防治晚期产后出血及子宫复旧不良。

6. **产后 2～3 周**:产后 3 周内,可以有计划地进行产褥期瑜伽(改良部分瑜伽体式的舒缓练习)练习,建议在专业孕产或医护人员的指导下进行,如呼吸、胸椎活动度、骨盆活动度练习等,注意强度不宜过大,避免拉伤,时间不宜过长(15～20 min),累了及时休息。注意不要在哺乳前进行运动。

7. **产后 3～4 周**:产后 4 周内,可以有计划地进行产褥期瑜伽(改良部分瑜伽体式的舒缓练习)练习,建议在专业孕产或医护人员的指导下进行,如呼吸(适当 KEGEL 练习)、胸椎活动度、骨盆活动度、上肢和下肢协调稳定性练习等,注意强度不宜过大,避免拉伤,时间不宜过长(20～25 min),累了及时休息。高强度运动影响产后盆腔脏器归位和伤口愈合,需根据身体状况逐步增加运动量及强度。

8. **产后 4～5 周**:产后 5 周内,可以有计划地进行产褥期瑜伽(改良部分瑜伽体式的舒缓练习)练习,建议在专业孕产或医护人员的指导下进行,如呼吸(适当 KEGEL 练习)、胸椎活动度、骨盆活动度、上肢和下肢协调稳定性练习等,注意强度不宜过大,避免拉伤,时间不宜过长(25～30 min),累了及时休息,不要过早进行跑跳、过重家务劳动等活动。

9. **产后 5～6 周**:产后 6 周内,除了可以有计划地进行产褥期瑜伽(改良部分瑜伽体式的舒缓练习)练习外,建议在专业孕产或医护人员的指导下进行,如呼吸(适当 KEGEL 练习)、胸椎活动度、骨盆活动度、上肢和下肢协调稳定性练习等,注意强度不宜过大,避免拉伤,时间不宜过长(30 min 左右),累了及时休息,不要过早进行跑跳、过重家务劳动等活动,还可以在专业普拉提老师的指导下进行初级普拉提练习。

10. **产后 42 天**:产后检查正常,除了结合盆底康复的 KEGEL 练习外,还可以在专业普拉提老师的指导下进行普拉提初级练习(包括呼吸、核心、肩颈等中轴的延伸,身体骨骼的正确排列,骨盆的中立位等)。

11. **产后 2 个月**:产后 2 个月,除了继续保持 KEGEL 练习外,还可以在专业普拉提老师的指导下进行普拉提初级练习(包括呼吸、核心、肩颈等中轴的延伸,身体骨骼的正确排列,骨盆的中立位等),也可以适当地进行水阻力划船或者卧式自行车等低强度的有氧心肺耐力练习,以提高体能。

12. **产后 3 个月**:产后 3 个月,除了继续保持 KEGEL 练习外,还可以在专业普拉提老师的指导下进行普拉提初级或者中级练习(包括呼吸、核心、肩颈等中轴的延伸,身体骨骼的正确排列,骨盆的中立位等),也可以适当地进行水阻力划船或者卧式自行车、户外慢跑、游泳等中低强度的有氧心肺耐力练习,以提高体能。在体能允许的前提下,经过专业孕产教练的指导,再开始健身房的力量练习。

四、选择合适的运动训练

目前孕期及产后运动训练主要分为瑜伽和普拉提训练,两者存在明显不同。

1. 诞生地不同,普拉提是由德国人约瑟夫·休伯特斯·普拉提发明的,瑜伽则起源于印度。

2. 运动状态不同,普拉提侧重于做动作的这个过程,注重动态平衡;而瑜伽更侧重于做完动作后，如何运用自己的力量和柔韧性继续维持这个动作，注重静态拉伸。

3. 呼吸方式不同，瑜伽的呼吸方式是"完全呼吸法"，需要运用胸和腹同时呼吸，普拉提则是鼻吸口呼。

4. 锻炼目的不同，瑜伽更侧重身体的柔韧性，而普拉提更侧重提升肌肉的力量、耐力和塑造肌肉的形态。

5. 准备阶段不同，一般情况下，瑜伽需要在空腹情况下进行练习，而普拉提没有饮食限制，但也不能吃太多。从练习形式上讲，普拉提强调动作的连续流畅；瑜伽则是形成一个姿势后，注重保持一定的呼吸次数。

瑜伽和普拉提都是很好的运动，几乎适合任何年龄、任何人群，可以根据情况设置训练项目，没有绝对禁忌。但以下人群应充分告知老师病史，避免一些动作训练。① 做过视网膜手术或高度近视；② 腰椎间盘突出；③ 颈椎病；④ 骨质疏松。孕期和产褥期不宜过度活动，以瑜伽为主，产褥期后可以考虑普拉提。现代普拉提更是融入了瑜伽、芭蕾、太极等动作，不仅能缓解各种产后肌筋膜疼痛，而且对产后身体塑形、气质提升也有很大帮助。产后3个月，可进行健身房的力量训练，总原则为循序渐进锻炼。

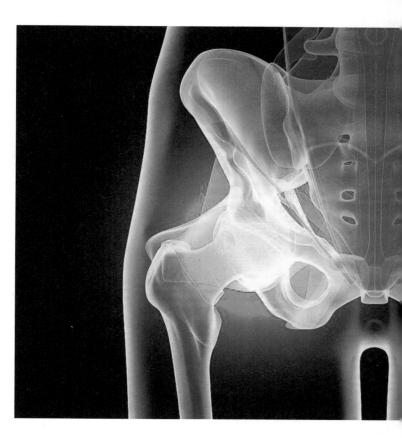

第四部分
盆底康复篇

第十四章

产后健康教育

一、产后检查的常规项目

1. 产后 42 天检查的常规项目

产后 42 天检查的项目包括实验室检查、器械检查、徒手评估。

实验室检查项目包括：血常规、尿常规、白带常规＋BV、TCT；三年内未查过 HPV 的增查 HPV；哺乳者可查乳汁成分；妊娠合并糖尿病者复查 OGTT（糖耐量）；妊娠合并甲减者复查甲状腺功能检查等。

器械检查包括：盆底肌电评估、子宫附件 B 超、腹直肌 B 超、盆底四维彩超、骨密度、核心肌群评估、红外体态评估。

徒手评估包括：妇科检查、手检腹直肌分离评估、手检盆底肌力评估、POP 评分、肌筋膜疼痛排查、徒手体态评估（无红外体态评估仪者）、A3 反射、骶神经反射、直腿抬高试验、"4"字试验。

2. 产后体态评估的原因及意义

经过妊娠这样一个特殊的生理过程，① 腹部随胎儿增大的前突，腹直肌弱化、分离；② 为维持新的肢体平衡，腰椎曲度增加，腰肌代偿性负荷增加，竖脊肌、髂腰肌紧张，导致骨盆前倾；③ 为适应分娩，血清松弛素水平升高，骨盆韧带相对松弛，为维持骨盆相对稳定，骨盆两侧阔筋膜张肌紧张、肥厚，加之局部脂肪增多，导致假胯宽现象；④ 孕中晚期坐骨神经痛导致长短腿、对侧扁平足等。

有体态问题的人，其实很早就已经有所感知了，可能是酸胀、呼吸受限，也可能是疼痛。但由于这些现象的出现是慢性的，早期发作时也不会太剧烈，往往没有引起足够的重视。产后体态评估，有助于更早明确问题所在，从而有针对性地去解决。所谓"上医治未病"就是这个道理。另外，即便在症状已经很严重的时候，进行体态评估能够更全面地了解自己的身体，给治疗提供更丰富的信息。

3. 产后核心肌群评定的意义

产后包括盆底肌、腹直肌在内的整体核心肌群肌力普遍下降，且可出现左右或前后的肌力失衡。在核心肌群不稳的情况下，身体平衡稳定性差，容易出现运动损伤。产后核心肌群评定，可针对性给出个体化核心肌群训练方案，加快恢复。

二、哺乳期阴道出血

4. 产后 42 天恶露未净

一般情况下产后恶露持续 4～6 周，总量为 250～500 mL。首先为血性恶露：含大量血液,色鲜红,量多,有时有小血块,持续 3~4 日;然后转变为浆液恶露:色淡红,持续 10 日左右;最后转变为白色恶露:色泽较白,质黏稠,持续约 3 周干净。

恶露持续时间长短、颜色、量,和子宫内膜的修复有很大关系。产后每天要观察恶露的颜色、量及气味。产后 42 天产褥期结束,有少许白色恶露,无异味,基本还是属于正常的范围。如恶露时间延长,考虑:① 子宫复旧不全;② 宫腔残留;③ 子宫内膜炎;④ 其他。异常情况下,需要去医院完善相关的检查后再考虑对症处理。

5. 恶露干净后反复少量阴道出血

当恶露量极少的时候,不会像之前那样直接从阴道流出,而是会积聚在宫腔或阴道穹隆。当积到一定量或产妇活动量大时才排出,所以很多宝妈都出现过恶露反反复复的现象。也可以去医院做 B 超,了解子宫复旧情况,明确出血的原因。必要时服用促进子宫收缩的药物或其他对症处理。

6. 哺乳期月经复潮

产后雌孕激素水平在体内会急剧地下降,一般到产后 1 周左右,雌孕激素就降到了孕前水平,正常的激素分泌逐渐恢复。

如果是不哺乳的产妇,产后 2 周左右催乳素降到正常的水平,一般在产后 6~10 周会有一个月经的复潮,也就是 40 天左右来月经是正常的。如果是哺乳的产妇,她的月经复潮时间有可能延迟,有可能延迟到 4~6 个月,甚至于整个哺乳期都不来月经。因为催乳素会抑制雌激素分泌,而低雌激素水平影响子宫内膜的增长,不会导致性腺轴反馈性调节作用。

7. 哺乳期月经不规律的注意事项

母乳较好的产妇哺乳期大多无月经来潮,因为脑垂体分泌大量的催乳素抑制雌激素的分泌,从而影响子宫内膜的增长。而奶水不好的产妇往往会出现哺乳期月经复潮的情况。

月经是受神经内分泌调控的,影响因素很多,天气、情绪、身体状态等都会对其产生影响。一般来说,哺乳期出现月经不规律的情况,不用特别地担心,如果没有其他不适,一般不需要治疗。但如果出现持续性阴道出血等异常情况,可以去正规医院的妇科做检查。哺乳期结束后 3 个月,月经通常会恢复既往规律性。

需要注意的是,哺乳期来不来月经、是否规律来月经都有可能出现排卵,必须做好避孕。

三、产后 B 超报告解读

8. 产后复查 B 超的时机及意义

如果产时顺利,一般产后 10~14 天进行第一次子宫附件 B 超复查,因为晚期产后出血多发于这个阶段。B 超提示宫腔分离应小于 7 mm,否则为产褥期子宫复旧不良,应尽早做促宫缩处理。如果宫腔有异常回声,结合 CDFI 及血 HCG 值做相应处理。

产后 42 天进行第二次子宫附件 B 超复查。此时子宫内膜厚度应为 2~3 mm,如仍有宫腔为液性暗区,应继续做促宫缩处理;如宫腔有异常回声,结合 CDFI 及血 HCG 值做相应处理。

产后 42 天应进行腹直肌 B 超及盆底四维彩超检查。如腹直肌分离或前、中、后盆腔脏器脱垂,应结合病史、查体、盆底功能评估等情况做相应处理。

9. 如何看待产后检查 B 超显示的宫腔内异常回声

产后 B 超提示异常回声,首先要通过 CDFI 血流情况判断组织有无活性。有血流时应注意血流频谱的观察及测量,临床应注意血 HCG 测定,结合病史综合判断处理。

(1) 产后宫腔异常回声,CDFI 有血流显示,超声医师考虑宫腔残留可能性大,诊断会写:宫腔内不均质(高、低、混合)回声团,请结合临床;

(2) 产后宫腔异常回声,CDFI 无明显血流,超声医师考虑血凝块可能性大,诊断会写:宫腔内不均质(高、低、混合)回声团,考虑血凝块可能性大,请结合临床;

(3) 产后宫腔异常回声,CDFI 血流显示不佳,超声医师不能确定异常回声的性质,诊断会写:宫腔内不均质(高、低、混合)回声团,性质待定,请结合临床及进一步检查。

10. 产后 B 超宫腔内异常回声的处理

产后 B 超提示宫腔内异常回声,要看异常回声的大小、位置、CDFI 血流情况,结合病史、血 HCG 结果综合判断。

如果宫腔中下段见异常回声位,CDFI 未见明显血流,大多促宫缩药物即可排出;如果异常回声位于宫腔上段,尤其是大于 2 cm 的,大多难以促宫缩排出,结合临床情况,必要时清宫。如果宫腔异常回声,CDFI 见血流信号,务必查血 HCG,血 HCG 高于正常值,考虑宫腔残留。

如果宫腔残留小,组织疏松,周围组织生长未涉及残留,血 HCG 指标正常,那么宫腔残留有可能会被月经带出。但是由于大部分宫腔残留相对较大,且部分宫腔残留物如果在宫腔内滞留时间较长,此时残留的组织可能会与周围子宫肌壁粘连、发生机化等,还有部分宫腔残留可能有血流信号,会逐渐生长,可能无法来月经,或来月经也无法将宫腔残留带出。

患者出现宫腔残留,需要及时前往医院就诊处理。若宫腔残留物较小,患者可以遵医嘱尝试服用药物将残留物排出,如五加生化胶囊、米非司酮等,服药后需要进行复查。如果复查仍有残留或者宫腔残留较多、较大时,一般需要进行宫腔镜手术取出残留物,以防残留物在宫腔内时间过长发生机化,造成清宫困难,或继发宫腔感染。

11. 如何看待产后 B 超提示宫腔憩室

随着二次剖宫产的增多,宫腔憩室的发生也有所增多。宫腔憩室为剖宫产手术的后遗症,目前主要采取药物治疗、手术治疗两种措施。

如果患者没有生育要求,缺损较小、症状轻微,可以在医生指导下口服短效避孕药,能抑制排卵减少月经量,缓解腹痛和不规则出血。如果憩室面积较大,计划怀孕的女性首选宫腔镜修补,在镜下切除或者烧灼局部凹陷的内膜以及囊壁,同时对凹陷的部位进行修复,可以让经血没有办法聚积而起到治疗的效果。

宫腔镜有效率大约为 80%,如果宫腔镜没有办法修补,也可以考虑腹腔镜或阴式手术治疗。总之,要根据病情轻重、生育要求等,去正规医院采取个体化治疗。

12. 如何看待产后 B 超提示剖宫产切口处不均质低回声

切口处不均质低回声不排除局部血肿可能,如果不均质低回声直径<2.5 cm,且监测 B 超包块无增大,可外敷"如意金黄散"。如果监测 B 超包块有继续增大趋势,说明有活动性渗血,需二次手术。

13. 如何看待产后 B 超提示少量盆腔积液

产后 42 天复查,不少产妇 B 超显示有少量盆腔积液,有些医生也会按盆腔炎处理。但事实上,深度＜20 mm 的积液是正常范围的,没有临床症状无须处理。

14. 盆底四维彩超的内容及意义

盆底四维彩超主要检查前、中、后盆腔的脏器是否脱垂(膀胱膨出、子宫脱垂、直肠脱垂),如有脱垂,脱垂的程度、分型;肛提肌裂孔是否扩张,肛提肌形态是否异常,间隙是否对称。还包含残余尿量、逼尿肌厚度、尿道旋转角等指标。

做盆底四维彩超可以对盆底解剖结构是否异常有清晰了解,① 可作为治疗前后疗效评估的监测指标;② 可进行治疗过程中发生情况的预判,譬如Ⅲ型膀胱膨出可能会出现治疗中期漏尿的发生或漏尿程度一过性加重;③ 盆腔脏器脱垂手术前全面掌握盆底情况可完善手术方案。有子宫脱垂患者因脱垂子宫压迫尿道平时不漏尿,而脱垂手术后出现漏尿引起投诉。事实上做盆底四维彩超了解前盆腔情况,可决定是否同时进行尿失禁的手术治疗。

盆底四维彩超是盆底结构评估,盆底肌电评估是盆底功能评估,两者结合才是对盆底状态的综合评估。

四、产后常见异常表现

15. 产褥期多汗

产后出汗,通常是正常的新陈代谢,是一个正常的生理过程。

在产褥期,管理汗腺的交感神经异常兴奋,汗腺分泌活跃,产妇皮肤排泄功能旺盛,分泌大量的代谢物,汗毛孔全部呈打开状态,通过出汗来排泄体内的代谢物和组织间液多余的水分,以夜间睡眠和初醒时更明显,称为褥汗。

主要是由于孕期雌激素含量增加,导致水钠潴留,分娩后体内雌激素水平迅速下降,身体各系统都恢复到孕前状态,积聚在体内的水分通过皮肤排出体外,这其实是产后自行调节的现象,并不属于病态。另外,产后饮用红糖水、热汤、热粥等都会导致出汗多。如果产后出汗过多,持续时间超过一周,仍然无法自行恢复,那就是产后汗出异常,需要去医院调理。

注意室内通风,保持室内空气新鲜,避免室内温度过高加重出汗,产妇需要穿棉质、透气的衣服,以免影响出汗,对身体产生不良影响。产妇如果身体虚弱,也需要通过饮食调理,吃营养丰富的食物,比如鱼、虾、猪肝等,补充蛋白质,预防产后贫血。

16. 产褥期头痛

产后血清松弛素水平是逐渐降至正常的,产褥期要保持室内通风、空气流通,但仍应避免空调、风扇直吹头部,也应避免接触冷水,洗头时注意保暖,否则容易出现头疼或者四肢关节疼痛等症状。由于是在哺乳期间,因此用药需要谨慎,可以适当地多喝些温水、绿茶水,或采用生姜煮水,同时可以对太阳穴进行适当的按摩、热敷。

产褥期增加了对宝宝的关注和处理,大多数夜间也会哺乳,严重影响了产妇睡眠,个别人发生产后抑郁,也会导致产褥期头痛。产妇注意多休息,饮食尽量清淡,头痛一般都可以慢慢缓解。如果头痛较严重可以去正规医院咨询医生,采用合理的针灸理疗或中药调理。

17. 产褥期脱发

产后严重脱发是比较常见的现象,潜伏期为 8～13 周,但也可至产后 7 个月才开始,胎

次越多,脱发可能越严重。原因如下:

（1）激素水平:怀孕期间体内雌激素水平较高,脱发的速度减慢;产后雌激素分泌锐减,引起脱发。

（2）精神因素:产后各种原因导致情绪不稳定或者精神压力大,机体的代谢紊乱导致毛发脱落。

（3）怀孕期间各种妊娠反应,或者产后食量的控制,导致体内的各种营养元素,比如蛋白质、维生素,甚至微量元素的缺乏,影响头发的生长和代谢,导致脱发。

一般情况下是不需要治疗的,只要调整情绪,注意多种维生素、各种营养的补充,多吃水果、蔬菜。必要时可以补充雌激素。另外可以去正规医院检查性激素水平、甲状腺功能及有无缺铁等情况,如有需要对症治疗。

18. 产后抑郁

产后抑郁常常与患者的精神状态有关,新的身份、家庭关系、劳累以及体内的神经介质、内分泌的变化,特别容易引发抑郁。如果患有严重的产后抑郁,一定要积极进行治疗,日常可注意以下方面。

（1）产后多休息:保持充足的睡眠,减少夜间哺乳次数（冰箱可备些母乳或奶粉）,让家人和月嫂协助照顾宝宝。

（2）做好心理调节:新妈妈要适应自己身份的改变,做好新妈妈的准备,也不要被外界事物过分打扰,以缓解不良情绪。

（3）学会倾诉:如果觉得心理压力很大,可适当减压,心事要与他人分享,产妇要学会与家人及朋友沟通,或与有经验的妈妈沟通,千万不要积压在心里,不愉快会让你越来越郁闷,进而演变成产后抑郁。

（4）适当运动:运动是舒缓压力的一种很好的方式,虽产后新妈妈不能过度劳动,但是可以做一些温和的运动,多出去呼吸新鲜空气,多参加社会活动。

（5）培养兴趣爱好:分散自己的注意力,不要将关注重点只放在孩子身上,不要跟社会脱节,要让自己的精神世界丰富起来。

19. 产后尿急、尿频、尿痛

产后出现尿急、尿频、尿痛,最常见的可能是尿道感染,也不排除膀胱过度活跃综合征,可以去医院泌尿外科或者妇产科（盆底专科）进行检查。

产褥期免疫力下降,加之产后盆底功能下降,容易发生生殖-泌尿系感染。平时注意休息,避免熬夜和劳累,不要吃辛辣刺激性过大的食物,日常注意大量喝水,多排尿,避免憋尿。保持个人清洁卫生,内衣和其他衣物分开洗涤,经期注意常更换卫生巾。

20. 产后咳嗽、喷嚏、大笑时漏尿

孕中晚期,部分孕妇出现咳嗽、喷嚏漏尿的情况,产后解除腹腔重力压迫后症状消失。也有部分产妇产后仍然出现咳嗽、喷嚏漏尿,往往是因为盆底肌力下降、筋膜韧带弹性韧性下降,阴道壁膨出,膀胱随之下移。咳嗽、喷嚏时腹腔压力升高,且压力主要作用在膀胱底部而尿道很少受力,膀胱压＞尿道压,所以会出现漏尿的现象,一般需要做盆底肌的康复训练。

造成咳嗽、喷嚏漏尿,盆底功能损伤并不是唯一的原因,尿道黏膜封闭功能不全、尿道括约肌机能减退、神经因素也会出现同样表现。建议到正规医院检查,明确病因,根据检查的结果选择物理、药物或手术治疗。

21. 产后腹直肌分离

腹直肌分离是指孕妇在怀孕过程中,尤其是到了妊娠晚期,增大的子宫会使腹部扩张延伸,两侧的腹直肌会从腹中线(也就是腹白线的位置)向两侧分离。正常情况下等到产后,腹部会逐渐恢复,腹直肌会再向中线靠拢,通常半年到一年可回到原先位置。但如果在产后 6 个月到 1 年之内,并没有恢复到正常状态,那么就叫腹直肌分离。

腹直肌分离会导致大肚腩、骨盆前倾及腰痛,产后应对腹直肌分离的状态提前干预。如果腹直肌分离≤2 指,一般进行腹式呼吸训练、平板支撑运动训练即可;如果腹直肌分离>2 指,可进行电刺激及手法修复。一般顺产后 7 天,剖宫产后 16 天即可进行。

腹直肌分离修复的本质并不仅仅是加强腹直肌的力量,日常还需要留意:① 注意休息,避免做仰卧起坐、卷腹训练,这些训练会令腹直肌的分离加重,应用平板支撑取而代之;② 松解胸腰筋膜,降低两侧向背部牵拉的力量,降低腹白线的张力;③ 腹横肌激活,加强束带的力量,使腹直肌聚拢;④ 刺激锥状肌,拉紧腹白线,使其牢固;⑤ 可以去医院遵医嘱进行适当的物理治疗。

腹直肌分离与耻骨联合分离不同之处在于,耻骨间靠纤维软骨连接,属于直接连接,而腹直肌靠腹白线连接,属于间接连接,故腹直肌分离不会自行修复。临床上经常遇到产后 3～4 年甚至产后 9 年,腹直肌分离超过 2 指的患者。如果通过 1～2 年的保守治疗仍无效,那么患者需要进行腹直肌修复手术。

22. 产后耻骨联合分离

孕期血清松弛素的增高使耻骨联合腔增宽,加上胎儿的压迫,部分患者孕期可发生耻骨联合分离造成疼痛,有时在分娩过程中因体位不当亦可造成耻骨联合处剧痛,产后不能缓解。耻骨联合分离的治疗原则为:镇痛＋制动,不痛就无须治疗。产后随着血清松弛素水平的恢复,耻骨联合分离可自行恢复,产后 1 年罕见耻骨联合分离病例。

发生耻骨联合分离时应注意:

(1) 使用骨盆带而不是腹带。力度适中骨盆带,每天可佩戴 6～10 h,最好在晨起身体开始活动后佩戴。感觉髋关节有不适感,最好将矫正带松开,平躺休息,在症状完全消失后才可以继续佩戴。骨盆矫正带的佩戴时间并不是固定不变的,没有不适症状的佩戴者,可以适当延长时间,但最好不要超过 24 h,以防止关节压力增高,引起其他疾病。

(2) 减少下蹲、负重工作,减少站立、行走时间。

(3) 疼痛剧烈者卧硬板床休息。产前以左侧卧位为佳,避免发生仰卧位低血压综合征;产后以会阴健侧卧位与仰卧位交替为佳,避免恶露流入伤口。

(4) 产后急性期,留置尿管限制起床大小便。

23. 产后肌筋膜疼痛干预治疗的好处

发生于产后非器质性病变的肌筋膜疼痛称为产后肌筋膜疼痛综合征。

由于孕期孕妇体态、内分泌的变化,整个核心肌群都受到影响。髂腰肌、竖脊肌紧张,腹直肌、臀大肌弱化就会出现骨盆前倾;腹直肌分离,腰背肌代偿其功能且生理曲度发生变化就会出现酸痛。较久抱孩子、喂奶,前臂屈肌持续紧张会引起手腕疼痛。假胯宽严重者,髂胫束牵拉髌骨上移会引发膝关节疼痛等等。

疼痛是机体功能紊乱的警报器,功能紊乱超过30天会发生结构改变。故及早对产后各类肌筋膜疼痛进行干预防治,可减少或避免颈、胸、腰椎的病变,减少肩周炎、腱鞘炎等发生,避免或矫正异常体态。

24. 产后腰痛

产后腰痛常见的原因有以下几个方面:

(1)生产的过程中,骨缝打开引起骶髂关节部分张开分离,生产以后骶髂关节逐渐回位,引起腰部的疼痛。

(2)生产以后体内激素水平的改变引起腰椎关节囊韧带的改变,导致腰部疼痛。

(3)既往合并腰椎间盘突出,腰椎间盘突出向后压迫周围神经,导致神经根变性水肿,从而引起腰部疼痛。

(4)妊娠时腹部增大并向前向下倾斜,造成原有生理弯曲失衡,为维持身体平衡,孕妇走路重心后移致使腰背肌紧张。

(5)腹直肌分离,腹部肌群的弱化导致腰部、脊柱两侧的肌肉代偿性负荷增加,产生"拉坠感"的腰背酸痛。

(6)产后哺乳的母亲,孩子要从乳汁中尽可能吸收生长所需要的钙,导致母体钙流失,骨质疏松。

(7)过度劳累,姿势不良,容易导致腰肌劳损,诱发腰痛。

(8)卧床太久、产后体重增加、腹部赘肉增多,增加腰部肌肉负荷,造成腰肌劳损而发生腰痛。

建议孕产后保持充足的休息,坐完月子后适度进行腰背肌肉舒展功能锻炼;也可以采用热敷、按摩理疗的方法,促进血液循环。如果长时间不舒服,就需要去医院骨科进一步检查治疗。

25. 产后乳痛

产妇乳房疼痛,考虑存在胀奶、乳腺炎、乳腺增生、纤维瘤病变等情况。

(1)胀奶。这是产妇乳房疼痛的常见原因,主要是由于产妇不正确的哺乳习惯或者乳汁分泌过多,无法顺利排空,从而出现胀奶情况。患者多以乳房胀痛症状为主,排空乳汁后,乳房疼痛症状会有所缓解。

(2)急性乳腺炎病变。在胀奶的基础之上,如果细菌通过乳腺导管、淋巴管侵犯乳房组织,就可能导致急性乳腺炎。出现乳房疼痛,并伴随病变部位红肿、疼痛、皮温升高等表现。如果患者形成乳房脓肿,上述症状会更加明显。

(3)乳腺增生以及纤维腺瘤。部分产妇可出现乳腺增生或乳腺纤维瘤,出现乳房疼痛,触摸乳房时可感觉乳房内部有包块。

(4)外伤。由于产妇乳房比较松软,在发生乳房外伤后(例如挤压伤等),导致软组织损伤,就会出现乳房疼痛症状。

产妇出现乳房疼痛应及时就医,明确病因后对症处理,以免延误治疗。

26. 产后肩颈疼痛

产后颈肩部疼痛,可能是肩周炎、肩周部肌肉损伤、喂奶姿势不当、受凉等原因导致的。

肩颈部疼痛症状出现时,有时还伴有胳膊不适症状。需要多注意防寒保暖,在喂奶时一定要注意姿势得当,不能长时间保持一个姿势。对颈肩部进行热敷或者使用红外线烤灯,促进颈肩部血液循环,缓解疼痛症状。亦可采用撳针或针灸治疗。

27. 产后手腕疼痛

产后经常抱孩子、喂奶、玩手机,前臂屈肌持续紧张会卡压正中神经致腕管综合征,引发手腕痛。产后俗称"妈妈手"。

桡骨茎突狭窄性的腱鞘炎会引发产妇手指关节的疼痛,表现为拇指在活动的时候,拇指末节关节不痛,而拇指掌指关节疼痛,尤其做握拳动作的时候疼痛剧烈。

另外就是风湿和类风湿性关节炎,严重的可以导致关节畸形、关节功能障碍。还有一些代谢性疾病,例如痛风会导致痛风性腕关节炎。

纠正不良习惯,做前臂反向牵伸训练,进行温电针治疗等可防止病变进一步进展。

28. 产后腹股沟疼痛

产后腹股沟上方疼痛往往是髂腰肌综合征或骶髂关节综合征的表现,有时合并耻骨联合分离。骨盆正位片有时无异常发现。

进行针刺及牵伸训练放松髂腰肌,同时排查阔筋膜张肌、臀中肌及竖脊肌情况做相应处理即可。同时避免剧烈运动、腿部负重和重体力劳动,以防病情加重。

29. 产后膝关节疼痛

产妇出现膝关节疼痛,可能是产前体重增加,膝盖负重增加,导致膝关节过度磨损。此外也可能是其他因素导致,如激素水平下降、血钙水平下降、无菌性炎症、膝关节疾病及产后髋部病变等。

(1)激素水平下降:产后产妇雌激素和孕激素会逐渐下降,容易导致膝关节退行性改变,出现产后膝盖疼痛的症状。

(2)产后1/3的产妇会出现骨量减少甚至骨质疏松,可引起膝盖疼痛的症状。

(3)无菌性炎症:孕产妇阔筋膜张肌、髂胫束紧张,会使Q角增大,导致股四头肌和紧绷的髂胫束产生更大的向外的拉力,髌骨向上向外移位,致膝关节功能紊乱、疼痛。

(4)膝关节疾病:产妇膝关节存在半月板滑膜韧带磨损及软骨损伤的情况,也可表现为产后膝盖疼痛的症状。

(5)产后髋部病变:如股骨头坏死等,也会通过骨传导引起产后膝盖疼痛,可使产妇产生同侧膝关节区域的疼痛或不适。

(6)其他情况:如果产妇走路比较多、过度劳累,易造成膝关节下的脂肪垫炎,以及膝关节下的滑膜炎,这些都可能出现产后膝盖疼痛的症状。

30. 剖宫产切口疼痛

剖宫产切口或切口上方疼痛大多是神经、新生血管生长以及肉芽组织增生所致。对于表皮的切口,一般需要10天左右其疼痛感才会慢慢消失,而对于深部子宫切口,则需要4~6周的恢复时间。当剖宫产的疤痕处于增生期时,也会有3~6个月的时间出现痒痛的表现。

切口感染、筋膜层打结过紧也会产生近期剖宫产切口疼痛。而切口处的子宫内膜异位症一般发生于术后一年后。

31. 剖宫产切口痒痛的处理

首先要注意伤口有无红肿热痛、有无分泌物等,排除伤口感染。如果伤口一切正常,剖宫产伤口出现痒痛,属于术后比较常见的生理现象——神经组织再生,神经末梢开始生长和恢复。日常可以注意以下方面:

(1)出现痒痛的时候,尽可能不要去抓,一旦皮肤抓破,非常容易引起感染;另外注意不能强行将伤口的痂揭掉。

(2)不要穿太紧的衣服,衣服要勤换洗。

(3)平时多喝温白开水,补充维生素C,吃新鲜的蔬菜,避免各种海鲜、牛肉、辛辣以及刺激性等食物的摄入。

(4)保持室内空气流通,室温不要太高。

32. 产后坐骨神经痛

孕中晚期或产后,部分患者出现坐骨神经痛。原因是梨状肌是最容易发生解剖变异的肌肉。正常坐骨神经从梨状肌下缘穿出支配下肢,有1/3的人梨状肌解剖变异,坐骨神经从梨状肌中间穿出。孕期双下肢持续轻度外展外旋致梨状肌紧张,坐骨神经受卡压出现支配区域的疼痛。

33. 妊娠纹的处理

妊娠纹是女性在怀孕过程中,腹壁逐渐膨隆使皮肤中的弹力纤维和胶原纤维受到过度的牵拉,最终受损、断裂,表现为淡红色或者白色的条纹状皮损,主要分布在腹壁上,还可能出现在大腿的内侧、外侧以及臀部等处。

腹部射频有刺激疏松结缔组织的成纤维细胞分泌胶原、纤维重排的作用,在一定程度上可淡化妊娠纹,但目前尚没有哪种治疗能确保恢复如初。

34. 产后肥胖

产后肥胖是正常的现象,一方面是由于女性在怀孕期间饮食比较丰富,摄入的高能量食物较多,过多的营养无法被吸收,就会转变为脂肪,形成肥胖。另一方面则是由于女性在孕期身体自发性地会储存一些脂肪,生产时备用作为能量消耗。此外,多数女性在怀孕期间很少运动,也会变得肥胖。

哺乳期需要均衡营养,不建议在饮食上过度减少摄入;而产后因核心肌群肌力尚未恢复,亦不建议剧烈运动减肥。可以配合呼吸训练、核心训练,以慢跑或散步为主,逐渐增加运动项目、运动时间和运动量。

五、哺乳期注意事项

35. 哺乳期补钙

哺乳期大概有1/3的人会出现骨量减少甚至骨质疏松。而且大多数母亲都会选择母乳喂养,如果宝妈体内缺少钙,既会影响宝宝骨骼和牙齿的发育,也会影响自身的健康,可能出现腰酸背疼、腿脚抽筋、牙齿松动等一系列的症状。哺乳期的妇女可以多吃富含钙的食物,如虾皮、牛奶、豆制品等,同时还可以补充维生素D,多在户外晒太阳、做运动等,促进钙的合成与吸收。

但并不是要求宝妈一直吃钙片,如果身体有缺钙的症状,或者到医院做检查之后发现缺钙比较严重,可遵医嘱适当用药。

36. 哺乳期大小乳的处理

如果之前双乳对称,在哺乳期出现大小乳,通常是因为婴儿长期吮吸一侧乳房,吮吸侧乳汁分泌旺盛,未吮吸侧乳汁则会慢慢减少;少见的原因为先天一侧乳房发育好,乳汁分泌多。

哺乳期出现大小乳一般可从以下方面进行调整:

(1)在哺乳期内,妈妈应均衡地用两侧乳房哺乳宝宝,避免长期偏重一侧乳房,导致乳房不对称,同时减少因为乳量不对称而导致乳腺炎发生的风险。

(2)当宝宝吃空一侧乳房不再吸吮时,妈妈要将另外一侧的乳房用吸奶器及时吸空,以保持两侧乳房大小对称。

(3)如果已经出现乳房大小不一致的趋势,每次哺乳时先给宝宝吃小的那侧乳房,增加哺乳次数。小乳房在多吸的基础上,乳房内腺体、腺泡会增加,促使乳房体积相应增大,经过较长时间哺乳后,双侧乳房可趋于一致。

37. 哺乳期腋下包块

哺乳期腋下有硬块,有以下几种原因:

(1)哺乳期乳汁淤积,导致乳腺炎引起腋下淋巴结反应性肿大,如果未合并乳腺脓肿,可以遵医嘱适当应用抗炎药物进行治疗,如左氧氟沙星、头孢克肟等药物;如果合并乳腺脓肿,还需要在抗感染治疗的基础上手术切开引流。

(2)乳腺增生引起的副乳通常不需要治疗。但当副乳比较大,影响日常社交和生活,出现明显胀痛和泌乳等伴随症状,或者短期内副乳明显增大,副乳内出现边界不清的较硬的肿块时就应及时就诊。对副乳的合理治疗是综合性的,不仅包括手术治疗,还包括心理治疗和健康教育,做好日常的护理保健,内衣尺寸要合理,避免摩擦副乳。针对伴随症状,比如出现副乳溢液,避免挤压、揉搓,保持副乳乳头清洁。如果副乳出现乳腺的各种疾病,比如良性肿瘤、恶性肿瘤,就需要手术治疗,常用的手术治疗包括副乳切除术和脂肪抽吸术。

(3)毛囊炎或疖肿。腋下毛囊如果发生炎症感染,可出现局部肿大情况,表现为腋下硬块。可以遵医嘱局部涂抹莫匹罗星软膏等消炎药膏。如果反复感染形成疖肿,也可以通过手术切除。

38. 哺乳期乳晕白粒

哺乳期乳晕上出现白粒,主要有三种情况:

(1)正常的生理现象:是一种皮肤的特质,它能够产生类似于润滑剂的物质,可以让乳头保持足够的柔软。

(2)毛囊炎:属于比较常见的皮肤性疾病,一般会伴有毛囊部位白色的脓物,在其周围会有一圈红晕,可以使用红霉素软膏进行局部涂抹,严重的还需要进行切开排脓。

(3)皮脂腺囊肿:如果伴有疼痛、瘙痒等症状,最好及时去医院进行针对性的检查,采取相当的治疗。

39. 哺乳期乳房皲裂

哺乳期发生乳房皲裂,主要是因为含乳姿势错误,宝宝含住乳头的部分过少,没有含住乳晕;或喂奶时间过长,乳头长时间在宝宝的口中浸泡,口中的细菌会对乳头造成刺激,诱发乳头皲裂。另外,喂奶次数太频繁、宝宝啃咬或过度清洁乳头破坏乳晕油脂保护层也会发生乳房皲裂。

发生乳房皲裂,应该及时纠正哺乳方式,尤其是在哺乳前 3～5 min 进行乳头湿敷。如果乳房有胀痛症状,那么要将少量乳汁挤出来,可促进产妇乳晕软化。如有轻微的乳头皲裂,可以外涂自身乳汁、维生素 E 乳膏或羊毛脂软膏等进行治疗。饮食方面要做到清淡,多补充蛋白质含量比较丰富的食物,如鸡蛋、鱼、肉以及奶制品等。避免过于油腻或刺激性的食物,以免饮食不当造成不良刺激,影响乳头的健康恢复。

40. 哺乳期乳头内陷

大多数乳头凹陷都是假性的,产妇生完以后尽量让宝宝早接触,早开奶。喂奶之前可以用手轻轻地把乳头向外牵拉一些,然后趁着宝宝嘴张大以后,把乳头包括乳晕都放到宝宝的嘴里面,这样借助宝宝吸吮的力量把乳头逐渐地拉出来,假性凹陷经过宝宝的吸吮就会逐渐好转。同时让宝宝勤吸吮,避免乳房胀起来,乳房肿胀会加重乳头凹陷,宝宝吸吮会更费劲。

如果乳头凹陷的比较明显,经过牵拉也得不到太多的缓解,还可以采用负压吸引疗法。真正的乳头凹陷还可以用乳贴,间接地让孩子吸到母乳。

41. 哺乳期乳汁淤积

在母乳喂养期间,如果乳汁没有及时排出长时间积聚在乳房,很容易发生乳腺炎。

(1) 催乳和乳房按摩法促进乳房管的顺畅。用拇指、食指和中指对乳晕周围进行 360° 旋转按摩。手可以连续改变方向。

(2) 热敷还是冷敷。很多人认为热敷有利于乳腺的扩张,但当已经出现肿块并且乳腺周围的组织处于水肿状态时,热敷会加重水肿。热敷刺激泌乳,乳汁分泌的越多,热量施加的时间越长,水肿越严重,乳腺管通路进一步变窄甚至完全阻塞,此时乳汁更难排出。因此,如果乳房水肿明显,一定要冷敷消肿,冷敷可以降低局部温度,消除水肿,缓解疼痛和控制炎症。

(3) 如果乳汁淤积,乳房中积聚的母乳无法及时排出,可能导致急性乳腺炎,出现局部发红、发热等症状。一些患者还可能出现疲劳、睡眠质量差、关节疼痛和其他感染症状。如果患者出现上述症状或乳房局部疼痛逐渐加重,发热症状就会越来越明显,这表明患者可能患有急性乳腺炎,需要及时到医院就诊。

42. 哺乳期发热

哺乳期发热常见的原因有乳汁淤积、上呼吸道感染、产褥期感染等。

(1) 哺乳期乳汁淤积引起的发热,最高可达 39.5 ℃,但并非一定要用抗生素。根据血常规判断有无感染及发热的程度给予不同的治疗。轻症者首先排空乳房,温水擦浴,乳房有硬块可以用硫酸镁局部湿热敷,经治疗后体温可恢复正常。无感染且体温 38.5 ℃以下者可继续哺乳。如果出现高热不退,明确细菌感染时,可给予抗生素、退热药物治疗。如果形成乳腺脓肿,必要时行切开引流术。

(2) 上呼吸道感染:出现咳嗽、发热、咽喉部肿痛者可多饮水,注意休息,多数为病毒性感染,无须抗生素治疗,必要时服用止咳、退热药物。

(3) 产褥期感染:确诊产褥期感染原则上给予广谱高效抗生素,加强营养,补充维生素,纠正水电解质紊乱,在治疗的同时寻找引起产褥感染的原因,针对病因治疗。如果是切口感染,应及时切开引流。

产褥期发现发热情况,不要私自购买药物,应到医院检查,明确病因后在医生指导下治疗。

43. 哺乳期乳汁分泌不足

乳汁分泌不足的原因可能和以下几方面有关:① 妈妈喂奶的次数比较少,长时间不哺乳就不利于乳汁的分泌;② 喂养不当,婴儿出生以后没有得到早吸吮、母婴分离,使用奶瓶造成乳头错觉,新生儿不愿意吸吮;③ 妈妈对喂奶缺乏信心、营养不良、休息不好,这些都可能会导致奶水不足。

改善措施有:

(1) 多吸吮,因为婴儿的吸吮可以通过神经传导刺激催乳素的分泌,进而刺激乳腺组织,促使乳汁分泌(吸吮也可以促进机体释放缩宫素,促进恶露排出)。

(2) 乳汁的分泌与产妇的营养、睡眠、情绪或健康状况密切相关,所以应该保证产妇,充足的睡眠,避免精神刺激,饮食上可以多进一些汤食,吃一些肉、蛋、奶,同时也要吃蔬菜水果,避免太油腻的食物。

(3) 通过上述这些方法没有得到改善的话,可以用促排乳汁的手法及电刺激等进行处理。

44. 哺乳期饮食禁忌

(1) 阻碍乳汁分泌的食物。肉类:兔肉、鱿鱼、鸭肉、猪心、蛙肉等。蔬菜类:辣椒、胡椒、生蒜、茴香、韭菜、马齿苋、冬瓜、黄瓜、菜瓜、苦瓜、麦芽、人参等。

(2) 过于刺激的食物。分娩后的产妇适合食用清淡、刺激性小或无刺激的食物,要避免烟酒、咖啡以及辣椒等辛辣的调味品等。

① 酒:哺乳期过量饮酒,会阻碍正常的乳汁分泌,影响子宫收缩,而且酒精还会通过乳汁影响宝宝的健康成长。

② 咖啡:咖啡会使人的中枢神经兴奋,刺激心脏肌肉收缩,并通过奶水影响宝宝,哺乳期的女性应暂停饮用。

③ 太过刺激的调味料:如辣椒、茴香、蒜等,哺乳期的妈妈食用后容易上火,生疮,造成排便困难,而宝宝则会出现流口水、口腔炎等不适,因此不建议食用。

(3) 高脂肪、油炸食品:这些食品不容易消化,而且热量较高,不利于产后恢复,应该适量摄入。

(4) 易过敏食物:有些婴儿会有过敏的症状,哺乳期妈妈要多注意宝宝皮肤是否有红疹等,并考虑自己的饮食状况,以找出宝宝皮肤过敏的原因。因此,哺乳期妈妈应避免食用一些容易导致宝宝过敏的食物。

(5) 香烟:哺乳期妈妈吸烟会使香烟中的尼古丁快速出现在乳汁中并被宝宝吸取。研究表明,尼古丁对宝宝呼吸道有破坏作用,因此为了宝宝健康,哺乳期的妈妈必须戒烟,同时要防范二手烟对宝宝的伤害。

(6) 药物:妈妈在服药前,应咨询相关医生,向医生说明哺乳的情况,以便医生开出合适的药物。

45. 哺乳期用药

(1) 使用药物前要仔细阅读药物的说明书,有些药物是哺乳期禁用或慎用的。

（2）一定要在医师的指导下用药，尤其是慎用药物。用药量过大或者时间过长容易引起幼儿不适，用药量不足会导致疾病的迁延不愈。

（3）发热时，体温高于 38.5 ℃可以口服布洛芬混悬液进行降温，体温低于 38.5 ℃可以口服柴胡口服液进行降温。

（4）使用硫酸镁湿敷后，一定要将乳头乳晕清洗干净。

（5）必须使用抗生素时，根据药物半衰期确定停止哺乳的时间。停止哺乳时，注意及时排空乳房，避免乳汁淤积。

46. 哺乳期营养

（1）产妇每天需额外增加蛋白质 20～25 g，所有摄入蛋白质中，1/3 以上需来自动物性食品（鱼、禽、蛋、瘦肉等均可提供丰富的优质蛋白质，但过多蛋白质摄入会转化为脂肪储存下来）。

（2）淀粉类食物的能量应在 60% 左右。

（3）适量摄入粗粮、薯类和豆类（以粗粮替代一部分精米白面作为主食可以提供较多的B 族维生素，对泌乳有利。同时，产褥期常发生便秘，应增加来自主食的膳食纤维）

（4）每天应保证 1 000 mL 的汤汁，以充足补水。其中，哺乳期每天喝奶 500 mL，保证母体对钙质的需求（维持乳汁中钙含量的稳定，并避免因缺钙而出现骨质疏松）。

（5）加餐，一日以 4～6 餐为宜。消除肠胃的排空感，保证乳汁量。建议上午加餐以水果为主，下午加餐以点心和汤水为主。

（6）摄入足够的新鲜蔬菜和水果。新鲜蔬果所含的维生素 C 是乳母所需，而其中的有机酸有利于刺激食欲，并帮助矿物质的吸收。

（7）每天应摄入 500 g 蔬菜。一定要包括深绿色叶菜和颜色深的水果。

（8）禁食刺激性食物。少吃各种腌制熏烤食物、过度加工食品等，不饮酒，不饮咖啡，以免通过乳汁影响婴儿的健康。

47. 哺乳期塑形

肥胖分型有两种。

（1）以身体部位区分：上半身肥胖以缺乏运动为主；下半身肥胖以遗传因素为主；全身性肥胖以饮食习惯为主。

（2）以病理区分：① 水肿性（储水），散开，触摸时感觉柔软，橘皮轻微可见（不用钳挟），皮肤不平。通常由血液循环不畅或长期不良坐姿引起。② 食源性或松弛性（脂肪过剩），松软，钳挟时没有疼痛感，主要分布在腰臀部和大腿两侧。主要是由于饮食过度和缺乏体育锻炼。③ 纤维性或硬化（纤维化），硬，呈轻微紫色，触摸时感觉凉，在指间易移动，表面不平，橘皮可见，钳挟时有疼痛感。

哺乳期塑形应以肥胖分型为基础，科学饮食，适度适时进行运动锻炼，辅以物理疗法（电刺激、射频、手法等）。其他体态问题的纠正则需要专业理疗师或运动教练进行手法和运动训练。

六、回奶

48. 回奶常用药物

（1）维生素 B_6，200 mg/次，3 次/天，5～7 天。副作用小，在医生指导下可大剂量服用。

（2）炒麦芽，60～90 g，水煎当茶饮，每日 1 剂，连服 3～5 日。

（3）芒硝，250 g，分装于两纱布袋内，敷于两乳房并包扎，湿硬时更换。

（4）补佳乐，3 mg /次，3 次 /天，3～5 天。这个是天然雌激素药物，副作用不大，需要医生开具处方才能买到，退奶困难者可使用，但不作为首选使用。

（5）溴隐亭，2.5 mg /次，2 次 /天，早晚服用，共 14 天，停药 2～3 天，如果还有少量的乳汁溢出，建议按此方法，连服一周后，就可以达到抑制泌乳的目的。副作用较大，能不用最好不用。

49. 回奶注意事项

（1）最好不要在夏天断奶，天气较热时孩子食欲不好，容易引起消瘦、抵抗力低下。建议在宝宝 8～10 月左右断奶，增加辅食。

（2）断奶需要慢慢断，给孩子一个适应过程。逐渐减少哺乳次数，减少乳汁分泌，也避免太快断奶宝妈乳汁淤积引起乳腺炎。

（3）断奶期间注意不要喝太多的汤水，容易导致乳汁分泌过多，不利于回奶。

（4）不要触摸乳房，尤其是乳头，这些动作有利于刺激泌乳素的产生，导致女性乳汁分泌增多。

（5）减少与宝宝在一起的时间。因为孩子的哭闹容易通过刺激母亲的情绪而引起乳汁的分泌。但也不能完全将孩子与母亲隔离开来，这样不利于孩子的断奶适应，容易导致孩子体质下降。

（6）若使用药物退奶效果不好，乳房胀痛得厉害，则需要找专业的催乳师将乳汁一次性挤出，避免出现急性乳腺炎。

50. 如何看待排残乳的陋习

一般来说，在回奶后是没有必要排出残奶的。

乳房的吸收功能非常的强大，在回奶后没有排出的少量乳汁，最终都会被身体完全地吸收掉。被吸收的乳汁一般会到血液里，血液中吞噬细胞会将乳汁吞噬分解成各种物质，供身体利用，没用的则会代谢排出体外。

七、产后常见问题

51. 科学使用束腹带

做完剖宫产手术的当天就可以使用束腹带，可对腹部切口起到压迫止血作用。

通常产后束腹带可以使用两周，起到缓解疼痛、帮助活动的作用。选择束腹带时应注意腹带的材质、松紧，并把握好每天使用的时间，一天使用 8 h，每 2 h 可以松解一下。两周后不建议再使用束缚带，人为增加腹压会导致或加重盆腔脏器脱垂。可通过理疗或运动训练来解决腹直肌分离、腹部塑形。

52. 骨盆带的应用

耻骨联合分离时，必要时可使用骨盆带缓解疼痛、帮助活动。但应注意：

（1）使用骨盆带而不是束腹带。力度适中的骨盆带，每天可佩戴 6～10 h，最好在晨起身体开始活动后佩戴。感觉髋关节有不适感，最好将矫正带松开，平躺休息，在症状完全消失后才可以继续佩戴。骨盆矫正带的佩戴时间并不是固定不变的，没有不适症状的佩戴者，可以适当延长时间，但最好不要超过 24 h，以防止关节压力增高，引起其他疾病。

（2）使用菱形骨盆带而不是一字形腰带式骨盆带。后者不易固定，容易滑脱。

53. 产褥期合理运动

产褥期不建议多卧床，也要避免久站、久坐。

顺产后 2 h 内排尿，剖宫产后 6 h 即可拔除尿管下床活动，但大多女性因疼痛等原因多在产后 2 天后下床。

一般建议产后适当下床活动，不要多走，避免疼痛及影响切口的恢复；但此时胃肠道蠕动比较慢，所以也需要适当下床活动，以防出现便秘；另外产后早期血液仍处于高凝状态，适当下床活动，可预防静脉血栓形成。

产后整个核心肌群受损，在核心肌群恢复前剧烈运动容易发生运动损伤。因此产褥期根据时间和身体恢复情况做简单的床上（垫上）活动或在专业瑜伽、普拉提老师指导下做呼吸训练、脊柱灵活性训练。

54. 产后性生活的恢复时间及注意事项

只要产后恢复较好，通常在产后 2 个月左右时可以恢复正常性生活。

有些产妇有一个认知误区，认为越晚恢复性生活越好，对盆底肌恢复有好处。事实上，正常频率和程度的性生活对盆底肌修复有益。

有部分女性，在产后体质较差，恢复较慢，或者是产后出现了感染，可能会影响到子宫内膜恢复，因此同房的时间要相应后延。另外在产后恢复的过程当中，当出现一些明显异常症状时，比如下腹疼痛、阴道持续出血，还应就医检查治疗。

55. 产后再次妊娠的注意事项

顺产后一般建议患者 3～6 个月之后再怀孕，这时患者的卵巢功能基本已经恢复，子宫也已经恢复正常；剖宫产后则建议患者至少间隔 2 年以上再怀孕，以利于子宫疤痕修复，避免再次妊娠分娩过程中子宫有破裂风险。

如果产后再次妊娠小于上述时间，应由医师充分评估妊娠风险后再决定是否继续妊娠。继续妊娠者也应密切监视产检情况，及时处理。

56. 满月发汗

满月发汗是指利用中药熏蒸（物理温热和中药吸收）的双重作用通过不同方剂达到不同治疗目的，它不是单纯的汗蒸，效果与方剂有关。人体在熏蒸作用下，全身毛孔开放、排汗，一方面可以将体内新陈代谢产物和有害物质排出体外，另一方面有效的中药成分通过开放的毛孔进入体内，从而起到活血化瘀、温经散寒、祛风祛湿、消炎止痛的作用。中医学认为"发汗法"不仅通经活络、活动全身器官、提高精力和恢复体力，而且具有调节神经、扩张周围血小管、改善微循环系统、促进人体五脏六腑的功能，能够有效解决产后出现的畏寒、关节疼痛、头痛等问题。

但不恰当的满月发汗可能导致人体的精液损耗，出现小便少、大便困难，以及减少产妇乳汁分泌等现象，甚至引起产妇虚脱的发生。因此，建议在医生评估后再进行满月发汗。如果有心脏病、严重的糖尿病、高血压或低血压、处于生理期、身体状况不良的情况下，不能发汗。在发汗的过程中有不舒服的感觉，也需要及时停止。

一般满月发汗一次就可以了。亦可根据身体状况安排产后 30 天、产后 45 天、产后 60 天、产后 100 天左右分别发汗，特殊情况因人而异。产后发汗应穿长衣裤，尤其是在发汗后不要碰凉水、吹凉风。建议 6～10 h 之后再洗热水澡。在发汗过程中及发汗之后一定要及时补充水分。

57. 关于 JAMU

JAMU 原指一种印度尼西亚的传统药物,具有一定的身体保健和美容功能。

JAMU 产后护理早期盛行于东南亚,尤其是印度尼西亚、马来西亚和文莱等,至今逐渐被新加坡以及国内各大明星纳入产后护理修复项目之一。至今,JAMU 一词代表的是整套产后修复系统,涵盖腹部的传统草药、植物精油、专业绑腹带等。JAMU 通常是在顺产后 6 天,剖宫产后 12 天就可以开始进行了,适合产褥期内想要辅助调理的妈妈们。

性价比和效果取决于大家的认知和经济能力,不能简单归其为智商税。

58. 关于骨盆修复

骨盆修复本身不是骗人的,但目前市面上骨盆修复仪均无医疗器械注册证,也就是说简单夹下骨盆或暴力手法挤压骨盆是不可取的。所谓“骨雕”,半个小时的推拿按摩也可起到立竿见影的效果(臀围小了 2～3 cm),但这多是把局部脂肪推移到别处的即时效果。非专业的“骨盆修复”甚至带来未知损伤,如关节错位等。

轻症的假胯宽、骨盆前倾、骶髂关节功能紊乱大多可通过手法及运动训练调整;重症的可去中医科、骨科就诊,由专业的正骨师进行正骨治疗。

59. 产后瘦身训练

生完孩子之后有很多人都想要快速减肥,但是产后不可以马上选择剧烈的燃脂训练,不但影响身体恢复,还会因核心肌群未恢复而带来运动损伤。

但腹部塑形可以从腹直肌分离的治疗开始,顺产后 1 周,剖宫产后 16 天即可进行。除电刺激、手法以外,可进行腹部射频治疗(避免伤口处),因其促进胶原再生、纤维重排,除增强腹白线的功能外,还可以淡化妊娠纹,辅助溶脂。

运动训练方面,除呼吸训练外,如果是自然分娩,可以在产后第 1 天做一些力所能及的活动,比如抬腿或者翻身等,这些细微的活动能有效促进产后身体的恢复。如果是剖宫产的妈妈,在拆线之前只能够适当性地下地走路,拆线后一个星期可以稍微进行轻微的活动,以促进新陈代谢,消除体内多余的能量。产后一个月就可以适当性地增加锻炼,做一些抬腿运动、臀桥训练、平板支撑等,可以在医师指导下进行核心肌群恢复训练。基本上半年后可进行正常运动训练。但应注意不要节食,这样会影响到产妇及宝宝的健康,不管是蔬菜还是荤菜,全部都应该均匀的搭配。

60. 产后盆底肌修复

无论是顺产还是剖宫产,孕期子宫增大对盆底的重力压迫、胶原蛋白减少、血清松弛素的增高等原因都会在产后造成盆底肌力下降。人们生二胎普遍比生头胎容易,生三胎就更容易些,就是因为不进行盆底肌锻炼,盆底结构很难自行完全恢复,所以产后大多需要盆底康复训练。

盆底康复秉持“无评估不治疗”原则。如果会正确收缩盆底肌且盆底肌有自我锻炼的基础(肌力在 3 级以上),在家进行 KEGEL 训练即可。如果不会正确收缩盆底肌且盆底肌肌力过差收不起来,那么需要在医院进行盆底修复。

八、产后异常体态

61. 颈前伸、圆肩、驼背

颈前伸、圆肩、驼背几乎是伴发的不良体态。颈前伸指站立位时侧面观察，耳垂在肩峰前方；圆肩是通常意义所说的含胸，指肩膀的位置超过躯干中线。因双侧肩膀向前，从而肩膀的走形形成一个半圆形，故而称为圆肩。驼背是胸椎的后凸畸形。

颈前伸、圆肩、驼背的发生可能是脊椎疾病、先天骨骼发育异常、姿势不良导致肌肉不平衡等原因引起的。如长期伏案等不良姿势，背过重双肩包，过度练习胸部肌群而缺少肩颈、背部肌肉拉伸等，通常斜方肌上束紧张，而斜方肌中下束、菱形肌松弛。

应根据病因采取相应治疗措施，矫正不良习惯，减少或避免弯腰及负重活动，佩戴矫正器，加强肩背肌锻炼，如高位下拉、引体向上、小燕飞、哑铃侧平举等，严重者应手术治疗。

62. 骨盆前倾

人体直立时，骨盆向前倾斜，骨盆两侧髂前上棘和耻骨结节处于一个冠状面上，尾骨尖和耻骨联合上缘则处于一个水平面上。骨盆入口平面与水平面之间 $50°\sim55°$ 的夹角称为骨盆倾斜度，妊娠晚期可增加 $3°\sim5°$。超过这个角度为骨盆前倾，小于这个角度为骨盆后倾。

骨盆前倾有先天性的，主要是因为在母体内的胎位不当。导致骨盆前倾的主要原因是平时站姿（单腿用力）、坐姿（跷二郎腿）、睡姿（长期单边侧卧）不正确，长期的锻炼不当（不正确的起桥卧推），穿高跟鞋，扁平足等。产后经常出现骨盆前倾主要是孕期腹直肌力量不足、重力线偏移、臀大肌薄弱，而髂腰肌、竖脊肌代偿性紧张（下交叉综合征）所致，伴随颈椎、腰椎前凸增加，胸椎后凸增加。

骨盆前倾的纠正措施是改正不良的站姿、坐姿，尽量仰卧位睡眠，穿平底鞋或矫正鞋，避免久站、久坐、久躺，减少弯腰次数，同时进行腹部肌肉、臀大肌力量训练，脊柱伸展拉伸髂腰肌。并不是所有骨盆前倾都需要整骨，轻症时良好生活习惯的养成和运动训练是最好的解决办法，伴腰痛时可联合针刺和镇痛电刺激、冲击波等。

63. 假胯宽

假胯宽的科学定义是 Q 角增大，即股四头肌角度增大。视觉上出现骨盆两侧宽大肥厚，臀下垂。

Q 角增大会导致肌肉失衡，股四头肌和紧绷的髂胫束产生更大的向外的拉力，而能够提供向内拉力的股内侧肌则较为薄弱，导致髌骨向上向外移位。进一步改变运动模式，包括膝外翻（X 型腿）、足部过度旋前（扁平足或足外翻）。过大的 Q 角代偿的运动模式又会进一步促进 Q 角增大，形成恶性循环。膝关节外翻和扭转会过度拉伸关节内的结缔组织，包括关节囊、韧带和软骨，因此会损害膝关节的稳定性，髌骨后方的软骨磨损或退化，从而引起疼痛。

改善假胯宽需要松解紧张的肌肉，激活、强化无力的肌肉。阔筋膜张肌紧张，就借助泡沫轴来回搓滚髋部及大腿外侧，拉伸松解髋外侧肌群；髂腰肌紧张，就做弓步练习拉伸髂腰肌，减少阔筋膜张肌的代偿；臀大肌的作用是使髋关节伸展、外旋，所以对臀大肌无力、臀部下垂，就做臀桥训练、侧躺蛙式练习。

64. 肋骨外翻

肋骨外翻指平躺时最下缘肋骨超出身体的外缘。女性出现肋骨外翻，不仅影响体态的美观,而且会因胸部向外扩张造成胸椎灵活性受限,诱发胸椎和背部的疼痛。

肋骨外翻的原因有:① 先天遗传;② 腹壁肌群薄弱;③ 脊柱不在中立位,部分肌肉产生不必要代偿。上斜方肌紧绷、前锯肌无力会进一步导致肋骨外翻。

纠正肋骨外翻的措施有:① 手术是纠正肋骨外翻最有效的方式,但存在一定的风险。② 佩戴体态矫正器,配合训练薄弱无力的前锯肌、腹肌,提高肩关节柔韧性。

65. 膝超伸

膝超伸是膝关节过度伸直现象的简称。膝关节过度伸直容易导致膝关节不稳定及关节损伤。

(1)膝关节不稳定:膝关节内部韧带即膝关节的十字交叉韧带,其主要功能是限制膝关节整个关节平面的相对位置移动,从而限制膝关节的超范围活动,保证膝关节稳定。而膝关节的过度伸直,会使膝关节交叉韧带长期处于紧张状态,局部血液循环发生障碍,引发膝关节交叉韧带的慢性损伤,甚至是慢性炎症,导致膝关节长期处于疼痛的状态,并且还有可能出现膝关节活动受限。

(2)关节损伤:膝关节超伸由于关节活动范围较大,在剧烈运动的过程中容易发生关节损伤,如关节扭伤、韧带撕裂、半月板损伤和关节骨折等,可以造成严重的膝关节疼痛和活动受限。

因此,膝关节超伸患者应加强膝关节周围肌肉力量和强度的训练,尽量增强膝关节的稳定性,平时生活中应注意保护膝关节,尽量避免发生损伤。

66. 长短腿

出现长短腿的原因如下:

(1)先天性骨骼发育异常引起的双下肢长度不一致。

(2)单侧下肢受到损伤,如胫骨骨折、肌肉拉伤、股骨头断裂等,手术后患者没有配合正确的康复训练。产后出现长短腿多因梨状肌卡压坐骨神经致患肢疼痛,身体重心向对侧移位,持续得不到纠正时,不但出现长短腿,还会有扁平足的发生。

(3)肿瘤疾病影响到骨骼的生长,会出现两条腿长度不同。

出现长短腿,建议患者去医院检查明确诊断。对于先天性骨骼发育异常引起的长短腿,通常建议患者手术矫正。

67. 扁平足

扁平足的患者多是先天的,有一定的遗传性,当然也有些患者的扁平足是后天获得的。有症状的成年人继发性扁平足称为成人获得性平足症。引发继发性扁平足的原因有很多,如关节退变、创伤、肿瘤、类风湿关节炎、糖尿病、神经性病变、胫后肌腱功能不全等。

先天性扁平足的患者如果没有疼痛的症状是不需要进行特殊治疗的,平时家长可以让孩子穿上特殊的鞋子,或者垫上特制的鞋垫来托起脚心,这样可以缓解疼痛,帮助孩子建立足弓。而后天继发性扁平足的患者早期发现治疗对恢复健康来说非常重要,可以帮助患者预防可能发生的骨与关节不可逆性病变,有些脚底脱位引起扁平足的患者也可使用足弓鞋垫使脱位的关节得到位置改善。此外,临床一些畸形严重者,如果选择非手术治疗的方法失败,同样也可根据病变类型选择对应的纠正畸形手术,比如一系列的软组织和骨重建手术等,可以帮助患者有效治疗扁平足。

第十五章
盆底康复

一、基础知识

68. 女性骨盆底概念

女性骨盆底是由封闭骨盆出口的多层肌肉和筋膜构成的,前三角区为尿生殖三角,尿道、阴道贯穿其中;后三角区为肛门三角,有直肠穿过。广义盆底包括腹膜和外阴皮肤之间的许多结构。从上而下,包括腹膜、盆腔脏器和盆腔内筋膜、肛提肌、会阴膜,以及会阴浅层的肌肉。

69. 盆底肌的组成

盆底肌是指封闭骨盆底的肌肉群。这一肌肉群犹如一张"吊网",维持尿道、膀胱、阴道、子宫、直肠等脏器的正常位置以行使其功能。盆底肌肉群由外向内分为三层。

外层:由会阴浅筋膜及其深面的三对肌肉(球海绵体肌、坐骨海绵体肌、会阴浅横肌)和后方的肛门括约肌组成。

中层:泌尿生殖膈。由上、下两层坚韧的筋膜及其间的一对会阴深横肌、尿道括约肌和肛门纵肌组成,覆盖于骨盆出口前部三角平面上,有尿道和阴道穿过。

内层:盆膈,是盆底最坚韧的一层,由肛提肌及其内外面各覆一层筋膜组成。自前向后依次有尿道、阴道和直肠穿过。

70. 盆底筋膜韧带的组成

盆底的主要筋膜韧带有尿道外韧带、耻骨尿道韧带、盆腔筋膜腱弓、耻骨宫颈膀胱筋膜、主韧带、宫骶韧带、直肠阴道筋膜和耻骨膀胱韧带。

尿道外韧带、耻骨尿道韧带及尿道下阴道支持前盆腔的组织器官:膀胱、尿道、阴道前壁;盆腔筋膜腱弓、耻骨宫颈膀胱筋膜、宫颈环与耻骨宫颈膀胱筋膜的附着支持中盆腔的组织器官:阴道顶部与子宫;宫骶韧带、直肠阴道筋膜和会阴体支持后盆腔的组织器官:阴道后壁与直肠。

71. 盆底的三大基本功能

简单来说就是:支持、括约和性。

支持指盆底组织对盆腔脏器的支撑,是盆腔脏器的正常位置与功能的保证。

括约指尿道括约肌、肛门括约肌属于盆底肌,其中尿道外括约肌、肛门外括约肌属于骨骼肌,可以控尿、控便。

性指阴道是性生活通道,盆底肌力与筋膜韧带的弹性、韧性部分决定了性生活的质量。

72. 盆底肌力下降原因

（1）妊娠分娩是盆底肌力下降的独立危险因素，90％盆底肌力下降的发生与妊娠分娩有关，其中孕产次、胎儿大小、分娩方式等均对其有影响。

（2）盆腔手术史，尤其是全子宫切除术、子宫次全切除术损伤／离断了盆底韧带。

（3）雌激素水平低下，盆底组织薄弱。

（4）慢性支气管炎、哮喘等长期有加腹压的慢性疾病。

（5）重体力劳动。

（6）肥胖、营养不良或不良生活习惯，如久坐等。

（7）遗传。

73. 盆底肌与核心肌群的关系

核心肌群包括表层核心肌群和深层核心肌群。表层核心肌群为整体稳定肌群，深层核心肌群为局部稳定肌群。

盆底肌属于深层核心肌群，与其他核心肌群之间功能相互代偿。

74. 阴道肌张力和肌力的区别

肌张力是维持身体各种姿势以及正常运动的基础，并表现为多种形式。阴道肌张力是指肌肉静止松弛状态下阴道的紧张度，由静息肌电反映；肌力是指肌肉收缩的力量，是人的机体或机体的某一部分肌肉工作（收缩或舒展）时克服内外阻力的能力。肌张力高限制肌力的活动，肌张力高的人，肌力一般正常或降低。

75. 盆底肌纤维的组成

盆底肌分为Ⅰ型肌和Ⅱ型肌。Ⅰ型肌纤维为慢肌纤维，等位收缩，维持时间长且连续，不易疲劳。Ⅱ型肌纤维为快肌纤维，等张收缩，快速且简捷，易疲劳，又分为Ⅱa（快收缩氧化酵解型）和Ⅱb（快收缩酵解型）。

每块盆底肌均包含Ⅰ型肌纤维和Ⅱ型肌纤维，只是所占比例不同。耻骨阴道肌、耻骨直肠肌Ⅰ型肌纤维比例为70％；耻骨尾骨肌Ⅰ型肌纤维比例为90％；髂尾肌、坐尾肌Ⅰ型肌纤维比例为68％，决定了肛提肌主要功能为支持作用。尿道外括约肌及浅表肌以Ⅱ型肌纤维为主，在控尿和性生活中起更主要作用。

76. 盆底功能障碍性疾病包含项目

（1）支持功能出现问题：盆腔脏器脱垂（子宫脱垂、膀胱脱垂、直肠脱垂、阴道前后壁膨出）、压力性尿失禁。

（2）括约功能出现问题：尿失禁、尿潴留、肛门失禁、便秘。

（3）性功能出现问题：性交痛、阴道松弛综合征等。

（4）其他：因盆底问题出现炎症、盆腔脏器脱垂等原因继发的慢性盆腔痛。

77. 盆底功能障碍性疾病高发年龄

盆底功能障碍性疾病高发年龄为45～55岁，随着年龄增长，症状有加重趋势。但不是说小于45岁就不会发生盆底功能障碍性疾病。

产后康复多为预防盆底疾病的发生，这也是国家对老龄化社会的一种群体干预。

78. 盆底康复的适应证

1. 盆底康复可以增强肌力和耐力，故可用于：① 盆腔脏器脱垂；② 压力性尿失禁；

③ 阴道松弛;④ 性功能障碍。

2. 盆底康复可改善局部血液循环,故可用于:① 慢性盆腔痛;② 薄型子宫内膜;③ 围绝经期综合征;④ 卵巢早衰;⑤ 外阴白斑。

3. 可镇痛,故用于:① 肌筋膜疼痛;② 慢性盆腔痛;③ 性交痛。

4. 神经调控,故用于:① 膀胱过度活动症;② 急迫性尿失禁。

5. 黏膜褶皱增多,调节 pH,阴道壁弹性和厚度得到改善,故用于:① 反复发生的阴道炎;② 萎缩性阴道炎;③ 阴道紧致。

79. 盆底康复的禁忌证

① 孕妇禁用;② 体内有金属物品者禁用(低频电刺激可用于带金属节育器者);③ 恶性肿瘤患者局部禁用(带瘤);④ 炎症急性期、出血期禁用;⑤ 治疗部位开放性创口、疤痕裂开、感染者禁用;⑥ 装心脏起搏器者禁用;⑦ 癫痫及智障患者禁用;⑧ 盆腔器官放疗术后禁用。

二、筛查

80. 盆底评估的内容

盆底评估分为功能评估和结构评估。前者包括手检肌力评估、气囊式压力评估和盆底肌电评估、盆腹动力学检查、尿动力学检查、肛肠动力学检查;后者包括 POP-Q 评分、盆底四维彩超、核磁共振等,配合患者临床症状、体检结果,确定损伤部位、程度及类型。

功能评估与结构评估相结合,才能完成盆底状态的综合评估。临床上常用盆底四维彩超了解盆底解剖结构是否异常,用肌电评估了解盆底肌肌张力情况,Ⅰ型肌、Ⅱ型肌肌电值,前后静息肌电值等。

81. 盆底评估前的注意事项

盆底评估前需要休息 5～10 min(静坐或静卧片刻),排空膀胱,评估中患者需要保持安静,腹部、腿部和臀部等其他肌肉均要放松。

评估过程中不要移动体位,尽可能关闭或者远离手机等具有高频装置的设备以防干扰。

指导患者收缩阴道时电极上移的感觉是正确的盆底肌收缩,正常呼吸,不要屏气。

82. 盆底评估导电膏的使用

使用导电膏是为了增加导电性,一定程度上增加润滑度。液体石蜡属于绝缘体,耦合剂成分也属于绝缘体,但其水溶质一定程度上破坏了部分绝缘性,因此都是禁用的。阴道本身并非无菌环境,使用自己的电极无须消毒,清洁即可。碘伏对金属具有腐蚀性,可损伤阴道电极上的金属导电片,也不要用。生理盐水可代替导电膏,但在舒适性上不如导电膏。

83. 如何处理因疼痛无法放置阴道电极

首先考虑患者是否存在慢性疼痛。评估前仔细检查阴道及会阴各个部位是否存在压痛(有些潜在疼痛点不按压不痛,但按压可诱发)。其次考虑有无导电膏过敏现象(极少),必要时换用生理盐水。另外,给予盆底康复治疗时,电流强度不能过大,根据患者情况,以≤60 mA 为宜。有时告诉患者能忍受的最大限度效果最好时,患者有点疼痛时也会强忍,这样会导致细胞损伤和继发疼痛。

84. 如何在筛查时教会患者尽量正确使用盆底肌

筛查时部分患者确实存在不会收缩的现象,使用腹压,甚至全身用劲。可一手置于患者腹部,嘱其尽量不要有明显起伏(收腹动作),一手置于阴道侧壁施加轻微的力,嘱患者对抗手指力量收缩阴道,一般 3～5 次可学会正确收缩。对于 3 min 内学不会正确盆底肌收缩的患者,完成当日筛查后续调整。

85. 如何解读盆底肌电评估

盆底肌电评估会有相应测试项目的评分,仅作为盆底功能状态的参考,其分值没有绝对意义,譬如不能说 60 分绝对比 65 分差。

盆底肌电的测试值首先要看腹肌参与度,也就是腹肌在多大程度上参与了盆底肌收缩,测试值是否为单纯盆底肌收缩产生的结果。事实上,当盆底肌收缩方法不对时,腹肌、臀肌、大腿肌肉等都有参与,只是表面电极置于腹肌上,仅测试出了腹肌的参与度而已。

静息肌电值为盆底肌放松状态下的测试值,一定程度上代表了肌张力。故静息肌电值高者多有肌肉紧张。但静息肌电受情绪是否紧张、身体是否疲累、是否为活动后等多种因素影响,测试结果需结合病史与查体结果。如果后静息肌电值低于前静息肌电值,那么以后者为判断标准。

Ⅰ型肌力测试值为平均值,结果参考变异性。相同测试值,变异性大者稳定性差,相对肌肉受损重或状态差些。

Ⅱ型肌力测试值为最大值,结果参考上升时间和下降时间。如上升时间、下降时间延长,临床亦会出现尿急、漏尿或疼痛症状。

86. 如何看待治疗中期评估评分下降

一是患者最初做筛查评估时,可能是盆腹不协调运用腹压等因素(腹肌参与度高)导致收缩幅值较高,等到做过几次治疗后学会了正确收缩盆底肌,在不用腹压的情况下反而收缩幅值下降影响得分。继续锻炼即可。

二是患者做中期评估时因期待治疗效果等原因而精神紧张导致静息电位值较高影响总体评分,故在患者筛查或评估前休息 15 min,并告知只是个简单的测试以消除紧张。

三是盆底筛查时身体状态影响评分,活动后、劳累后身体状态不佳时肌力下降。故中期评估选在当日治疗前,以身体状态佳时测试为宜。

87. 临床如何评价盆底康复的治疗效果

有盆底功能障碍症状者,以症状缓解或消失为标准;无临床症状者,以盆底功能测试的肌电值为标准。

三、治疗

88. 盆底康复前必需的实验室及器械检查

盆底康复采用的物理治疗方法为电刺激、磁刺激、激光、射频、超声等,这些方法均有改善局部血液循环的作用,如果有局部急性炎症和宫颈病变,那么会在治疗过程中导致炎症扩散和宫颈病变进展。因此,必需的实验室检查为 1 周内的白带常规、1 年内的 TCT、3 年内的 HPV 正常结果。如 HPV 为 16 型、18 型以外的其他型别感染而 TCT 正常,亦可先进行治疗,6 个月后复查。

必需的器械检查为盆底肌电评估,以便设定个体化方案。最好有盆底四维彩超检查,以了解盆腔脏器有无脱垂及脱垂程度与分型,预判疗效或设定手术方式与范围。

89. 盆底康复的治疗时机

盆底康复越早越好,一般检查出盆底肌电值异常即可开始。

一胎产后 42 天至半年内为盆底康复的最佳时机,此时盆底筋膜韧带的弹性、韧性大多正常,单纯恢复盆底肌肌力,即可恢复异常结构,如阴道松弛、盆腔脏器脱垂。加之血清松弛素逐渐恢复正常水平,也使盆底功能状态进一步恢复,故此阶段盆底康复的临床效果最佳。

时间较久的阴道松弛、盆腔脏器脱垂伴随盆底筋膜韧带弹性、韧性下降,在盆底肌力恢复的同时需要恢复结缔组织的状态,故往往在磁电治疗的同时需要增加激光、射频的治疗,脱垂Ⅱ度以上者甚至需要手术。

盆底康复技术的提升、手段的增多使任何年龄都可以进行盆底康复,但方案不同,治疗成本不同。有些人一胎产后不做康复训练,希望二胎、三胎不再生育后一起康复,已经存在的阴道松弛、盆腔脏器脱垂未得以纠正,结缔组织久之变得松弛且很难恢复弹性,必须借助激光、射频,甚至手术纠正,增加了康复费用和手术风险。

90. 如何根据盆底肌电评估设定个体化治疗方案

现在的盆底治疗仪多采用智能化方案设置,根据盆底功能评估结果直接生成治疗方案,基本可满足 60% 以上需要做盆底康复患者的需要。内置的方案设置遵循盆底肌张力高者先解痉放松,再进行盆底肌力训练,肌张力正常者直接进行盆底肌力训练。先进行电刺激,再进行触发电刺激,然后进行生物反馈训练,先进行Ⅰ型肌训练,再进行Ⅱ型肌训练,然后进行联合训练。

当内置方案不能如期达到治疗目的时,需要设置个体化方案进行训练。如肌张力居高不下,患者不能很好完成盆底肌收缩动作,可能需要增加放松电刺激治疗次数,必要时增加针刺和(或)手法;如患者不会正确进行盆底肌收缩,需要进行触发电刺激(阈上电刺激型)反复指导而不是直接进入生物反馈阶段;如患者Ⅰ型肌肌力良好,其实 1~2 次适应性训练后即可直接进行Ⅱ型肌肌力训练;等等。

91. 盆腔脏器脱垂的分度

盆腔脏器脱垂分为四度。Ⅰ度脱垂最远端在处女膜缘内侧,距处女膜缘>1 cm;Ⅱ度脱垂最远端在处女膜缘内侧或外侧,距处女膜缘≤1 cm;Ⅲ度脱垂最远端在处女膜缘外侧,距处女膜缘>1 cm,但<(tvl-2)cm;Ⅳ度全部脱出,脱垂最远端超过处女膜缘>(tvl-2)cm。

简单分类,脱垂在处女膜缘±1 cm 之间的为Ⅱ度脱垂,之上为Ⅰ度,之下为Ⅲ、Ⅳ度。

92. 不同程度盆腔脏器脱垂方案选择

一般来说,患者临床症状与盆腔脏器脱垂程度呈正相关,但不是绝对成正比,故临床设定方案并不单纯以症状轻重为唯一依据。建议以盆腔脏器脱垂程度为分界,脱垂Ⅱ度以内以物理疗法为主,Ⅱ度以上的盆腔脏器脱垂考虑手术治疗。

93. 盆底康复磁刺激与电刺激的异同

低频电刺激和功能性磁刺激都是直接作用在盆底肌或通过神经调控使盆底肌恢复正

常肌力,小神经、小血管新生,改善局部血液循环,镇痛。不同的是:

磁刺激通过线圈时变磁场产生感应电流。磁场可以穿透机体,刺激 7～8 cm 内无衰减,无须脱去衣物,属于非侵入治疗;可使深部神经纤维去极化,可治疗神经根性病变,属于完全被动训练。

电刺激需要通过电极与皮肤、黏膜等接触,将电流传导至目标组织。在接触的地方电流密度最高,随着组织的深度而迅速下降;触发电刺激,可调节盆底肌正确收缩方式,主被动训练兼具;另外电刺激仪又称生物反馈刺激仪,内含生物反馈主动训练。

94. 盆底康复磁、电刺激治疗疗程及频次设定

(1)大多数盆底肌治疗,一般一个疗程 10～15 次,每周 2～3 次,每次 20～30 min。

(2)镇痛及薄型子宫内膜,一个疗程 10 次,每天或隔天一次,每次 30 min。

(3)尿潴留及子宫复旧,一个疗程 6 次,每天 2 次,每次 30 min。

各个方案治疗频次的规定是有原因的。肌力的损伤是个漫长过程,恢复也是个漫长过程,需要循序渐进。事实上你可以一天 3 次做 KEGEL 训练,当然也可以每天做设备上的磁电刺激及生物反馈训练,事实上只要经济和时间允许,这样训练一个月效果更佳。但都是 15 次,连续每天治疗半月与间隔治疗一个半月的效果并不能等同,因为在医院治疗的同时我们也有家庭训练,尤其是产后病人还有机体自我修复存在。所以临床上一个多月 10～15 次的疗效是综合疗效。

患者磁电刺激的康复不建议超过两个疗程,如效果不理想,原因有以下几点:一是治疗师没有很好指导;二是患者没有进行很好的家庭训练(KEGEL 训练);三是需要其他检查明确患者发病机制,针对性治疗。

95. 盆底康复磁、电刺激治疗的临床效果

产后效果明显。单纯产后盆底肌力下降、肌电异常,无并发症的,一般电刺激＋生物反馈 10～15 次即可,肌力下降明显的可采用磁电联合模式。

大多数尿失禁患者,电刺激＋生物反馈 5～6 次症状可好转,10～15 次可部分缓解或治愈。但尿失禁发病机制有多种,如非单纯肌力原因引发的解剖结构异常所致的尿失禁,往往需要联合其他药物或手术治疗。

盆腔脏器脱垂的效果不如尿失禁,需看脱垂发生的时间。短期内的盆腔脏器脱垂,筋膜韧带弹性、韧性尚正常,恢复效果好,一般电刺激＋生物反馈 10～15 次。较久的盆腔脏器脱垂轻中度的往往需联合激光或射频,重度脱垂往往需手术。

性功能障碍患者,需配合良好的心理疏通,一般 10～15 次可缓解。

肌筋膜疼痛镇痛患者,电刺激＋手法按摩一般一个疗程 5～10 次即可。

尿潴留、子宫复旧患者,1～2 个疗程 6～12 次即可。

所有治疗,KEGEL 训练贯穿始终。建议每天 3 次,每次 15 min。

96. 盆底康复治疗疗程间隔问题

以前有种观点,盆底康复一疗程结束后需要休息 1～2 月再进行下一疗程的治疗。依据是长时间电刺激对人体有害,会造成内分泌失调、肌肉神经敏感度下降、神经节律性异常,但查阅所有资料均无明确指出持续多久的电刺激可出现上述症状。

临床经验表明,连续 10 天的低频电刺激,每次小于 30 min 未见对患者造成损害。而第

二疗程的治疗也未必仍从电刺激开始。即便做电刺激，与前一疗程的电刺激也相隔半月以上了，不会有明显影响，所以两疗程间不必间隔。

97. 阈上电刺激与阈下电刺激

阈上型触发电刺激是指将患者连续三次收缩后产生的平均肌电值作为刺激阈值。后续收缩达到刺激阈值时，即奖励性给予一次电刺激完成本次的标准收缩；如果后续收缩达不到刺激阈值，那么没有电刺激，将连同这次收缩在内的最后3次收缩产生的平均肌电值作为新的刺激阈值，如此循环重复。因刺激阈值是患者能力范围内的自主收缩产生，故总有能达到刺激阈值的时候，一般用这种方法教会患者正确收缩盆底。适用于患者盆底肌力较差或不会正确收缩时。

阈下型触发电刺激是指设置好梯形模板，患者收缩盆底肌，产生的肌电图与模板尽量匹配，超出模板高限为完成好，没有电刺激，再次重复；达不到模板高限则给予一次电刺激后再进行同样训练。适用于盆底肌力Ⅲ级以上会正确收缩盆底肌患者的锻炼。

98. 如何处理电刺激时一侧阴道壁无感

一般有三种情况。一是患者阴道过于松弛，阴道电极不能很好地贴于阴道壁上，试着把电极向不敏感的一面靠，看一下效果，如果有感觉就正常治疗；二是一侧阴道壁神经受损较重，把探头翻转后看有没有感觉，如有感觉就正常治疗；三是阴道电极电路出了问题，应更换电极。

99. 盆底康复激光和射频的异同

激光和射频的主要作用都是通过温热效应作用在盆底结缔组织，使成纤维细胞分泌胶原、纤维重排，恢复筋膜韧带的弹性和韧性，恢复组织结构。不同的是：

激光有效治疗头面积小，治疗局部有黏膜损伤，有轻微刺痛感。因有创面需恢复，治疗后5～7天方可同房。作用深度不及射频，对深部胶原流失效果欠佳。但 CO_2 激光有切割作用，可用于小阴唇微整形等。

射频通常采用单双极联合模式，兼顾深度（单极射频，能量作用深达肌层的结缔组织，改善韧带及筋膜强度，促进盆腔血液循环及淋巴代谢）与广度（双极射频，能量作用在整个阴道内黏膜上皮和固有层浅层，使黏膜上皮细胞功能活跃、黏膜层变厚；黏膜上皮富含糖原，在阴道内乳酸杆菌的作用下，糖原分解成乳酸，从而改善阴道内环境，提高性生活质量），无痛无创无禁欲期。私密紧致效果更好，但不能用于手术。

100. 盆底康复激光、射频治疗疗程及频次设定

一般激光建议一月一次，射频建议15～30天一次。不建议继续缩短治疗时间。因胶原蛋白从新生到巩固稳定需要一个月的时间。缩短治疗间隔可能会出现阴道干涩等不良反应。

101. 内阴射频与外阴射频的适应证

（1）内阴射频适应证：压力性尿失禁、盆腔脏器脱垂、性功能障碍性疾病、阴道口闭合不全、阴道松弛、老年性萎缩性阴道炎。

（2）外阴射频适应证：外阴粉嫩、外阴营养不良性病变、性敏感度提升。

102. 如何理解阴道口闭合不全、阴道松弛

阴道口闭合不全多为阴道前壁膨出所致，与阴道松弛一样，都是盆底肌力下降，或伴有

筋膜韧带弹性、韧性下降,临床上表现为腹部下坠感、走路或性生活时阴道排气等。严重者可出现子宫脱垂、阴道后壁膨出。

阴道口闭合不全本质上是阴道前后壁膨出,是盆底肌力下降、盆底结缔组织松弛导致的,所以还应以内阴射频为主,采用单双极联合模式,改善盆底筋膜韧带弹性和韧性,辅以外阴射频及手法治疗,增强盆底肌力,改善外阴外观。

103. 腹部射频的适应证

腹部射频可改善盆腔血液循环,用于慢性盆腔痛(慢性盆腔炎、盆腔静脉瘀血综合征、痛经等)的处理;可刺激结缔组织胶原再生、纤维重排,用于淡化妊娠纹、腹直肌分离的治疗;可辅助溶脂,用于腹部紧致、塑形。

104. 产后家庭盆底康复训练

产后家庭盆底康复训练主要指 KEGEL 训练。医院的磁电治疗目的是使患者有家庭康复训练的基础,其整体疗效包含了患者在家的 KEGEL 训练。因为此项训练为盆底肌的主动训练,所以盆底康复疗效的保持也需要持久不懈地坚持 KEGEL 训练。事实上,如果患者完全正确掌握了盆底肌的正确收缩方法,有一定的肌力基础,那么可以单纯做家庭 KEGEL 训练,与在医院训练的效果几乎等同。

自己做 KEGEL 训练时,可选择坐位,会阴部放一毛巾卷,将手放在腹部,平稳呼吸,感觉腹部无明显起伏,收缩肛门时夹毛巾卷,这样能比较好地找到正确收缩的感觉。也可以在排尿时收缩肛门停止排尿,找到感觉。需注意的是,这种训练不能经常进行,以防打乱正常的排尿反射。

现在亦有小型的盆底康复家庭用电刺激仪,可以用于盆底康复的辅助治疗。

105. 如何正确进行 KEGEL 训练

Ⅰ型肌锻炼:缓慢收缩会阴及肛门达最大力,持续 3~5 s,缓慢放松持续 3~5 s。注意:收缩与放松时间相等,且最少保证 3 s。比较轻松掌握后也可收缩 10 s 放松 10 s 进行锻炼。

Ⅱ型肌锻炼:最大力快速收缩会阴及肛门后立刻放松,3~5 次后放松 6~10 s。

疗程:每次锻炼 15 min,每天 2~3 次,6~8 周一个疗程。原则上先锻炼Ⅰ型肌,再锻炼Ⅱ型肌,后期可联合训练。

106. KEGEL 训练与提肛训练

KEGEL 训练与提肛训练是一回事。

有人认为 KEGEL 训练是收缩盆底肌,而提肛训练是收缩肛门括约肌。事实上,肛提肌是盆底肌的主要组成成分,肛门外括约肌也属于盆底肌,而盆底肌是作为一个肌群共同参与收缩的,不可能盆底肌收缩时肛门不收缩。

107. KEGEL 球训练的意义

KEGEL 球是盆底康复治疗的辅助产品,相比单纯做 KEGEL 训练,一方面刺激了患者的本体感觉,另一方面 KEGEL 球有一定重量,在治疗时患者不得不用力收紧阴道,起到辅助正确收缩的作用。治疗结合家庭康复锻炼,才能达到最佳治疗效果。具体方法为:

(1)使用前可用凉开水或润滑剂增加润滑度,使用后用清水清洗晾干后放回贮存盒。注意不可暴晒,不可用碘伏、酒精擦拭球体。

(2)使用时先仰卧,选用 1 号球插入阴道至康复器末端距阴道口 1~2 cm。收缩肌肉,应感觉到 KEGEL 球上升,然后站立起来开始进行锻炼。再依次进行走路、爬楼梯、咳嗽、跳等动作。可夹住不掉时换 2 号球,依次类推。

(3) 四十岁以上或自然分娩的妇女,应坚持每天练习 1～2 次,每次 15～20 min。其他妇女每周做两到三次即可。

注:经期、不明原因出血时禁用,阴道炎、膀胱炎等急性炎症时不用。

108. 如何看待菲蜜丽(CO_2 激光)治疗后阴道分泌物增多

菲蜜丽(CO_2 激光)治疗后阴道分泌物增多是阴道黏膜对激光的应激反应。但应注意,如果分泌物呈脓性、豆渣样、有臭味或伴外阴瘙痒等阴道炎表现时应及时就医。

109. 如何看待射频治疗后阴道干涩

射频治疗是通过温热效应起作用的,故治疗后应多补水。如果操作时间长或治疗频次过密,局部 42～45 ℃的温度会导致阴道水分丢失出现干涩。

雌激素有水钠潴留作用。出现阴道干涩可局部使用雌激素软膏或使用促进体内雌激素分泌的维生素 E 乳膏。

110. 带金属节育环的女性在盆底康复中的注意事项

带节育器做盆底康复主要怕物理治疗时金属节育器产生热效应损伤子宫内膜。非金属节育器不受影响。

临床发现,带金属节育器进行低频电刺激,患者无不良感受,复查 B 超等无影响,考虑与低频电刺激穿透浅有关。但不建议带金属环做磁刺激、激光及射频治疗。

111. 盆底手术治疗与物理治疗之间的关系

盆底手术治疗能一次性解决盆底解剖结构的问题,迅速消除症状,但未能解决发生盆底疾病造成结构异常的根本原因——盆底肌力下降、结缔组织弹性和韧性不足。故手术前或术后 3 个月均应进行物理治疗。

对于高龄、重度脱垂、无性生活要求且无手术禁忌证者,可行阴式子宫切除术＋阴道封闭术,无须手术前后辅助锻炼。

112. 盆腔手术后盆底物理治疗的时机

对于没有阴道损伤的盆腔手术,手术后 1 个月可进行物理治疗;对于有阴道损伤的盆腔手术(全子宫切除术、阴道前壁修补术等),手术后 3 个月可进行物理治疗。

113. CIN 患者与盆底康复

CIN Ⅰ(低度瘤变)处理原则是按慢性炎症,考虑利弊选择是否做盆底康复物理治疗;CIN Ⅱ、CIN Ⅲ不建议做,以免病变进展加剧。

114. 妇科恶性肿瘤术后的盆底物理康复

原则上术后 5 年无复发,每年 TCT、HPV 检查无异常可做。放疗术后有放射性膀胱炎者不建议做,容易诱发血尿。

115. 盆底多发疾病(或合并症)的处理

(1) 如果患者既有压力性尿失禁,又有子宫脱垂,而评估提示肌力下降,根据"异病同治"原则,锻炼盆底肌即可。伴盆底结缔组织筋膜韧带弹性、韧性下降的,同时进行激光或射频治疗。需要几个疗程与病人盆底肌电值、脱垂程度相关,不是一个疾病治好了再治另一个疾病。

（2）如果患者有压力性尿失禁伴性交痛，因压力性尿失禁的治疗通常需要 1～2 个月甚至更长，而肌紧张导致的性交痛通过镇痛电刺激＋手法按摩，通常 7～10 天可解决。故盆底治疗一般先解决疼痛，再解决肌力下降问题。也就是说，先治疗性交痛，再治疗压力性尿失禁。

（3）如果患者有急迫性尿失禁伴子宫脱垂，因急迫性尿失禁多是由副交感神经的异常兴奋引起的，伴或不伴盆底肌力下降。合并子宫脱垂时，盆底肌力一般是下降的。一般先解决神经调控问题，容易短期内见效，再解决肌力下降问题。也就是说，先解决急迫性尿失禁，再解决子宫脱垂。

（4）如果患者有急迫性尿失禁伴性交痛，两者短期内均能得到很好解决，一般看患者急于解决什么问题，是尿急、尿频、尿痛更痛苦，还是性生活让人无法忍受更苦恼。急患者所急。

116. 盆底治疗的"同病异治、异病同治"原则

所谓"同病异治"，是指相同的疾病，发病机制不同，治疗不同。比如压力性尿失禁，如果是盆底肌力下降导致的解剖结构异常、膀胱膨出，治疗锻炼盆底肌即可；如果是尿道黏膜封闭功能不全引起的，需要手术治疗。比如慢性盆腔痛，如果是慢性炎症引起的，可以电刺激改善盆腔血液循环，同时辅以中成药物；如果是子宫内膜异位引起的，需要手术或上曼月乐环。

所谓"异病同治"，是指虽然是不同的疾病，比如压力性尿失禁、盆腔脏器脱垂、阴道松弛综合征等，但它们的发病机制相同，都是盆底肌力下降导致的解剖结构异常，治疗锻炼盆底肌即可。

117. 盆底康复与性生活

盆底康复不影响性生活，除了激光治疗，局部阴道黏膜损伤需禁欲 5～7 天外，其他治疗均不影响正常性生活。

性生活时，应配合盆底肌的收缩，使性生活质量进一步提升。适度性生活与盆底康复相互促进，不存在产后恢复性生活越晚越好或平时性生活越少盆底功能越好的说法。

118. 如何看待治疗过程中的反常漏尿

膀胱膨出有三种类型，如果是 Ⅲ 型膀胱膨出，残余尿积聚在低于膀胱颈部分的膀胱内，平时不漏尿或漏尿程度不重。治疗过程中，膀胱膨出的程度和类型会发生变化，反倒出现压力性尿失禁表现。

119. 如何解释妇科手术后的反常漏尿

一般前盆腔脱垂早于中盆腔脱垂，子宫脱垂时多伴膀胱膨出。当子宫脱垂程度较重压迫尿道时，膀胱位于子宫上方，即便增加腹压使膀胱压增高，由于尿道受子宫压迫，因此尿道压也较高，可能无尿失禁表现。

针对子宫脱垂的手术主要有子宫韧带悬吊术、阴式全子宫切除术、阴道前后壁修补术、阴道纵（横）隔成形术及曼氏手术。如果解除了子宫对尿道的压迫，而膀胱膨出未能纠正，增加腹压时多为膀胱底受力，膀胱压大于尿道压就会出现压力性尿失禁的表现。

120. 盆底康复的意义

盆底康复概念起源于欧洲。流行病学调查研究发现，45～55 岁是盆底功能障碍性疾病的高发年龄,发病率为20%～40%,且随着人口老龄化进展,发病率有上升趋势。它虽然不像心脑血管疾病、癌症等严重威胁人们的健康和生命,但却也严重影响着人们的生活质量和人际交往。因为妊娠分娩是盆底功能障碍性疾病发病的独立危险因素,所以盆底康复大多从产后42天做起。但很多人产后尚无明显临床症状,便怀疑盆底康复的必要性。事实上,产后做好盆底康复,把KEGEL训练作为良好的生活习惯去维持,不但可以防治漏尿,还可以预防妇科炎症,改善性生活,降低肌筋膜疼痛的发生率。

121. 盆底康复后的定期复查

盆底康复治疗过程中有中期评估和疗程结束后评估,建议继续进行家庭KEGEL训练。建议治疗结束后1个月、3个月复查,以后每年体检复查一次盆底功能。

122. 如何看待不同品牌的同类治疗设备

患者治疗时的方案一样(磁电刺激参数一样),不同品牌当然有相同的治疗效果。对于同类产品,参数一致时,医疗机构的选择标准在于设备操作是否方便,维护是否及时,维修率是否较低,学术支持是否到位。患者无须考虑这一问题。

123. 如何看待不同波长的私密紧致激光

波长越长,穿透越深。对于私密紧致激光,如果都是CO_2激光,原理上效果应该相同。但如果是不同波长,穿透深更能激活深层结缔组织的胶原再生,弥补深层胶原流失。从这个意义上,CO_2激光(波长为10 600 nm)优于铒激光(波长为2 940 nm),更优于钬激光(波长为2 100 nm)。

124. 如何看待不同类治疗设备对同一疾病的治疗

治疗原理相同,不同设备便可应用于相同疾病。

比如激光和射频,都是通过温热效应刺激结缔组织的成纤维细胞分泌胶原,恢复筋膜韧带的弹性、韧性,都可用于私密紧致、盆腔脏器脱垂。

比如磁刺激、电刺激,都是使肌肉进行被动收缩训练,都用于盆底肌力恢复。

比如肌筋膜疼痛,关键在于找寻肌筋膜触发点。针对触发点的电刺激、冲击波、针灸、按摩、磁振热,作用都是解痉镇痛。

第十六章
运动康复

一、基础知识

125. 核心肌群的定义

核心肌群指的是位于脊柱前后环绕着身躯，负责保护脊椎稳定的重要肌肉群，主要由腰肌、腹肌、膈肌、臀肌、盆底肌等肌肉构成。分为表层核心肌群与深层核心肌群两部分。如果核心肌群肌力下降，核心不稳，做其他运动训练容易引起运动损伤。

126. 核心肌群的测定方法

核心肌群肌力评定分为徒手评估和器械评估。器械评估又分为核心评估训练系统和悬吊运动评估训练系统。

国际上普遍应用的徒手肌力检查是1916年美国哈佛大学 Lovett 教授提出的 6 级分级法。根据肌肉能否收缩、能否抗阻分为零、极差、差、尚可、良好、正常 6 级。

核心评估训练系统对核心肌群进行站立位和坐立位的前屈、背伸、侧屈、旋转评估与训练。现在已开发出等速、等长、等张肌力测试与训练模式。根据患者年龄、身高、体重计算出个体化参考值与测试值，并对前后或左右肌肉力量的平衡性做对比分析，可生成个体化训练方案。

悬吊运动训练（SET）系统是基于现代康复理论最新成果的训练技术，包括诊断和治疗系统。其中诊断系统的核心是弱链测试。患者首先在闭链运动中接受测查，负荷逐渐增大直至不能正确做动作或者感到疼痛为止。如果发生上述情况或者左右两侧的负荷量有明显差别时，说明存在一个或多个"薄弱环节"。用开链运动检测各块肌肉以确定薄弱处。肌肉耐力的测定通过不断增加开链和闭链运动的负荷来实现，其训练强调动态平衡。

127. 核心肌群训练的方式方法

根据核心测评的结果，可针对相应肌肉设计训练动作。孕产体适能训练、瑜伽、普拉提、核心训练八大件、悬吊训练床等都是针对核心肌群的训练。

128. 核心肌群训练的意义

可以稳定身体重心、减少摔倒风险，给予身体最大的支撑力和平衡力。可以改善姿势，挺拔身姿。增强核心肌力可以有效缓解孕期下背痛、腰痛。核心肌群有助于分娩，增加顺产、平产概率。肛提肌收缩力是产力的一种（产力由子宫收缩力、肛提肌收缩力、腹压共同构成），可以缩短生产时间，减少产妇痛苦等。

129. 核心肌群训练与燃脂力量训练的关系

核心肌群训练能够锻炼到腰腹部深层的肌肉,可以增强核心稳定性,维持良好的体态,对身体塑形有帮助,视觉上有瘦身效果。另外,核心肌群训练的时候附带训练到手臂、腿部等部位,也会燃烧体内的脂肪,降低体脂率。因此,核心肌群训练能减肥,而且核心肌群训练能够加速血液循环,也可以增强心肺功能。

核心肌群训练是燃脂力量训练的基础,核心不稳,运动训练容易损伤。因此,燃脂力量训练要等核心肌群恢复后,循序渐进增加项目和运动量。

130. 核心肌群训练后的反弹问题

拥有好的身体需要长时间的锻炼,没有一劳永逸的方法。但是掌握科学的锻炼方法尤为重要。当标准的核心肌群训练课程结束,明白自己出现什么问题应该做什么相应训练,标准动作是什么,只要当做良好的生活习惯继续训练,便不会反弹。

131. 运动训练三大原则

(1)适量、适度:运动训练应循序渐进、慢慢开始。核心训练是力量训练的基础。开普敦大学锻炼科学和体育医疗研究部主任蒂姆·诺克斯是《跑步受伤》(*Running Injuries*)这本书的著者之一,他曾明确指出:以前并不积极锻炼的人如果一直强忍着坚持训练的话,他们中的大部分在开始的3~6个月会非常容易遭遇应力性骨折。换句话说,你的心肺可能会催促你继续跑下去,但是你的骨骼、韧带、肌腱和肌肉却想让缓和下来。另外,当核心肌群肌力下降,机体在平衡失稳条件下进行剧烈的力量(燃脂)训练也极易造成运动损伤。最后,运动的难度应与身体条件相匹配,不少肌筋膜疼痛就诊的患者都是练习瑜伽时为追求所谓的完美动作导致的肌筋膜拉伤,你身体能承受的才是最适合你的。

(2)持之以恒:运动训练应持之以恒。一定时间的锻炼后,你的身体便可达到更好的条件不断适应新的训练强度和难度,而较久停滞的训练重新开始则需要你弥补从头来过的时间以达到停止前的身体素质。健身的人通常把训练当成生活中的一部分。当你的身体和意识开始从训练中受益,你就会发现自己渴求训练与强迫自己去训练不同。

(3)休息:持之以恒并不是说每天坚持高强度训练,休息也并不是完全避免运动这么简单,机体需要一个能够让它从疲劳中恢复过来的合理周期。给身体休息的时间适应训练量的变化,一旦适应了便会变得更强壮、更有效率。

132. 运动训练与盆底康复的关系

盆底肌属于核心肌群,核心肌群的训练包含盆底肌训练。

肌肉通过筋膜、韧带将机体连为一个整体,核心肌群间功能相互代偿。比如腹直肌修复,会降低腰背肌负荷,矫正骨盆前倾,减轻或缓解腰痛;因其主要作用是保护盆腔脏器,维持正常腹内压,因此腹直肌及腹白线修复的同时也降低盆底肌负荷。

有些人说,瑜伽、普拉提都有训练盆底肌的动作,可以不去医院做盆底康复了。事实上,医院的盆底康复是要你学会正确收缩盆底肌及肌力恢复到有自己锻炼的基础。当不会收缩或肌力太弱无法收缩时,运动训练如何完成?且妊娠分娩造成的核心肌群损伤以盆底肌、腹直肌为重。通常运动训练对此训练时间不够,达不到康复的需求。故运动训练不可以取代专项盆底康复。

二、备孕期的运动训练

133. 备孕期运动项目选择

（1）心肺功能的训练：即有氧训练，包括慢跑、快走、骑车、游泳、爬山、瑜伽、八段锦等。

（2）核心肌群的训练：平衡稳定性训练，如平板支撑、仰卧交替抬腿、卷腹训练、臀桥训练、悬吊训练等。

（3）脊柱灵活与稳定的训练：俯卧撑、脊柱中立位深蹲、转身与前后倾、悬吊训练等。

（4）分娩功能的训练：KEGEL训练等。

134. 备孕期运动频次与程度

建议备孕期的妈妈每周进行3～5次，每次30 min的中强度运动。合理饮食、适当运动能够使身体健康，提高机体免疫力。良好的身体状况是备孕的基础，对于备孕期的准妈妈来说，要多锻炼运动增强体质，多运动可以加速人体的新陈代谢，提高免疫力，这样宝宝才会更健康，也有利于产后身材恢复。

剧烈运动更准确的判断应该是从心率水平进行衡量，运动时心率达到最大心率的80%以上，可以认为对个体来说是剧烈运动（也许对于他人是中等强度的运动）。备孕期间建议做适合本人的中等强度运动，不建议长时间剧烈运动。特别是在排卵期不能剧烈运动。

135. 备孕期运动训练周期

最好是能达到6个月，可以系统地进行训练，并且综合改善体质。不管时间长短，建议就算近期怀孕也可以进行备孕期训练。只要运动身体就会有一定的变化，对我们都是有好处的。

136. 备孕期运动训练的注意事项

（1）制订运动方案：女性在做运动前，最好先制订一个运动方案，运动要有规律性，要坚持不懈，才会出现实际效果。

（2）准备工作要搞好：运动前先做一下准备工作，主要活动四肢及关节，手和面部可搓一搓促进血液循环。让自身的运动情况调节到最好，而且不易运动中受伤。

（3）运动抗压强度不宜过大：备孕期运动不适合抗压强度太大，以出汗少或略微流汗为宜。

（4）多挑选提升心肺功能的运动：孕中晚期膈肌上抬，不少孕妇会出现胸闷、气短。至32～34周，心脏负荷最重，有基础病的孕妇甚至有发生心衰可能。做好心肺功能训练，可减缓孕期不适，并为分娩做好准备。

（5）怀孕前运动需配搭营养食材：女性在备孕的情况下，一定要先保证饮食均衡，再适当地运动。

137. 备孕期剧烈运动后的注意事项

（1）剧烈运动时身体流失了大量的水分和钠盐，可以补充点淡盐水和纯净水，饮料并不能解渴，特别是要避免冰饮的摄入，否则很容易引起腹泻、胃痛等不良反应。

（2）剧烈运动后立即蹲着或躺着会阻碍血液的回流，妨碍了血液循环，更容易出现肢体酸痛以及头痛的现象。

（3）剧烈运动后神经系统还处于紧绷状态，血液还集中在运动功能器官处尚未回流到各个器官，此时消化功能是比较差的，这个时候进食对肠胃功能不太好。

（4）剧烈运动后人体的体温会上升，会导致血管扩张，也会加快血液流动，需要一定时间休息让体温和血液循环恢复正常。

三、孕期运动训练

138. 孕产体适能训练

简单地说就是在备孕、怀孕、产后期间，为达到各个阶段的目的进行针对性训练。孕早期进行呼吸训练、背壁站立训练等；孕中期进行胸腹式联合呼吸训练、核心训练；孕晚期主要以身体姿态调整为主，可进行拉玛泽呼吸训练。

孕产功能性训练可增强体质，提高受孕率，促进胎儿更好地发育，避免早产，提高顺产率，减少产伤，促进产后恢复和修复产伤。

139. 孕产运动训练的身体基础

首先，有无运动基础和身体体能是两个概念；其次，孕产功能性训练可选择难易程度不同的个体化训练方案，即有基础版和进阶版两种训练模式。围绕孕期出现的一些身体不适问题，针对性做一些可以理解和完成的项目即可。

140. 孕期运动训练的禁忌

如果孕妇存在严重的妊娠期合并症或者并发症，就不适合进行运动。

（1）如果孕妇合并有严重心脏病、高血压、Ⅰ型糖尿病，尤其是合并有微血管病变、甲状腺疾病等，就不适合进行运动。

（2）如果妊娠期出现先兆早产，宫颈管已经明显缩短，就需要卧床休息，不建议再进行运动。

（3）如果妊娠期出现前置胎盘，尤其是出现阴道出血，也不建议进行运动。

（4）如果孕妇患有轻中度心脏病，或者出现不规律宫缩，或者是双胎妊娠等，需要由产科医生进行评估，判断是否可以进行运动。

（5）其他：双胎、羊水过多/过少、有早期/晚期习惯性流产史等不建议运动。

141. 孕期训练的时间选择

孕期运动训练前要经过医生和康复师评估是否可以在孕期进行运动训练。身体状态良好的情况下，12周以后可以参加练习直至分娩。

运动训练以适度为宜，根据自己的身体状况制订训练方案。不要高强度剧烈运动后连续休息几天；也不要想练就练，懒了就长时间不练，那么之前打下的基础就浪费了，肌细胞肌力、耐力不足以接续之前的锻炼强度。最好每天都有简单的活动，之间每周2～3次找专业老师专项指导训练。

142. 孕期运动训练的课程设置

正常情况下我们一般建议每周训练2～3次，每次半小时。练习时以自己身体不感到疲劳为宜，不要超出自己的承受范围。

除了针对性的孕妇训练，平时也可做些简单的牵伸训练等，有些医院配有专门的家庭运动处方（手机App），在医生指导方案下做专项训练更好。

143. 孕期运动训练与胎儿发育

孕期进行适当运动训练，不仅可以增强孕妇体质，减轻孕妇的疲劳及其他不适，还可以促进胎儿的生长发育。

（1）适当锻炼还能有效地控制体重，减少体内的热量，预防妊娠糖尿病、巨大儿等。

（2）适量运动可以保持体能，改善血液循环，提高免疫力。适当的运动可以提高孕妇的消化吸收功能，为胎儿提供足够的营养；还能改善血液循环，增加血氧含量，增强孕妇体质同时增强胎儿的免疫力。

（3）适当运动可调节情绪，保持好心情是最好的胎教。

（4）能刺激胎儿的大脑、感觉器官、平衡器官和呼吸系统的发育。

（5）孕期运动可以增强腹肌、腰背肌、盆底肌的紧张和弹性，妊娠后期能促进胎先露顺利入盆，增加产力让胎儿快速通过产道。

144. 孕期运动训练的注意事项

（1）坚持有规律锻炼（每周 3～5 次），而不是三天打鱼两天晒网。

（2）在怀孕时，每天大约需要消耗额外的 300 卡路里，如果要运动的话，特别要注意自己的饮食健康，而且要饮用足够的水以防止脱水。

（3）不要空腹锻炼。如果你还没有吃饭，体内可能会产生酮体，而酮体对胎儿的发育是有害的。所以运动前 30 min 先吃些点心喝点橙汁是非常有必要的。

（4）每次锻炼要有 5 min 的热身练习，运动终止也要慢慢来，逐渐放缓。运动后不要突然从地板上起来，这样容易导致血压突然升高。

（5）锻炼过程中，注意观察心率的变化。应该维持在每分钟 140 次以内。测量心率可以使用仪器，也可以用说话测试。即在锻炼过程中不能正常说话，则说明心率过速，活动过量了。每次运动以 20 min 为宜。低强度的活动（如散步）不超过 45 min。

（6）运动时最好选择木质地面或铺有地毯的地方，安全系数会更大些。

（7）在运动时，血液流动加速和新陈代谢加快意味着你会觉得比平时热，在整个怀孕过程中，必须避免体温过高（不超过 37℃），在怀孕的前三个月，胎儿的各项器官在发育成长的过程中，这点尤为重要。

（8）怀孕四个月后，要避免做需要背部平躺的运动。这个姿势会使子宫伸展，导致静脉压缩，影响它将血液输送到你的心脏和子宫。

（9）避免有可能失去平衡的练习或运动，例如：骑马、在山地骑自行车。即使你在平时这些运动都做得很好，要牢记怀孕时的荷尔蒙分泌会使得盆骨的连接处和韧带松弛，更容易发生扭伤和跌倒。

（10）注意不要尝试那些剧烈的运动，要避免任何有损伤腹部危险的运动。怀孕后期尤其要注意，以防止早产等症状发生。

145. 如何看待市场上孕期运动训练视频

不建议孕妇跟着运动训练视频自己在家训练。临床将妊娠分为三个时期：妊娠 12 周末以前称为早期妊娠，妊娠 13～27 周末称为中期妊娠，28 周及以后称为晚期妊娠。孕妇在不同妊娠时间，所适合的运动量以及运动类型不同，孕妇要根据所处时期及自身身体情况在康复师指导下选择适合的锻炼方式。盲目选择视频进行锻炼，有时反倒会出现肌筋膜损伤疼痛。

146. 孕期运动训练与胎动的关系

孕期运动训练要实时结合孕期检查，不管在平时还是在运动训练中，都要密切观察胎动情况。如果胎动较平时明显增加或减少，都应立刻停止运动，在产科医师指导下进行胎心监测、B超检查等相应处理。需要指明的是,出现胎动异常不一定是运动训练所致,因为运动训练的强度和项目一般量身而定。

147. 拉玛泽呼吸法

拉玛泽呼吸是辅助分娩的呼吸方法,孕7个月后可锻炼,分为五个步骤。

(1)胸部呼吸法:这个方法适用于分娩开始时,此时缓慢地进行胸式呼吸。准妈妈用鼻子深吸一口气后,接着随着子宫的收缩开始吸气、吐气,直到阵痛停止再正常呼吸。

(2)嘻嘻轻浅呼吸法:此法适用于婴儿一面转动,一面慢慢从产道下来的时候。随着子宫开始收缩,深呼吸,当子宫强烈收缩时,浅呼吸,收缩开始减缓时恢复深呼吸。方法是让自己的身体完全放松,用嘴先吸入一小口空气,轻浅呼吸,完全用嘴呼吸,保持呼吸高位在喉咙,当子宫收缩强烈时,需要加快呼吸。

(3)浅的呼吸法:到达产程最激烈、最难控制的阶段时,此时胎儿马上就要临盆。准妈妈先将空气排出后,深吸一口气,接着快速短呼气,可以根据子宫收缩的程度调整速度。

(4)吹蜡烛运动:第一产程的最后,医生是不许用力的。在阵痛开始时,孕妈先深呼吸一口气,接着短而有力地哈气,接着一次吐出所有的气,像吹蜡烛一样。

(5)用力推:在即将看到婴儿头部时,准妈妈要长长吸一口气,憋气后马上用力。用力让肺部的空气压向腹部,接着继续憋气和用力,一直到宝宝出生。

四、产后运动训练

148. 产后运动训练的时间及项目

一般产后7天就可以进行呼吸训练和肩关节活动度训练了,2周后进行胸椎活动度训练、骨盆灵活性训练,3周后增加骨盆灵活性训练,4周后增加脊柱灵活性训练,5周后增加骨盆稳定性训练,之后就可以常规训练了。

149. 产后如何选择运动项目

产后损伤的不只是盆底肌、腹直肌,其他核心肌群也有损伤。有核心肌力评估测试的医院发现,产后人群核心肌力下降是100%发生的事情,部分人还会出现前后、左右核心肌力不平衡。核心肌力不稳,其他运动训练就有可能造成运动损伤。健身房项目一般为高强度燃脂训练,建议产后锻炼要循序渐进。

瑜伽和普拉提都是很好的运动,孕期和产褥期不宜过度活动,以瑜伽为主,产褥期后可以考虑普拉提。现代普拉提更是融入了瑜伽、芭蕾、太极等动作,不仅能缓解各种产后肌筋膜疼痛,对产后身体塑形、气质提升也有很大帮助。

一般来说,产后至少六个月后,身体各项生理机能完全恢复后,才进行跑步、跳绳等高强度运动。

150. 瑜伽与普拉提的区别

(1)诞生地不同,普拉提是由德国人约瑟夫·休伯特斯·普拉提发明的,瑜伽则起源于印度。

(2)运动状态不同,普拉提侧重于做动作的这个过程,注重动态平衡;而瑜伽更侧重于做完动作后,如何运用自己的力量和柔韧性继续维持这个动作,注重静态拉伸。

(3)呼吸方式不同,瑜伽的呼吸方式是"完全呼吸法",需要运用胸、腹进行呼吸,普拉提则是鼻吸口呼。

（4）锻炼目的不同，瑜伽更侧重身体的柔韧性，而普拉提更侧重提升肌肉的力量、耐力和塑造肌肉的形态。

（5）准备阶段不同，一般情况下，瑜伽需要在空腹情况下进行练习，而普拉提没有饮食限制，但也不能吃太多。从练习形式上讲，普拉提强调动作的连续流畅；瑜伽则是形成一个姿势后，注重保持一定的呼吸次数。

151. 普拉提训练的禁忌

普拉提几乎适合任何年龄、任何人群，可以根据情况设置训练项目，没有绝对禁忌。但以下人群应告知普拉提老师病史，避免一些动作训练。

（1）做过视网膜手术或高度近视；

（2）腰椎间盘突出；

（3）颈椎病；

（4）骨质疏松。

152. 怎样看待产后运动训练与身体塑形的关系

由于孕期特殊的生理状态，产后常常发生很多体态问题，如腹直肌分离、大肚腩、颈前伸、圆肩、驼背、骨盆前倾、假胯宽、膝超伸、长短腿等。这些异常体态的形成和核心肌群中某些肌肉筋膜的紧张及对应肌肉的弱化相关。产后运动训练牵伸、松解紧张的肌筋膜，而对弱化的肌肉进行功能训练，可以很好矫正体态，达到塑形目的。另外，瑜伽、普拉提都可以更好恢复脊柱排列，视觉上有瘦身、增高的效果。

核心肌群恢复后进行燃脂力量训练，就可以很好瘦身了。

153. 怎样看待产后运动训练与肌筋膜手法的关系

可以用"相辅相成"来表示。肌筋膜手法亦是对紧张的肌肉筋膜进行按摩放松及牵伸，肌肉恢复正常状态（消除高张、低张）才能更好收缩，完成指定动作训练。当运动训练课程较难完成时，可先进行肌筋膜手法按摩。

154. 关于训练过度

初学者往往希望看到立竿见影的效果，而运动训练实际上需要长期努力才有成效。许多初学者不断加大运动负荷，结果往往适得其反。对每个人而言，训练过度的标准是不同的，但是如果你某个部位的练习超过一周2次，或者某个部位每次练习的组数在15次以上，长期坚持，那么你就有可能训练过度了。

也有不专业的老师要求程度不够的学员坚持完成高强度或高难度动作，"努力、努力、加油"的喊声或许使你牵拉过度，肌肉损伤，这也是过度训练，临床并不少见。

155. 现代康复对传统运动的看法

现代康复更强调运动训练要适度、循序渐进。绝大多数运动员身体都有损伤，不主张超出身体承受范围的高强度训练。每天散步6 000～8 000步基本满足平日锻炼需要。

登山、爬楼梯、仰卧起坐等作为锻炼项目基本已废除，因为登山、爬楼梯可能会损伤膝关节，而仰卧起坐对颈椎和腰椎不好，现以幅度较小的卷腹训练代替。

参考文献

[1] 谢幸,孔北华,段涛,等. 妇产科学[M].9版. 北京:人民卫生出版社,2018.

[2] 罗宾逊,马克勒.临床电生理治疗学[M].3版.张翼,燕铁斌,庄甲举,译.北京:人民军医出版社,2011.

[3] Glazer H I. Biofeedback vs electrophysiology[J]. Rehav Manag, 2005,18(9):32-34.

[4] 穆靓,孙园,刘莉,等.盆底三维超声对压力性尿失禁女性膀胱颈移动度的研究[J].延安大学学报(医学科学版),2018,16(3):58-61.

[5] Green T H. Urinary stress incontinence:differential diagnosis,pathophysiology and management[J]. Am J Obstet Gynecol, 1975,122:368-400.

[6] Santoro G A, Wieczorek A P, Bartram C Z. 盆底疾病影像学及多学科临床实践[M].丁曙晴,王建六,陈忠,译.北京:人民卫生出版社,2013.

[7] 张玉新,夏志军,许海楠,等.女性盆底功能障碍疾病的临床诊断模式探讨[J]. 中国医科大学学报,2012,41(7):659-660.

[8] Corazza M, Schettini N, Zedde P, et al., Vulvar Lichen Sclerosus from Pathophysiology to Therapeutic Approaches:Evidence and Prospects[J]. Biomedicines, 2021, 9(8).

[9] 陈友国,沈芳荣,焦桢,等.妇产科诊疗基础与临床处置要点[M].北京:科学技术文献出版社,2018.

[10] 郎景和,朱兰,宋岩峰,等.盆腔器官脱垂的中国诊治指南(2020年版)[J].中华妇产科杂志,2020,55(5):300-306.

[11] 郎景和,朱兰,宋岩峰,等.女性压力性尿失禁诊断和治疗指南(2017)[J].中华妇产科杂志,2017,52(5):289-293.

[12] Engeler D, Baranowski A P, Elneil S,et al. Guidelines on chronic pelvic pain:EAUguidelines[J]. Presented at:27th EuropeanAssociation of Urology annual congress,2012,Feb 24-28.

[13] Delancey J. Functional anatomy of the pelvic floor and urinary continence mechanisms[M]//Schussler B, Laycock J, Norton P, Laycock. Pelvic floor re-education:principles and practice. London:Springer-Verlag,1994:9-27.

[14] Ashton-Miller J A, De Lancey J. Functional anatomy of the female pelvic floor

［J］. Annals of the New York Academy of Sciences,2007,1101:266 - 296.

［15］ Tettambel A. Using integrative therapies to treat women with chronic pelvic pain.［J］. The Journal of the American Osteopathic Association，2007,107(10 Suppl 6)：ES17 - 20.

［16］ Chronic Pelvic Pain：ACOG Practice Bulletin, Number 218［J］. Obstet and Gynecol，2020,135(3):e98 - e109.

［17］ Lamvu G,Steege J F. The anatomy and neurophysiology of pelvic pain［J］. Journal of Minimally Invasive Gynecology,2006,13(6):516 - 522.

［18］葛杏林,王振海. 女性盆腔疼痛诊疗学［M］. 郑州:郑州大学出版社,2006.

［19］张震宇. 慢性盆腔疼痛的妇科病因［J］. 实用妇产科杂志, 2007,23(4):194 - 195.

［20］ Bedaiwy M A，Patterson B, Mahajan S. Prevalence of myofascial chronic pelvic pain and the effectiveness of pelvic floor physical therapy［J］. The Journal of Reproductive Medicine，2013，58(11/12):504 - 510.

［21］黄强民,庄小强,谭树生. 肌筋膜疼痛触发点的诊断与治疗［M］. 南宁:广西科学技术出版社,2010.

［22］ Simons D G，Hong C Z，Simons L S. Prevalence of spontaneous electrical activity at trigger spots and control sites in rabbit skeletal muscle［J］. Journal of Musculoskel etal Pain, 1995,3(1):35 - 48.

［23］ Bames J. Myofascial release for craniomandibular pain and dysfunction［J］. International Journal of Orofacial Myology, 1996, 22(1):20 - 22.

［24］鲍曼. 腹直肌分离修复计划［M］. 李哲,龚炜,林科宇,译. 北京:电子工业出版社,2022.

［25］王拥军. 颈椎病发病因素的流行病学研究概况［J］. 中医正骨, 1999,11(3):41 - 43.

［26］陈孝平,汪建平,赵继宗. 外科学［M］. 9 版. 北京:人民卫生出版社,2018.

［27］田光磊,张胜友. 腕管切开松解减压术［J］. 中华创伤骨科杂志, 2004,6(9):1042 - 1047.

［28］赵连三,范玉兰. 临床女性学的概念与女性性功能障碍［J］. 实用妇产科杂志,2005,21(1):15 - 17.

［29］唐雪莉,高霈,李幼平,等. 聚焦超声治疗有症状宫颈柱状上皮异位疗效和安全性的 Meta 分析［J］. 中国循证医学杂志,2015,15(4):425 - 438.

［30］郭菊芳,周德平,李成志,等. 聚焦超声和射频消融治疗宫颈炎症相关疾病随机对照研究［J］. 中国介入影像与治疗学,2013,10(11):651 - 654.

［31］ Chen J Y,Zhou D P,Liu Y M,et al. A comparison between ultrasound therapy and laser therapy for symptomatic cervical ectopy［J］. Ultrasound in Medicine and Biology,2008,34(1):1770 - 1774.

［32］林珍云,徐键,王惠云,等. 聚焦超声治疗对伴有慢性宫颈炎的不孕患者宫颈局部微环境的影响［J］. 浙江大学学报(医学版),2007,36(5):454 - 457.

［33］焦鲁霞,胡丽娜,熊正爱,等.聚焦超声治疗外阴上皮内非瘤样病变 900 例临床疗效分析[J].中华妇产科杂志,2007,42(1):6-8.

［34］何小丽,肖松舒,邓新粮.HIFU 治疗 VIN Ⅰ～Ⅱ的临床分析(附病例 18 例)[J].临床医学工程,2014,21(10):1234-1235.

［35］Li C Z, Wang Z B, Yang X, et al. Feasibility of focused ultrasound therapy for recurrent cervicitis with high-risk human papillomavirus infection[J]. Ultrasound in Obstet and Gynecology,2009,34(3):590-594.

［36］Ren Y,Zhu Y,Liu L,et al. Ultrasound induces contraction of the bladder smooth muscle[J]. International Urology and Nephrology,2016,48(8):1229-1236.

［37］王文平.低强度超声诱导人产后离体子宫平滑肌收缩的实验研究[D].重庆:重庆医科大学,2009.

［38］张艳霞,郭菊芳,林川,等.低强度超声对早孕大鼠药物流产后子宫组织中内皮素-1 和一氧化氮的影响[J].南方医科大学学报,2014,34(1):100-102.

［39］张艳霞,郭菊芳,林川,等.低强度超声对早孕大鼠药物流产后阴道流血和子宫组织缩宫素受体表达的影响[J].中国超声医学杂志,2014,30(3):277-280.

［40］张瑛,孙江川,常淑芳,等.超声与缩宫素对大鼠子宫平滑肌收缩影响的比较研究[J].中国医学影像技术,2008,24(2):163-166.